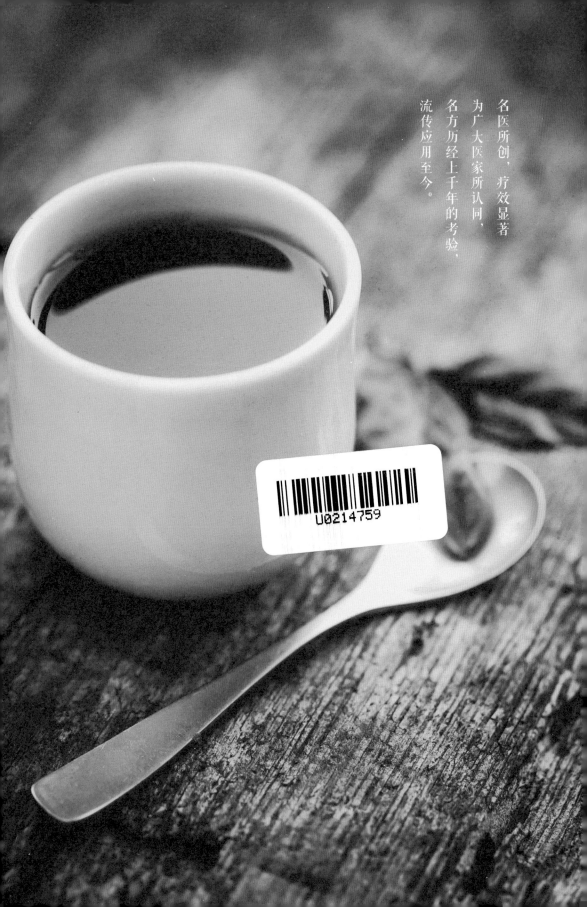

名医所创，疗效显著，

为广大医家所认同，

名方历经上千年的考验，

流传应用至今。

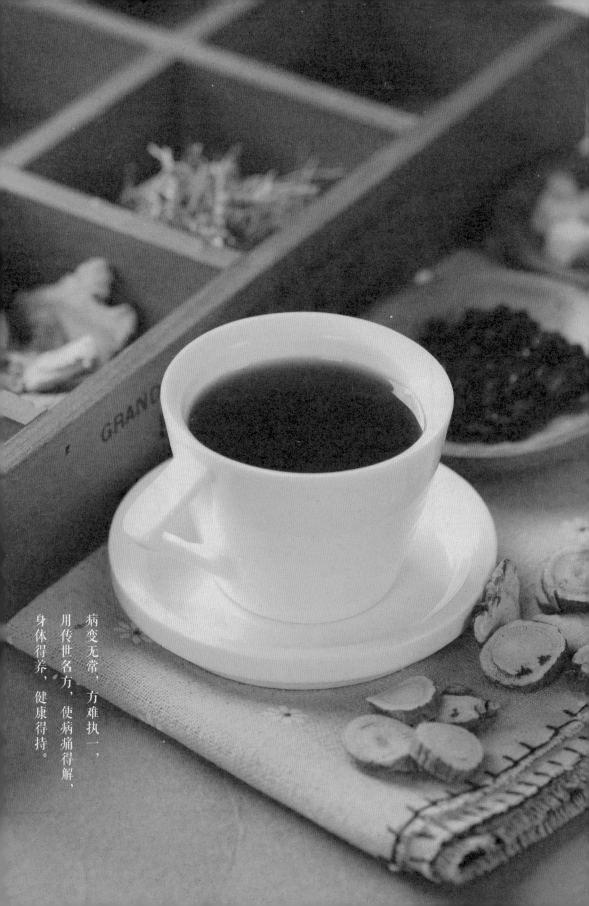

病变无常，方难执一，
用传世名方，使病痛得解，
身体得养，健康得持。

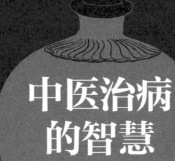

中医治病的智慧

传世名方家庭使用全书

张林 / 编著

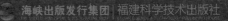

海峡出版发行集团 | 福建科学技术出版社
THE STRAIT PUBLISHING & DISTRIBUTING GROUP | FUJIAN SCIENCE & TECHNOLOGY PUBLISHING HOUSE

图书在版编目 (CIP) 数据

中医治病的智慧：传世名方家庭使用全书 / 张林
编著 .—福州：福建科学技术出版社，2017.6
ISBN 978-7-5335-5251-0

Ⅰ.①中… Ⅱ.①张… Ⅲ.①验方 – 汇编 Ⅳ.
① R289.5

中国版本图书馆 CIP 数据核字（2017）第 028206 号

书　　名	**中医治病的智慧——传世名方家庭使用全书**
编　　著	张林
出版发行	海峡出版发行集团
	福建科学技术出版社
社　　址	福州市东水路76号（邮编350001）
网　　址	www.fjstp.com
经　　销	福建新华发行（集团）有限责任公司
印　　刷	深圳市雅佳图印刷有限公司
开　　本	710毫米×1020毫米　1/16
印　　张	18
图　　文	288码
版　　次	2017年6月第1版
印　　次	2017年6月第1次印刷
书　　号	ISBN 978-7-5335-5251-0
定　　价	39.80元

书中如有印装质量问题，可直接向本社调换

所谓名方，指由名医所创、疗效显著、为广大医家所认同的药方。这些药方历经上千年的实践与考验，不断发展和传承，最终成为千古名方。

如六味地黄丸——滋补肝肾的名方。

如桂枝汤——治疗风寒表证的名方。

如当归四逆汤——治疗血虚寒凝的名方。

……

经过千百年的积累，中医传世名方数不胜数，如何选择适合自己的名方？

一要对症，根据病情选择药方。风寒感冒就用桂枝汤，风热感冒得用银翘散，如果"药不对症"，不但不能治病，还可能伤身。

二要根据病情变化灵活用方。名方不是一成不变的，也需要根据病情进行"加减"变化，如张仲景首创的"桂枝汤"，就灵活化裁出了"小建中汤""桂枝加葛根汤"等。

三要掌握正确的用药方法。什么时候吃，服多少量，用多长时间，有哪些禁忌……这些都直接关系着用药的疗效。

为此，我结合日常临床的一些经验，并参考了百余种古今医书，本着组方简单、效果显著、安全简便的原则，编撰了这本书。书中的每一个名方，都针对具体的病症做了详细分析，并力求在保留名方组成、剂量、用法不变的前提下，用通俗的语言加以解读，让读者能一看就懂。

希望读者朋友在使用本书的过程中病痛得解，身体得养。同时也提醒广大读者，在使用前宜咨询医生，或在医生的指导下用药，确保安全。

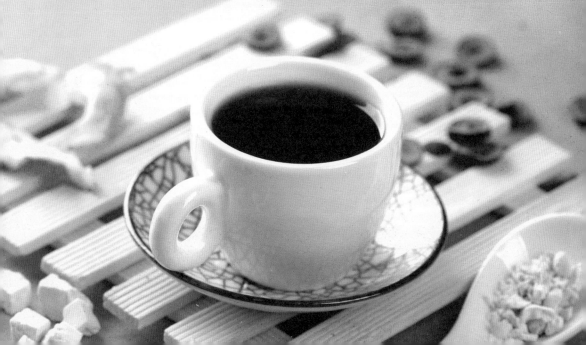

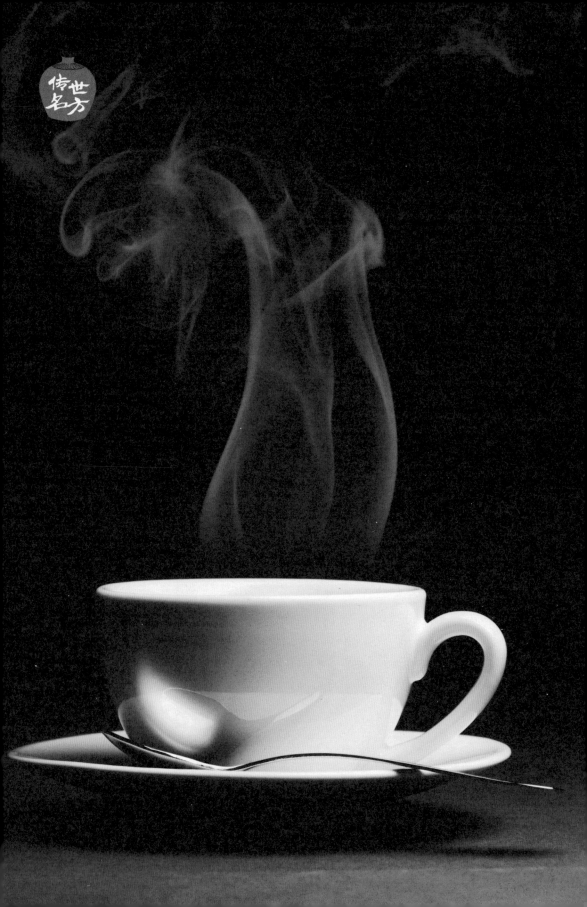

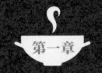

第一章

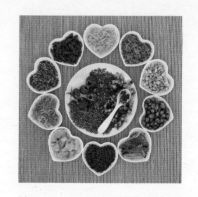
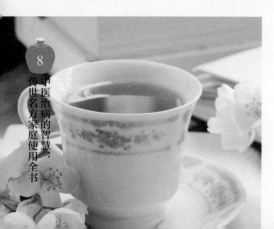

中医治病的智慧：
传世名方家庭使用全书

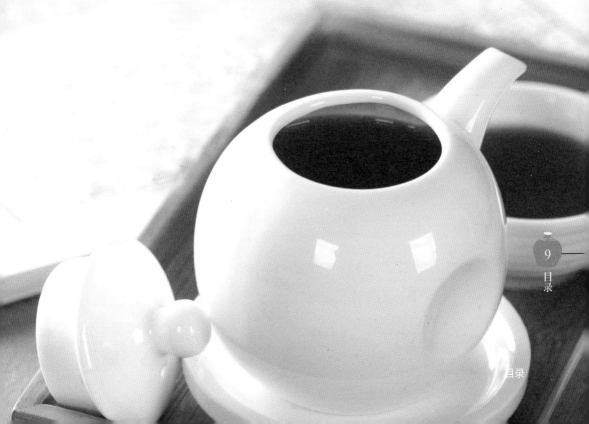

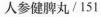

中医治病的智慧：
传世名方家庭使用全书

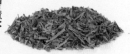

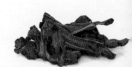

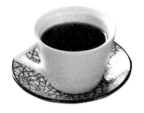

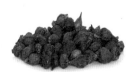
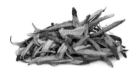
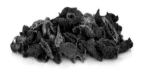
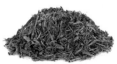

附录
常用中药材推荐用量 / 271

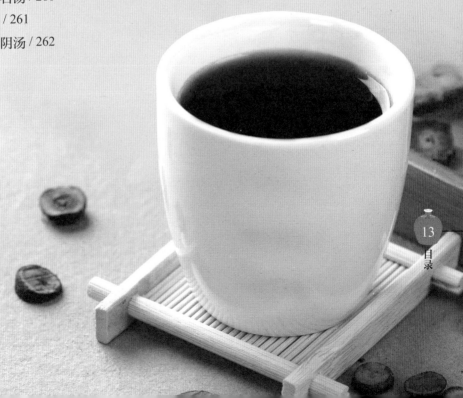

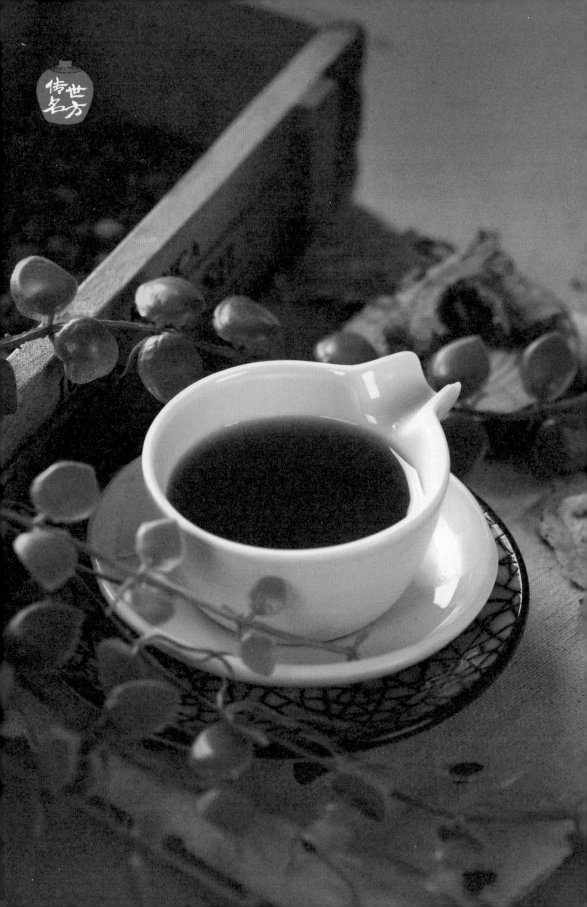

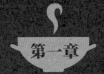

第一章

小偏方都是"游击队"，
传世名方才是"正规军"

古话说，用药如用兵。如果说传世名方是正规军，偏方就是游击队。游击队就像突袭的奇兵，有时也能打胜仗，但往往在不得已的情况下才选用；而正规军纪律严明、训练有素，可以前后左右照应，势厚力强。传世名方有辨证施治、组方严谨、功效显著的特点，所以，治病养生还是要首选传世名方。

传世名方是中医智慧的精华

◎ **传世名方是名医诊疗的经验总结**

传世名方是历代医家诊病开方经验的结晶。

历代医家在治疗疾病的过程中不断发展中医理论知识，提出了"君、臣、佐、使"的组方理论，以及"治病必求于本"、整体治疗、标本缓急、三因制宜（因人、因时、因地）等中药方剂治病原则，也不断开创新的方剂。

张仲景将自己诊病开方的经验予以总结，著成《伤寒杂病论》，其中就有流传至今仍被广泛应用的麻黄汤、四逆汤、桂枝汤、白虎汤等。

陈延之认为"伤寒与天行瘟疫为异气"，打破了之前伤寒对外感热病的垄断，并首创芍药地黄汤（即犀角地黄汤），开温热病解毒、凉血、化瘀的先河。

孙思邈的《千金翼方》《千金要方》不仅总结前人经验，还收录自己在诊病开方中创新出的方剂，给后世留下了温胆汤、独活寄生汤等名方。

钱乙在给儿童治病的过程中，将金匮肾气丸进行加减，使其成为更适合儿童服用的六味地黄丸等。

在浩瀚的方剂海洋中，有一些方剂因为配伍严谨、组方简单、药效显著而被反复运用、灵活加减，成为治疗某种疾病的经典方剂，并流传至今。

◎ 传世名方历经千百年考验

传世名方之所以"有名"且能"传世"，是因为它经过了历代医家的反复运用和验证，经受了千百年的考验，被证明确实安全有效。

如温补肾阳的名方金匮肾气丸，由东汉张仲景首创，已经传世一千八百余年。后代医家根据金匮肾气丸的药方，化裁出了针对各种症候的补肾名方，如著名的滋阴补肾药方——六味地黄丸，就是由宋代小儿科名医钱乙从金匮肾气丸化裁而来，传至今日已有近千年历史。此外，药房常见的济生肾气丸、杞菊地黄丸、归芍地黄丸、麦味地黄丸、知柏地黄丸等，都是从张仲景的金匮肾气丸化裁而来的。

每一首传世名方的背后，都凝聚着历代医家的智慧精华。只有经受住了时间考验的方剂，才是真正的传世名方！

17

◎ 传世名方治标又治本，大病小痛去无踪

中医把人看成一个关联的整体，人体的五脏六腑、四肢百骸等是一个奥妙无穷的网络，相互关联相互影响。中医诊病开方，不仅要考虑治疗病症、病因，还要兼顾脏腑的调理，面面俱到，有的放矢，这是中医方剂能标本兼治的原因之一。

历代医家诊病开方的时候，通常会结合疾病的症状、病因等进行药物配伍。药方中既要有能改善疾病症状的药物，也要有治疗病因的药物，这样才能达到标本兼治的目的。

例如治疗便秘，表现的症状通常是排便不畅，但病因却各不相同——肠胃积热、血虚、阴虚、阳虚等。

麻子仁丸是治疗便秘的经典名方，药方中的火麻仁、杏仁、白蜜润肠通便，治疗便秘所表现出来的排便不畅的症状，大黄、积实、厚朴通腑泄热，从根本上解决引起便秘的原因——肠胃积热。

例析

不少朋友怕冷，夏天时也常穿长衣长裤。其实，怕冷只是"标"，肾阳虚才是"本"。肾是先天之本，肾阳足则火力足，身体温暖；肾阳衰则火力弱，容易怕冷。《景岳全书》中的右归丸是温补肾阳的良方，由熟地黄、山药、山茱萸、枸杞子、菟丝子、鹿角胶、杜仲、肉桂、当归、附子组成。

◆ 鹿角胶、肉桂、附子、杜仲补火助阳，温阳散寒以治标，又能补充肾阳以治本。

◆ 熟地黄、枸杞子、山茱萸、山药滋阴益肾，养肝补脾。

◆ 当归养血和血。

"精血同源"，肾中精气需要肝血的滋养，肝藏血，滋补肝肾、调理气血有助于补充肾阳。

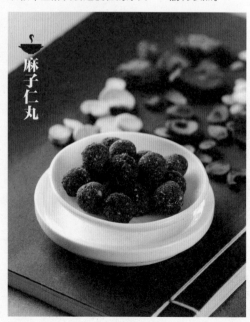

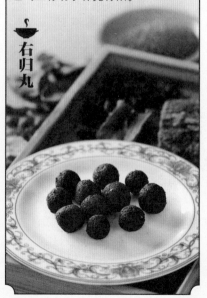

传世名方：方便、有效，既养生又治病

历代医家创制的方药数不胜数，但有的方药因为组方复杂而被束之高阁，有的方药因药材难寻被舍弃，有的方药收效甚微被放弃……只有那些组方简单、使用方便、药效确凿且相对安全的药方，才能代代相传。

组方简单，使用方便

名方得以流传，首先就是实用性，组方要简单，药物容易买到，制作方法简单。以桂枝汤为例，由桂枝、芍药、甘草、大枣、生姜组成，组方简单，只有5味药，而且这5味药都能从药店中买到，有些还是我们生活中的食材——大枣、生姜，再就是制作起来也方便，无需复杂的过程，只要放入砂锅中，加入相应的水，小火煎煮即可。

安全，且效果灵验

传世名方组方严谨，每个方剂在组方的时候都依照药材的性味归经、升降沉浮，按照一定的配伍原则、比例进行配置，而且经过实践验证，证明对某种疾病有效。因此，只要对症选对名方，使用起来必定安全又灵验。

以白虎汤为例，其由石膏、知母、甘草、粳米组成，石膏为主药，清热滋阴、生津止渴，知母苦寒，可助石膏清热；甘草、粳米健脾益胃，能防石膏、知母之苦寒伤害脾胃。知母助石膏，甘草、粳米防石膏、知母。正是这一助一防，使药方不仅能起到药效，而且安全不伤身体。

能治病，也能养生

有些名方不仅是治病的良方，还是养生的佳品。以四君子汤为例，其由人参、白术、茯苓、甘草组成，具有益气健脾、养血和血的功效。对于气虚的人来说，用四君子汤加上肉类同炖，每周食用1~2次，可起到补气健脾的作用。

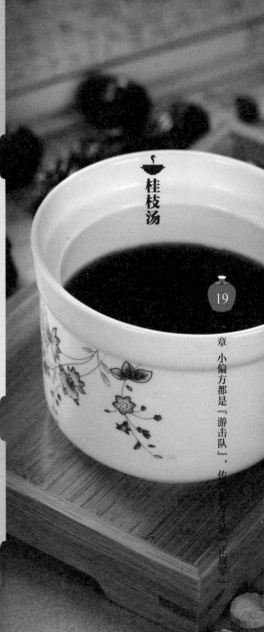

桂枝汤

19

章 小偏方都是「游击队」，传世名方才是「正规军」

传世名方里的中药效用解读

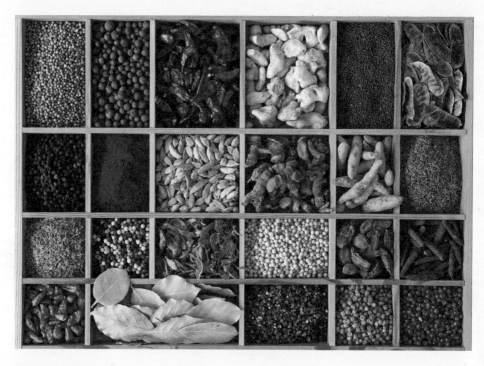

◎ 四气五味——了解中药的性质与滋味

中药的四气与五味，是我们判断药性的主要依据。一药之中，有气也有味，所以气与味有着密切的联系。药物的气味相同，则常有类似的作用，气味不同，则作用亦异。

◆ 四气

所谓中药的气，指的是寒、热、温、凉四种不同的药性。"气"的产生与当地的气候、地理条件等有关，寒、热、温、凉，就是模拟天地四时的。我们常说的"性味"中的"性"，狭义上来说，就是指的四气，而从广义来讲，还包括药物的气、味、毒性、功用等。

药物的四气，是人们从长期的医疗实践中总结出来的，正好与疾病的寒热性质相对应，人们常用属于寒性或凉性的药来治疗热证，用热性或温性的药来治疗寒证。

寒凉与温热相对应，温次于热，而凉次于寒，它们有共同点，又有所不同。此外，还有一种平性，性质平和，既不偏热也不偏寒，但实际上仍偏向微温或微凉，所以并不将其独立成一类，仍总称四气。

　　"桂枝汤"是张仲景所著《伤寒论》中的首方，由桂枝、白芍、甘草、生姜、大枣组成。

　　此方是张仲景针对外感风寒、卫强营弱创制的方子，非常符合温热药治疗寒证的原则。

◆ 白芍，性凉　　◆ 桂枝，性温　　◆ 甘草，性平　　◆ 大枣，性温　　◆ 生姜，性温

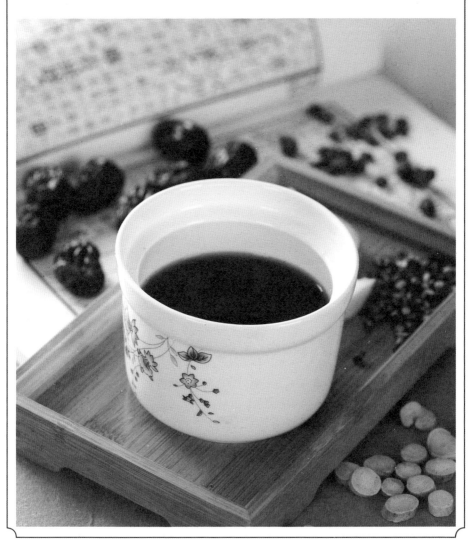

21

◆ 五味

中药有酸、苦、甘、辛、咸五味。这里的"味"并不简单代表药物入口尝的味道。中药的"味"和疗效有密切关系。

《本草备要·药性总义》说："凡药，酸者能涩能收，苦者能泻能燥能坚，甘者能补能和能缓，辛者能散能润能行，咸者能下能软坚，淡者能利窍能渗泄，此五味之用也。"当然，中药中的"味"有一部分是反映了药物的真实滋味的，如甘草的甘味，黄连的苦味，酸枣仁的酸味，生姜的辛味，海藻的咸味。

也有一药有多种"味"的，其作用范围也就相应地扩大，如当归辛甘，可以补血活血，行气散寒；天冬甘苦，既能补阴，又能清火。

此外，还有一些药物，其味不显著，称为淡味。淡味药具有能渗、能利的作用，如茯苓、薏苡仁。

五味可分为阴阳两类："辛甘发散为阳，酸苦涌泄为阴，咸味涌泄为阴，淡味渗泄为阳。"辛、甘、淡为阳，具有发散、渗利的作用；酸、苦、咸为阴，具有涌吐、降泄的作用。

例析

调和胃肠的常用名方——半夏泻心汤，首见于《伤寒论》，由半夏、黄芩、黄连、人参、干姜、大枣、甘草组成。

辛、苦味的中药分别有发散、降泄的作用，正适合用于调理消化不良型的胃肠疾病。

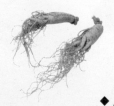 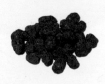

◆ 人参、大枣、甘草属于甘味药

 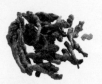 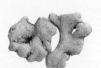

◆ 黄芩、黄连属于苦味药　　　　◆ 半夏、干姜属于辛味药

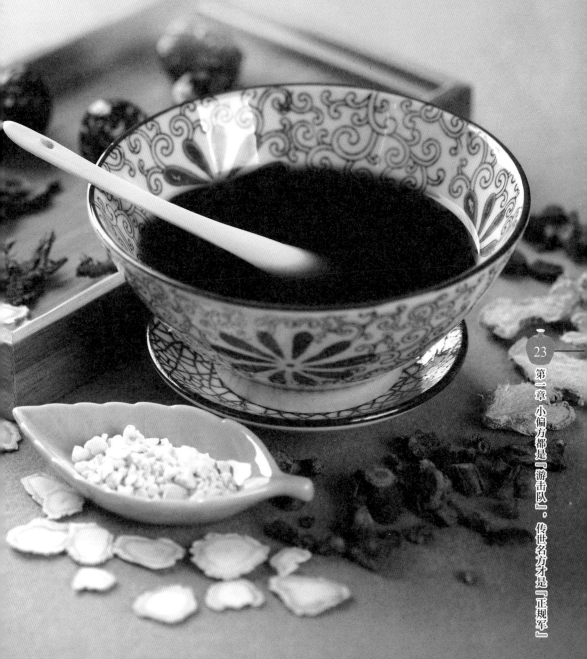

半夏泻心汤

第二章 小偏方都是『游击队』，传世名方才是『正规军』

◎ 升降沉浮——中药有个性，效用各不同

中药的升降沉浮是中药的基本性能之一，指药物作用于人体的趋向性。

◆ 升是上升，表示作用趋向于上。

◆ 降是下降，表示作用趋向于下。

◆ 浮是轻浮、发散，表示作用趋向于外。

◆ 沉是收敛、重沉，表示作用趋向于内。

其中升与降、浮与沉是相对的，而升与浮、降与沉，又是相互关联、相互交叉的，故实际上往往是升浮并提、沉降并提，难以截然区分。掌握了中药升降沉浮的性质，就可以更好地指导临床用药。

◆ **升浮药**

其性多偏温、热，其味多属辛、甘、淡，如柴胡、升麻、黄芪能升阳举陷，可以用来治疗脾阳不升、中气下陷引起的内脏下垂、久泄脱肛。所以解表、疏风、行气、活血、开窍、补益等类中药大多具有升浮药性。

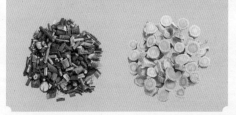

◆ **沉降药**

其性多寒、凉，其味多酸、苦、咸，如半夏能降逆胃气以治疗胃气上逆引起的呕吐，杏仁能降逆肺气以治疗肺气上逆引起的咳喘。所以清热、泻下、利水、平喘、降逆等类中药多属沉降药性。

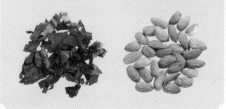

中医常根据疾病的病位，采用与病位相顺的治疗方法，来确定使用升浮药还是沉降药。

◆ 疾病在上、在表，当选用能作用于上部和体表的药物，如头痛、鼻塞、恶寒发热，会选用辛夷花、薄荷、紫苏等药物治疗，因为这些药物的药性为升浮。

◆ 疾病在下、在里，当选用能作用于下部和体内的药物，如便秘、腹胀，会用大黄、芒硝等药物，因为这些药物有沉降的作用。

◆ 质地轻的药物，花叶等其药性大都升浮，而质地重的药物，子实等大都沉降。

◆ 药物的趋向性还受加工炮制的影响，如酒炒则上升，姜汁炒则发散，醋炒则收敛，盐水炒则下行。

中药的应用多为复方配伍，所以复方中药物的升降沉浮常受其他药物影响而发生某些变化。

◎ 药物归经——药效到达病位的通路

历代医家在使用中药材的过程中逐渐发现，某种中药材对某个或数个脏腑或经络有特殊的功效，而对其他脏腑或经络的作用则较小或者没有作用。中药材对某些脏腑经络的特殊功效就是"归经"。

药物归经关系到脏腑经络，中医临床在使用药物时首先要根据疾病的外在表现，审清证候病变所在的脏腑经络，然后再按照归经选用相应的药物进行治疗。

例如，热证有肺热、肝热、胃热等不同：

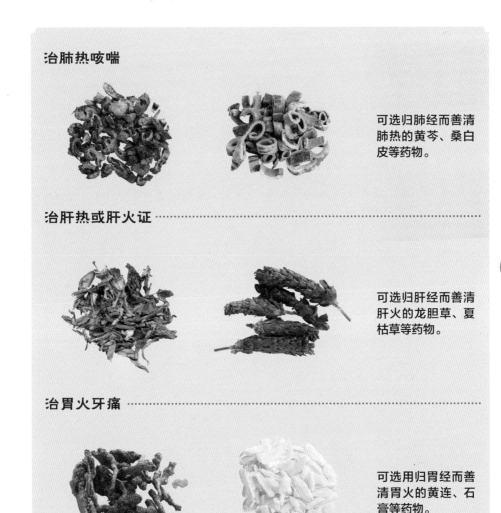

治肺热咳喘

可选归肺经而善清肺热的黄芩、桑白皮等药物。

治肝热或肝火证

可选归肝经而善清肝火的龙胆草、夏枯草等药物。

治胃火牙痛

可选用归胃经而善清胃火的黄连、石膏等药物。

掌握药物的归经，有助于区别功效相似的药物。同样是利尿药，麻黄宣肺利水，归肺经；黄芪健脾利湿，归脾经；附子温阳利水，归肾经。

另外，并不是某种药物只对应一个脏腑或经络，有可能对多个脏腑或经络有功效。例如，黄连归心、肝、胃、大肠经，即黄连对心、肝、胃、大肠的火证有效。

中医把人体看成一个整体，脏腑经络之间是相互联系、相互影响的，因此在使用药物归经治疗疾病，要考虑脏腑经络病变的传变规律，适当加入归其他经络的药物。

例如，治疗咳嗽痰喘，不仅要选用归肺经的药物，还要考虑病因：

由肝火犯肺所致的咳嗽 ·····················

需要同时使用清肺化痰、归肺经的海蛤粉和清肝泻火的青黛。

肺病久咳，痰湿滞留可损伤脾气，造成脾肺两虚 ·········

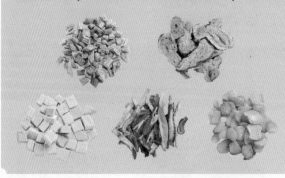

治疗时则要肺脾兼顾，采用党参、白术、茯苓、陈皮、半夏等归肺、脾两经的药物来治疗，以补脾益肺。

在使用药物归经来治疗疾病时，还要结合药物的四气五味、升降沉浮，综合考虑才能做到正确用药。

例如，同样是归肺经的药物，因为四气的不同，治疗作用也不一样：

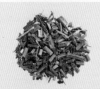

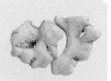

紫苏
温肺散寒，常用于风寒咳嗽

薄荷
辛凉散热，常用于肺热咳嗽

黄芩
性寒，常用于清肺泻火

干姜
性热，常用于温肺化饮

乌梅、麻黄、陈皮、蛤蚧、党参都归肺经，但分属五味，作用也不一样：

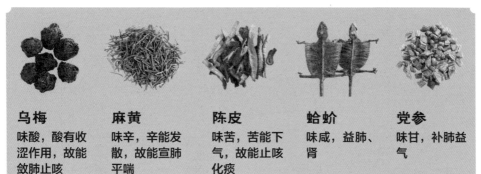

乌梅
味酸，酸有收涩作用，故能敛肺止咳

麻黄
味辛，辛能发散，故能宣肺平喘

陈皮
味苦，苦能下气，故能止咳化痰

蛤蚧
味咸，益肺、肾

党参
味甘，补肺益气

例析

白虎汤

　　来源于《伤寒论》，由石膏、甘草、知母、粳米组成，是清热泻火的良方。

　　石膏归肺、胃经，既能清泻肺热，又能泻胃热，治胃火亢盛；知母归肺、胃、肾经，泻肺热、清胃火，治肺、胃实热；与清热解毒、缓和热性的甘草同用，润肺止咳；再加上粳米益胃养阴，从而达到清热泻火的良好效果。

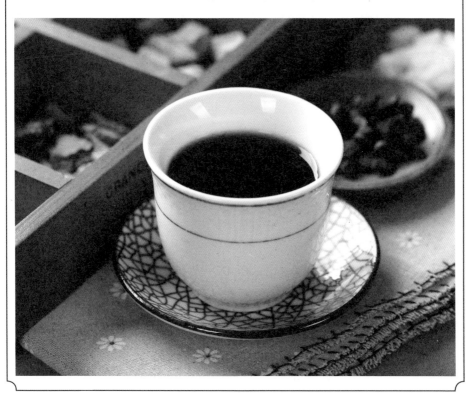

第一章　小偏方都是『游击队』，传世名方才是『正规军』

◎ 七情配伍——保证用药安全和疗效

中药配伍是根据病情需要和药性特点，将两味以上的药物配合使用，以增强药效，抑制或消除药物的毒副作用，使药方疗效显著，用药更加安全。

《神农本草经》序录中记载："药有阴阳配合，子母兄弟，根茎花实，草石骨肉。有单行者，有相须者，有相使者，有相畏者，有相恶者，有相反者，有相杀者。凡此七情，合和视之。"后人据此把单行、相须、相使、相畏、相杀、相恶和相反七个方面，称为"七情"。

◆ 单行

关于单行，明代陈嘉谟在《本草蒙筌》中提到："单行者，不与诸药共剂而独能攻补也。如方书所载独参汤、独桔汤之类是尔。"意思是单味药就能产生预期的效果，不需要与其他药物配合，例如独参汤、独桔汤。

单行虽然只是单味药应用，没有发生配伍关系，但在病情紧急时却能发挥大作用，例如《十药神书》中的独参汤，以一味人参补气、防止过度虚脱；《证治准绳》中的独行散，以一味五灵脂破血逐瘀，治疗产后血晕等。

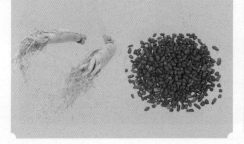

◆ 相须

相须，就是性能功效相类似的药物配合应用，能增强疗效。"须"有"要求""寻求"的含义，即强调两者在协同增强药效方面彼此需要。

著名的麻黄汤就是以"相须"为配伍原则而得来的。

麻黄与桂枝相须，两者配伍，发汗解表的功效更加显著。麻黄只有配伍桂枝才是峻汗剂，如果两者各自配伍其他药就没有这样的功效。

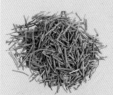

麻黄通过宣肺气、疏腠理、透毛窍，使汗液有"出路"排出体外

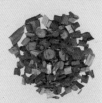

桂枝辛温通阳，透达营卫，使机体发汗有源

中医治病的智慧：
传世名方家庭使用全书

◆ **相使**

相使是指在性能和功效方面有某种共性的药物配合使用，而以一种药物为主，另一种药物为辅，能提高主药物的疗效。"使"，从也。"相使"，意在强调两种药物在配合取效时的主辅地位。

《阴证略例》中的枳术丸是治疗消化不良、腹胀、胸膈胀闷的良方。

脾喜升，胃喜降，白术健脾以顺其升，枳实破气、降气以顺其胃降，脾升胃降，气机正常，才能消食化积、消痞除满。枳实、白术一药为主，一药为辅，相使配伍，健脾强胃的效果更好。在具体运用时，可根据脾胃疾病的需要，适当调整两者的主使关系。

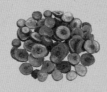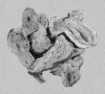

◆ **相恶**

《本草纲目》中指出："相恶者，夺我之能也。"意思是两药搭配，一种药物使另外一种药物原有的功效降低甚至丧失。

如人参恶莱菔子，因二者相恶，中药方剂中一般不将它们相配使用。

相恶主要有以下三种情况：

1. 归经相同但药性相反的可能相恶，如清肺药与温肺药；

2. 作用相反的药物可能相恶，如发汗药和止汗药；

3. 扶正药和祛邪药可能相恶，如人参补气扶正，而莱菔子破气，可降低人参的药效。

药物之间的相恶不是绝对的，需要辨证看待。

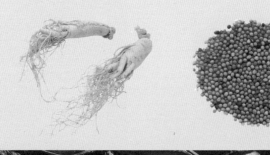

◆ 相畏、相杀

《神农本草经》中将相畏、相杀并提："若有毒宜制，可用相畏、相杀者，不尔勿合用也。"

相畏，即一种药物的毒性或副作用能被另一种药物抑制、减轻。例如，生半夏的毒性或副作用能被生姜抑制，相当于古人所说的"受彼之制也"。

相杀，即其中一种药物能消除另一种药物的毒性或副作用。如生姜杀生半夏，即生姜能消除生半夏的毒副作用。

相畏、相杀其实是药物同一配伍关系的不同提法，正是药物间的相畏、相杀，能减轻药物的毒性，使药方变得更加安全、平和。

例析

《伤寒论》中的"四逆汤"由附子、甘草、干姜组成：

附子辛温，能回阳祛寒；干姜辛热，温脾阳而散里寒。干姜与附子是相须的配伍关系，增强了附子回阳救逆、温中散寒的功效。

干姜与附子还有相畏、相杀的配伍关系，用干姜浸、煮附子，能降低附子的毒性。甘草有清热解毒的作用，四逆汤中用附子配干姜、甘草，即取干姜、甘草降低附子的毒性。

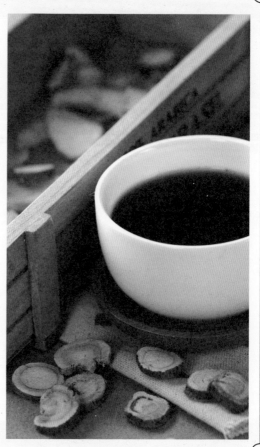

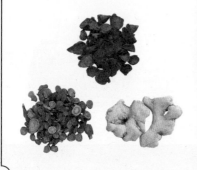

中医治病的智慧：
传世名方家庭使用全书

◆ 相反

《神农本草经》中提到"相反"时，告诫世人"勿用"。《本草集注》中指出："相反危害，深于相恶""相反者，则彼我交仇，必不宜合"。《本草纲目》认为相反的药物"两不相合"。历代医家将相反作为药物配伍的禁忌，有的甚至视其为"洪水猛兽"，认为相反的药物"共则害事"。那么，什么是药物的"相反"配伍关系？

相反，即两种药相互配伍后，使药物原有的毒性或副作用增强，或产生新的毒副作用。例如中医里常说的甘草反甘遂，乌头反半夏，即甘草与甘遂、乌头与半夏配伍后毒性比原来更大。历代医家以"十八反""十九畏"作为开方的参照标准，以尽可能使药方更安全。

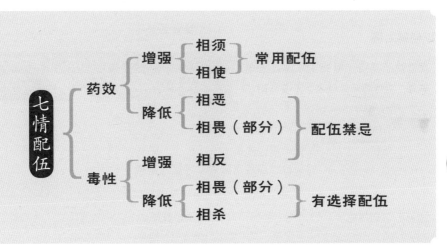

中药七情歌

相使一药助一药，相须互用功效添，

相杀能制它药毒，相畏毒性被制限，

相反增毒要记牢，相恶配伍功效减，

单行无须它药配，七情配伍奥妙显。

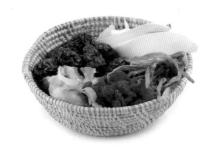

第一章　小偏方都是『游击队』，传世名方才是『正规军』

传世名方，组方用药步步不松懈

◎ 辨证论治——名方治病的主要特点

辨证论治，又称"辨证施治"，是中医治病的原则。

辨证即运用望、闻、问、切等中医诊断方法，对病人复杂的症状进行综合分析，判断为某种性质的证的过程。

论治就是根据中医的治疗原则，确定治疗方法，对症下药。

◆ 同病异治

同病异治是指同一疾病，可因人、因时、因地的不同，或由于病情的发展、病机的变化，以及邪正消长的差异，治疗时根据不同的情况，采取不同的治法。

病性虚实不同，治法各异

虚指正气不足，实指邪气盛实。虚证反映人体正气虚弱而邪气也不太盛；实证反映邪气太盛，而正气尚未虚衰，邪正相争剧烈。一般情况下，实证宜攻，虚证宜补。

以便秘为例

便秘类型		主要症状	治疗方法	推荐名方
实秘	热秘	大便干结、小便短赤、身体燥热、口干口臭、口渴、嗜冷饮、舌红、苔黄燥、脉滑数	清热润肠	麻子仁丸
	气秘	排便困难、大便干结或不干、腹胀，排便或打嗝后腹胀得以缓解、苔薄、脉弦	行气导滞	六磨汤
虚秘	气虚便秘	大便不一定干结，但临厕排便乏力，虽有便意、难于排出，伴短气、疲乏、面色无华、舌淡嫩、苔白、脉细弱	补气润肠	黄芪汤
	血虚便秘	大便干结、排出困难，面色淡白无华、心悸、头晕、唇色淡白、舌淡、苔白、脉细	养血润燥滋阴补肾	麻仁滋脾丸
	阴虚便秘	大便干结、排出困难，形体消瘦，或见面部潮红、腰酸耳鸣、舌红、苔少、脉细数	润肠通便	知柏地黄丸
	阳虚便秘	大便排出困难、干或不干，小便清长、手脚不暖、腹中冷疼、舌淡、苔白、脉沉迟	温阳通便	济川煎

病因不同，治法各异

以胃痛为例，如果是胃部骤然受寒引起的胃痛，治疗时应温中散寒、和胃止痛，可选用良附汤；如果是脾胃虚寒引起的胃痛，在治疗上应温中健脾，可用黄芪建中丸；由食滞引起的胃痛，治疗关键在于导滞和胃，可用保和丸、开胃山楂丸，以促进消化。

病邪侵犯部位不同，治法各异

以水肿为例，如果水肿停留的部位在腰部以上，为阳，属表，水湿之邪在表在上，治疗上用汗法，使水湿通过汗水散除；如果水肿的部位在腰部以下，为阴，属里，水湿之邪在里在下，应用利小便的方法排出水湿。

疾病发展阶段不同，治法各异

以麻疹为例，初期疹未出透时，在治疗上应以发表透疹为主，可用宣毒发表汤，麻疹中期，病人通常会有明显的肺热出现，这时的治疗关键在于清除肺热，可用清解透表汤；麻疹后期，余热未尽，肺阴受损，这时的治疗应以养阴清热为重点，可用沙参麦冬汤。

◆ 异病同治

异病同治，指不同的病症在发展过程中，出现了相同的病急变化或相同的证候表现时，可以采取相同的治疗方法。

同一病因，治法相同	例如寒疝（急性腹痛）和产后腹痛虽然是不同的疾病，但两者都是血虚里寒所致，所以在治疗上都应温中散寒止痛，可选用当归生姜羊肉汤
同一病性，治法相同	例如维生素B_1缺乏病（脚气病）、糖尿病和妊娠小便不通是截然不同的三种疾病，但如果都是由肾气虚衰导致的，则可以用肾气丸以振奋肾阳、温补元气
同一病机，治法相同	病机即疾病发生、发展、变化的机制。不同的疾病，有可能病因、病程发展、病理变化相同，因而治疗方法也一样。例如狐惑病和近血这两种疾病的病因、病名、病症都不同，但两者的病机相同，都是血中有热、湿毒不化，所以都是用赤小豆当归散来清热利湿、活血化瘀排脓
同一证候，治法相同	不同的疾病，有可能表现出相同的症状和病理变化。例如久泻脱肛和子宫脱垂是不同的疾病，但皆可表现为中气下陷（即因气虚而导致的脏腑器官相对下移），在治疗上可用补中益气汤，以使中气旺盛

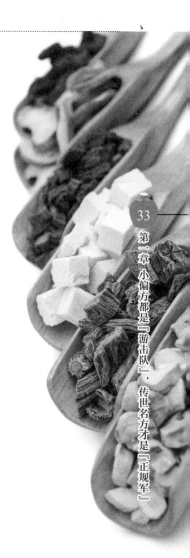

第一章 小偏方都是『游击队』，传世名方才是『正规军』

◎ 治病八法——名方治病的常用战术

"用药如用兵"，中医使用药物治病也要讲究战术，中医治病的战术就是"汗、吐、下、和、温、清、消、补"这八种方法，也称为中医治病八法。

◆ 汗法

汗法也称解表法，简单来说，就是通过发汗使邪气随汗液排出体外的治疗方法。在中医治病八法中，汗法列首位，是祛邪的第一法，只要病邪在表，即可用汗法。

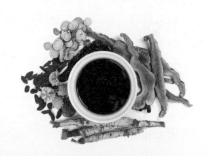

主要发汗方法

发汗方法	定义	治疗病症	推荐中药	推荐药方
辛温发汗法	利用具有发散风寒作用的辛温解表药发汗	风寒表证，症见恶寒重、发热轻、头痛身疼、口不渴、舌苔白薄、脉浮紧等	麻黄、桂枝、紫苏、防风、荆芥等	麻黄汤、桂枝汤、大青龙汤等
辛凉发散法	利用具有发散风热作用的辛凉解表药轻微发汗	风热表证，症见恶寒轻、发热重、头痛、口渴、舌苔黄薄、脉浮数等	薄荷、牛蒡子、桑叶、菊花等	桑菊饮、银翘散等
助阳解表法	病人阳虚而又不慎感受外邪，需要发汗，但阳虚的人卫气多不固，发汗过多反而会加重病情，所以在发汗的同时要补阳	风热表证或风寒表证兼阳虚	根据风热表证或风寒表证用药，加入人参、黄芪、白术、熟地黄、山药、杜仲、枸杞子等	参苏饮
化饮化水法	痰饮喘咳患者感受风寒，会加重病情，这时应温阳化饮的同时解表发汗，才能风寒外解，痰饮内化，标本兼治	痰饮喘咳兼风寒表证，症见畏寒怕冷、痰嗽气喘	麻黄、桂枝、细辛、附子等	小青龙汤

◆ 吐法

吐法，顾名思义，就是让病人呕吐，将病邪或有害物质吐出来的治疗方法。吐法适用于病邪停积在胃、胸膈、咽喉并感觉憋闷又吐不出来时。

吐法在古代比较常用，现代中医临床上用的比较少，多用于食物中毒。中医里常用瓜蒂散、参芦饮、二圣散催吐，或者让病人服用二陈汤、补中益气汤后再用手指或鹅翎探入喉咙催吐。

◆ 下法

下法也称泻下法，是通过泻下通便，使聚积体内的宿食、燥便、瘀血、水饮等有形实邪排出体外的治疗方法，适用于邪气内结肠道的里实证。

因为病性有寒、热，下法也有寒下、温下的区别：

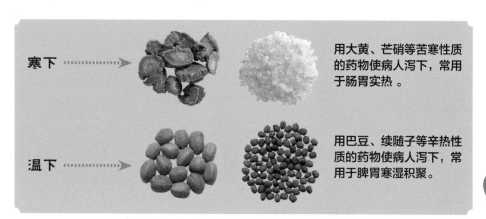

寒下 ·······▶ 用大黄、芒硝等苦寒性质的药物使病人泻下，常用于肠胃实热。

温下 ·······▶ 用巴豆、续随子等辛热性质的药物使病人泻下，常用于脾胃寒湿积聚。

在使用下法时，还要注意病人的体质与病情的轻重缓急，采用峻下或缓下的治疗方案。峻下就是猛烈攻下的意思，缓下即缓和润下。老人、产妇以及病后津液不足而便秘者，使用下法时宜缓下，若使用峻下方剂，有可能会导致体虚而引发其他不适或疾病；孕妇、月经期间的女性在使用下法时一定要慎重，尤其是孕妇，尽量避免使用下法，以免引起子宫收缩而导致流产。

例析

大承气汤由大黄、枳实、厚朴、芒硝组成，其中大黄邪热通便、荡涤肠胃，本就是强有力的泻下药，而芒硝与大黄相须，使大黄泻下热结的功效更显著，厚朴、枳实行气散结，消痞除满，与大黄、芒硝相使，给大黄、芒硝助力，以加速热结的排泄。可见，大承气汤是寒下的峻下方。

第一章 小偏方都是『游击队』，传世名方才是『正规军』

◆ 和法

和法就是通过调和，以疏解邪气、调整脏腑功能的治疗方法。和法适应的病症也比较多，多用于半表半里或脏腑功能失调的病症。

例析

小柴胡汤由柴胡、黄芩、人参、半夏、甘草、生姜、大枣组成，有清热药，有补气药，有辛热药，显得很矛盾，其实"内里有乾坤"：

 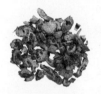

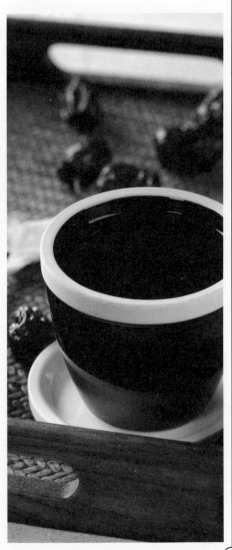

◆ 柴胡苦平，入肝胆经，透解邪热，疏达经气，黄芩清泄邪热，两者相须，清热效果显著

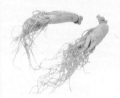

◆ 人参、甘草扶助正气、抵抗病邪

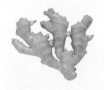 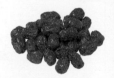

◆ 生姜、大枣和胃、生津

这道方剂以清泄邪气为主，同时兼补胃气、正气，具有攻下与调和的双重作用。

中医治病的智慧：
传世名方家庭使用全书

◆ 温法

温法也称祛寒法，是通过温阳祛寒、回阳救逆等作用，使寒去阳复的治疗方法，常用于治疗中焦虚寒、亡阳厥逆、寒凝经脉等里寒病证。

温阳祛寒

使用温复阳气的药物祛除病人身体里的寒邪，常用于阳虚里寒。如脾胃阳虚可用理中汤温中祛寒，肾阳不足可用金匮肾气丸温肾助阳。

回阳救逆

用具有温热作用的药物协助病人恢复阳气，治疗阴寒内盛危重症的治法，适用于阳气极度衰疲、寒邪深入少阴等危重证候。如四逆汤、参附汤等。

例析

参附汤只有人参、附子两味药，却被中医视为挽救元气大亏、阳气暴脱的良方。这是因为方中人参甘温、大补元气，而附子大辛大热、温壮元阳，二者相须，能使人元气大增。

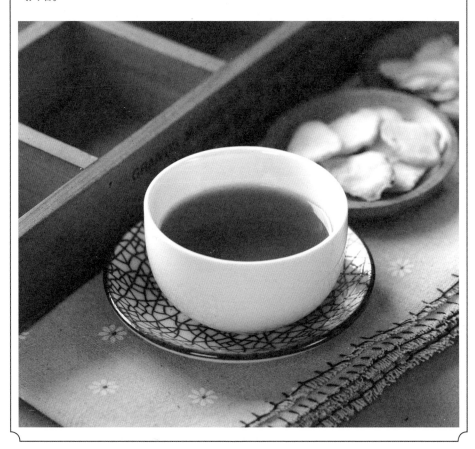

◆ 清法

清法也称清热法，即运用性质寒凉的药物，通过清热、泄火、凉血等作用，以清除体内热邪的治疗方法。"热者寒之"，清法适用于里热证。

因为热病的症状十分复杂，如热邪在气、在血，以及实热、虚热等，清法在运用上又有清热泻火、清营凉血、清热解毒、清热祛暑、清虚热等多种方法。

使用清法治疗脏腑热盛时，在病位上要分清具体脏腑；在证候上要分清虚实，实火宜清，虚火宜补，尤其是脾胃虚弱以及肾阳虚衰导致的虚阳上浮之证，不可一味清火。只有辨证准确，选准方药，才能达到好的治疗效果。

以心热为例

◆ 心阴虚火旺出现心烦、心悸、失眠等，可用黄连阿胶汤。

◆ 心火亢盛出现口舌生疮，可用泻心汤。

◆ 心与小肠相表里，心火移至小肠，出现小便赤黄等，可用导赤散以及莲子心、淡竹叶等药物。

清法不可滥用。清热剂多由苦寒药物组成，服用过多会伤及身体阳气，也会使肠胃受寒，得不到正气的保护而出现拉肚子的现象。另外，虚寒体质、食欲不振、大便溏泄，以及产后体虚、病后体虚的人，也应谨慎使用清法。

例析

黄连阿胶汤由黄连、阿胶、黄芩、白芍、鸡子黄组成。

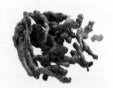

◆ 黄连苦寒，清热解毒

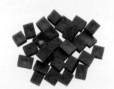

◆ 阿胶甘平，补养心血，滋阴润燥

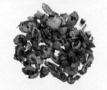

◆ 黄芩苦寒，清肺泻火

◆ 白芍酸苦，滋阴敛血

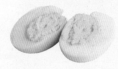

◆ 鸡子黄（蛋黄）补中益气，养肾益阴

这5味药配伍使用，可泻火、滋阴，是治疗心阴虚火旺的常用方剂。

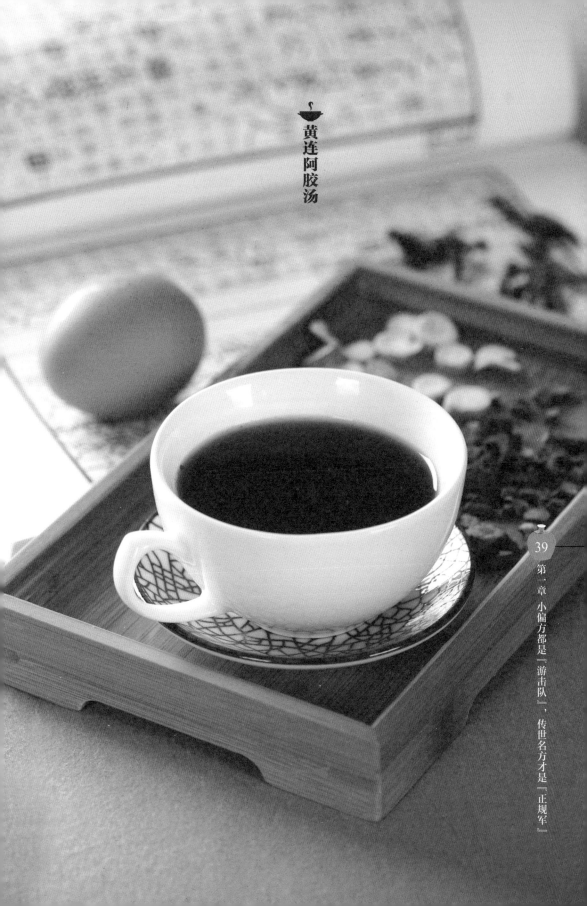

黄连阿胶汤

◆ 补法

补法也称补益法，即用药物补益身体气血阴阳的不足，加强脏腑功能、增强机体免疫力，常用于治疗气虚、血虚、阴虚、阳虚等。

补气
四君子汤、补中益气汤

补血
四物汤、归脾汤、当归补血汤等

补阴（滋阴）
六味地黄丸、大补阴丸等

补阳（助阳）
参附汤、加味肾气丸等

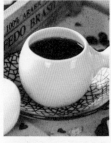

四君子汤

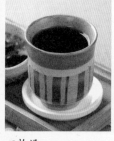

四物汤

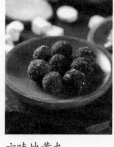

六味地黄丸

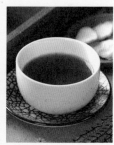

参附汤

气、血、阴、阳是相互影响的。气为血之帅，血为气之母。气虚常伴有血虚，长时间血虚也会导致气虚；阳虚多兼有气虚的症状，长时间气虚也易导致阳虚；阴虚和血虚都可表现为机体精血津液的耗损。在"补"的时候，要根据实际情况和具体的病症，气血双补或阴阳兼顾。

按药力，补法可分为以下 4 种：

峻补法	即加强药力，使病人逐渐复原，常用于极度衰虚、病情垂危者。例如，极度疲劳或大汗者，可用独参汤、参附汤、六味回阳饮等。
温补法	即采用温性药物补益身体，以达到补阳祛寒等效果，适用于阳虚者和冬天进补。附子、干姜、肉桂、杜仲、胡桃肉、羊肉等都是不错的温补之品。
平补法	采用气味甘淡、性质平和、不热不燥的药物进补，补而不滞，滋而不腻。如补气可选四君子汤，补血可选四物汤，气血双补可用八珍汤等。
调补法	老年人和久病之人脏腑功能虚弱，消化能力较差，一味蛮补，往往会出现"虚不受补"的情况，这时宜用调补法。调补法重在"调"，以调理人体脏腑机能为主，在脏腑机能增强的同时辅以"补"，从而使身体吸收药效，起到补的作用。因此，药物上宜选择顺气、补虚、中和之品，避免选用滋腻、壅滞、阴寒、破利、大辛大热之品。

运用补法一定要"辨证"，"药证相符，大黄亦补；药证不符，参茸亦毒"。切忌盲目进补。

◆ 消法

消法又称消散法或消导法，是使用具有消食导滞、软坚散结、行气、化痰、化积等功效的药物，发挥其消食导滞、软坚散结等作用，使留滞体内的实邪得以消导或消散的治疗方法。

消法分类

分类	适用病症	推荐中药	推荐方药
化食	胸脘痞闷，嗳腐吞酸、腹胀或泄泻等	山楂、炒莱菔子、鸡内金等	大山楂丸、保和丸、枳实导滞丸等
磨积	气结、血瘀或湿痰聚所导致的肿核痞块	气积：香附、木香、陈皮等	良附丸等
		火郁：连翘、黄芩、栀子	越鞠丸等
		肝郁气滞：柴胡、郁金、玫瑰花等	柴胡疏肝散、疏肝汤等
		血瘀：益母草、红花、山楂等	丹参饮、血府逐瘀汤、桃核承气汤等
利水	水肿及大便溏泄、小便不利又汗不下等	茯苓、白术、半夏、吴茱萸等	肾气丸、八正散、实脾饮等
消痰	因脾胃虚弱、水饮不消所导致的凝聚生痰，胸膈胀痞	风寒犯肺，痰湿停滞：杏仁、紫苏、桔梗、陈皮等	止嗽散、杏苏散等
		痰热互结，壅滞于肺：枇杷、梨、罗汉果等	清气化痰丸
		痰湿内滞，肺气上逆：茅根、生牡蛎等	射干麻黄汤等

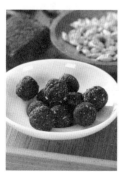

大山楂丸

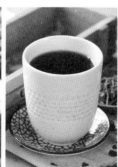

麻杏甘石汤

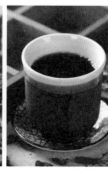

丹参饮

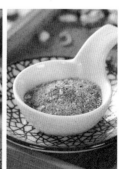

止嗽散

◎ 君臣佐使——传世名方的配伍原则

一张好的药方，不仅要对症，还要配伍合理、有法度。君臣佐使就是药方配伍的"法度"——每种药物各司其职，才能最大限度地发挥药效。

◆ 君药

就是针对病因、主要症状起主要治疗作用的药物。大部分方剂以主治定君臣，如麻黄汤中的麻黄，发汗解表散寒为君，治疗外感风寒无汗发热之表证。也有方剂以剂量来定君臣，如小承气汤，大黄为君，剂量最大。

◆ 臣药

即辅助君药以加强治疗作用的药物。例如麻黄汤中的桂枝可以助麻黄发汗解表，故为臣，但如果没有桂枝的"助力"，麻黄发汗的功效就会显得平淡。

◆ 佐药

是一张药方中能够作为方剂删减或调整的对象，有三个功能。

1. 协助君、臣药治疗兼证或次要的病症，如麻黄汤中的杏仁宣肺利气、止咳平喘，对麻黄、桂枝起到协助的作用。

2. 当君药有毒或作用峻烈时，起到制约作用，如四逆汤中附子配干姜合甘草，甘草可以减低附子的毒性，缓和干姜、附子辛温燥烈之性，兼有补气缓急的功效，配合使用可回阳救逆。

3. 作为反佐药，即根据病情需要，使用与君药药性相反而又能在治疗中起相成作用的药物，如通脉四逆汤用于治疗阴盛格阳证时，因为疾病的缘故，往往药灌入后容易被呕出，而方中加入猪胆汁，以胆汁之寒性引导阳性药物，使阳性药物进入体内后容易被吸收，从而起到治疗的作用。

◆ 使药

是我们常说的"药引子"，是一种引导药，引导使其他药物到达目标处，如桔梗、升麻、葛根有升散的作用，在治疗上肢疾病时添加这几味药物，能引药上行。使药还有一个作用是对药方中的诸药起调和的作用，如一些药方中常加入甘草，这是因为甘草"性能缓急，而又协和诸药，使之不争"。

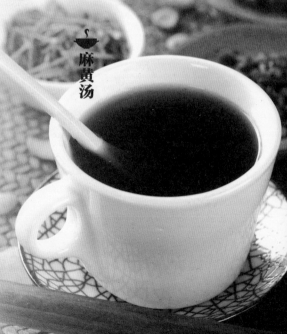

麻黄汤

◎ 组方变化——传世名方组方灵活

在使用传世名方时，不能一成不变地机械照搬，要根据病人的病情变化、体质强弱、年龄大小和生活习惯、劳动强度、季节气候、环境等因素灵活化裁，这样才能切合病情，收到预期的效果。

药味加减

即在主证不变的情况下，随着病情的变化加入某些与病情相适应的药物，或减去与病情不适应的药物。如用银翘散治疗风热表证，若伴有热伤津液而口渴严重，宜加天花粉以清热生津；内热盛可加生石膏以清热泻火。

改变配伍

药方中的君药不变，而配伍的臣药、佐药、使药等发生改变。以黄连为例，黄连苦寒清热，如果搭配辛温降逆的吴茱萸，就成了左金丸，能疏肝泄火、和胃止痛，适用于胃腹胀痛、嗳腐吐酸；如果搭配温阳辛热的肉桂，则成交泰丸，能清火安神，主治心悸失眠。

调整药量

即药物组成不变，但改变药量，使主药与辅药的地位改变，药方的功效、主治、方名也随之改变。如小承气汤与厚朴三物汤，组成的药物都是大黄、枳实、厚朴，但小承气汤中大黄量倍于厚朴，厚朴三物汤中厚朴量倍于大黄，二者功效完全不同：小承气汤泄热通便，适用于热结便秘，而厚朴三物汤则行气消胀，主治气滞腹胀。

变更剂型

同一张药方，可以制成汤、散、丸、膏、丹等多种剂型，不同的剂型也会影响效用。如保和丸和保和汤，药物组成一样，但化湿清导的作用发生了改变——保和丸作用慢、力度缓，常用于轻症；保和汤作用快、力度猛，常用于重症。

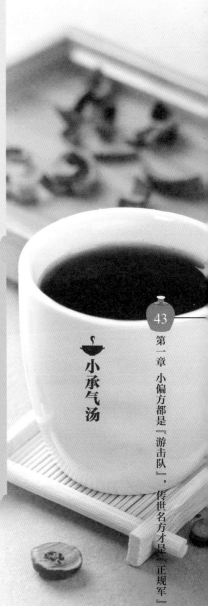

小承气汤

第一章 小偏方都是「游击队」，传世名方才是「正规军」

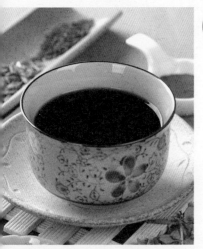

汤剂

汤剂的制作方法相对简单，把药物配齐后用水或黄酒浸泡，再加水煎煮取汁即成，可内服，也可以用来洗浴、熏蒸、含漱，具体如何使用需要遵医嘱。

汤剂是将药物中的有效成分溶于水中，而水最容易被人体吸收，所以汤剂具有吸收快、作用迅速的特点；且汤剂制作简单，如果需要加减药物，只需要在煎煮之前增加或减少即可，使用起来很方便。

汤剂多用于急证、新病，以及病情较急而亟须荡涤病邪或扶持正气的病证。例如四逆汤用于产后血晕，麻黄汤用于治疗外感风寒、独参汤用于补虚固脱等。

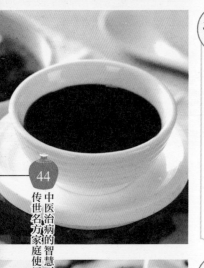

膏方

膏方是将药物煎煮取汁浓缩成半固体的剂型，分为内服和外用两种。

内服膏方是将多种中药加水煎煮后，除去药渣，反复浓煎药液，缩小体积，再加胶性药物、糖和蜂蜜熬制成稠厚半固体状药膏，服用时用开水冲服。内服的膏方多用于需要长期进补的慢性虚证。

外用膏方是用棉子油或花生油等先将药物煎熬去滓，接着再放进黄丹、白蜡等辅料收膏，然后根据需要装瓶或趁热平摊在纸或布上，最后制成膏药，多用于外科疮疡或风寒痹痛，如狗皮膏药、风湿膏、烫伤膏等。

丹剂

丹剂也称"丹药"，是用某些矿物类药物，在高温条件下经烧炼制而成的制剂。丹剂也分内服和外用，经典的内服丹剂有玉枢丹、天王补心丹等；外用的丹剂一般是含有汞、硫黄等矿物质的细末，如白降丹、红升丹等——现代中药丹剂处方中逐渐采用天然的植物取代汞、铅等矿物质，大大减少了丹剂的毒副作用。

丸剂

丸剂是将药物研成细末，以蜜、水或米糊、面糊、酒、醋、药汁等作为赋型剂制成的圆形固体剂型。因为粘合药物成丸剂的不同，丸剂又分为蜜丸、水丸、浓缩丸等。丸剂体积小，服用、携带、贮存都比较方便，但每次服用的量都比较大，而且药味相对较浓。

此外，丸剂吸收缓慢，服用后需要一定的时间才能融化散开，逐渐被人体吸收，药效也相对持久，常用来调理慢性病，如归脾丸、人参养荣丸等。也有一些丸剂用于急症，如安宫牛黄丸、苏合香丸等。

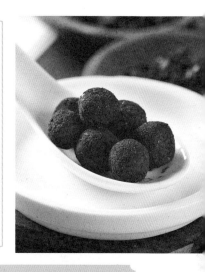

水泛为丸	将配制好的药物研成细粉，加适量的水搅拌后，做成很小很小的的颗粒状（母子），然后风干。再将风干的母子放在一个表面光滑、刷水不漏的药筛上，一边用喷水器（最好是雾状）喷水，一边撒药粉并摇动药筛，一直摇动至预期的大小，最后风干即成水丸。
炼蜜为丸	将配制好的药物研成细粉；蜂蜜用微火煎熬，并不停用勺子搅动，直至蜂蜜中间泛起橙色泡沫，拉之成黄丝；趁热将药粉与蜂蜜搅匀，反复揉搓至均匀，然后搓成药条，切段，揉成丸粒。
水飞	先将药物打成粗末，然后放入研钵内，加入清水（淹没药面）共研，研至钵底无响声时，再加入清水搅拌，使药物细浮、粗沉，随即倒出上层悬液，剩下的继续研磨，如此反复操作，至全部成混悬液为止。然后将混悬液静置澄清，倒去清水，将沉淀晒干。此过程即为水飞。

散剂

散剂就是将药物研成为均匀混合的干燥粉末，分内服、外用两种。散剂有制作简单、便于服用、携带方便、吸收较快、节省药材、不易变质等优点，但跟汤剂相比，它的吸收率要慢一些。

随着中西医结合的不断发展，中药的剂型也日益增多，除了以上提到的剂型，还有冲剂、片剂、酒剂等剂型。

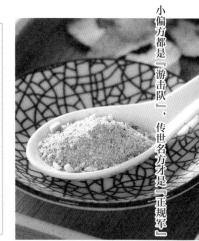

第一章 小偏方都是『游击队』，传世名方才是『正规军』

◎ 中药煎煮——小药罐里的大文章

中药清洗要得当

药店里买的中药一般是经过加工炮制的，可直接加水浸泡然后煎煮，不需要清洗。但如果觉得中药表面有些脏，可用清水迅速漂洗一下。

千万不能浸泡冲洗，这样会使中药里的有效成分溶于水而流失掉。

浸泡的时间要合理

不少中药在煎煮之前需要用清水浸泡，以利于药物有效成分的析出，缩短煎煮时间。一般的中药浸泡时间为 30 分钟左右，种子、果实类的中药可浸泡 1 个小时。夏季时，中药浸泡的时间要短一些，以免引起药物分解和霉变。冬季的时候药物浸泡的时间要长些，以利于有效成分的析出。

浸泡中药的时候最好用冷水，不要用热水，以免破坏药物中的有效成分或影响药物成分的溶出。

选择合适的煎煮容器

宜用砂锅、瓦罐：材质稳定，不会与中药中的药物成分发生化学反应而影响药效或产生毒性；传热慢，小火慢煎，有利于药物的溶出，还能使水分不易散失，避免加水。

忌用铁锅、铝锅等金属锅器：金属有可能与中药中的鞣酸发生化学反应，影响药效；金属锅传热快，容易丢失水分，有可能需要加水，这样会影响药物成分的溶出。

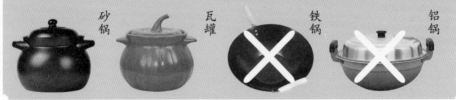

砂锅　　瓦罐　　铁锅　　铝锅

煎煮用水也讲究

煎煮中药的水一定要清洁，没有异味、杂质，一般用纯净水或自来水。

关于煎药时加多少水合适，可以参考下面的加水量：

头煎，先将中药放入砂锅或瓦罐中，适当压一压后放水，加水量是没过中药 3 厘米左右；

头煎水量（毫升）= 药的总重量（克）×10

二煎时，加水的量以刚没过药物为宜。

二煎水量（毫升）= 药的总重量（克）×6

也要具体情况具体分析，如药方中明确指出"加三碗水煎成一碗水"，则要根据药方的规定来加水。如果是给儿童煎药，加水的量要相应地少一些。

看情况加盖煎

一般来说，煎药的时候要加盖，尤其是在煎薄荷、苏叶、藿香等含有挥发性成分的中药，以防止有效成分挥发。

夏枯草、金钱草、丝瓜络等中草药质地轻，在锅中所占的体积也大，煎煮的时候水容易溢出来，所以在煎这些药时，最好不时搅拌。

掌握好煎药的火候

一般煎煮中药的时候要先大火煮沸，然后再改小火慢煎。煎药的火候还要根据药物性能而定，解表药、清热药宜用大火急煎，滋补药用小火缓煎，使中药里的有效成分尽量溶出而又不致损失。

煎药的时间要合理

解表类	头煎 10~20 分钟，二煎 10~15 分钟
滋补类	头煎 30~35 分钟，二煎 20~25 分钟
一般药物	头煎 20~25 分钟，二煎 15~20 分钟

以上煎煮时间，均以煮沸时算起，也就是煮沸后转小火慢煎的时间。

另外，煎药的时间还跟水量的多少、药物的吸水能力有关。如"加三碗水煎成一碗"，则需要根据最后的药量来定时间；龙骨、牡蛎等矿物类药物煎煮的时间要长一些，一般 30~40 分钟，以使有效成分充分溶出。

煎煮的次数要正确

一般一剂药煎 2 次。因为第一次煎药的时候，药物的有效成分会溶解在进入药物的水液中，第二次煎煮的时候才会渗透出来，溶解在水中。具体的煎药次数，要根据药方的要求来定，有的药方可能要求煎一次，有的则要求煎两次后混合。

绞取药汁让药效更佳

最后一次煎煮中药后，需要滤渣取汁，剩下的药渣不要马上丢掉，可用干净的双层纱布包好，绞取药渣内剩余的药液，因为药渣内的药液浓度比较高，绞取后使整体药汁的效力提高 15%~25%。

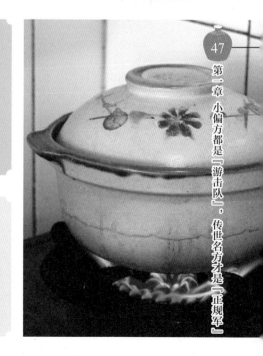

特殊中药煎药方法

大多数药物可以同时入煎，但部分药物因为性质及用途等原因，需要煎煮的时间不同，所以放入的时间也会有差异，有的药物还需要特殊处理。

烊化冲入

阿胶、鹿角胶、龟胶等胶质性中药，以及饴糖等黏性、易溶于水的中药，不需要加水煎煮，直接用煎好的药汁融化后即可服用，也可以先用温开水溶化后与药液混合，具体要根据药方的要求来操作。

泡服

一些用量少而且有效成分易于溶出的中药，如胖大海、番泻叶等不需煎煮，直接用开水浸泡后即可服用。

冲服

一些粉末状的中药如三七粉，以及液体性的中药如竹沥，可直接用温水冲服，以避免药效流失。

合药冲服

某些贵重药物的有效成分不在水中溶解，有些药物加热后有效成分可能会分解而影响药效，这些药物可磨成粉末，然后放入已经煎好的中药药汁中搅匀后服用，如人参粉、牛黄粉、羚羊粉、三七粉、麝香粉、全蝎粉、肉桂粉、甘遂粉等。

生汁兑入

一些药汁，如鲜生地汁、生藕节、梨汁、韭菜汁、姜汁、白茅根汁、竹沥等，不宜入煎，可将其他药物煎煮后兑入上述药汁，混合均匀后服用。

煎汤代水

某些中药如玉米须等，先煎煮，去渣取汁，用煎好的药汁代替水来煎煮其他中药。

先煎

有些药物需要先入锅煎煮，再放入其他药物。先煎的目的是为了增加药物的溶解度，降低药物的毒性，以充分发挥药物的疗效。

1. 矿物类、贝壳类、角甲类药物因质地坚硬，有效成分不易煎出，必须先煎。如生石膏、牡蛎、石决明、珍珠母、龙骨、鳖甲、水牛角等，应将药物先打碎，然后放入水中煎20~30分钟，再放入其他药物同煎。

2. 有毒的药物，如乌头、附子、商陆等，要先煎1~2个小时，以减去毒性，然后再加入其他药物同煎。

后下

芳香类药物（如薄荷、藿香、木香、豆蔻、砂仁等）和一些不宜久煎的药物（如钩藤、杏仁、大黄、番泻叶等）都需要后下，这样能减少挥发油的耗损，使有效成分少受破坏，从而保证药效的正常发挥。

包煎

就是将某种药用纱布包起来，再和其他药一起煎。需要包煎的主要有三类药物。

1. 细小种子类药物，如车前子、葶苈子、青葙子等，煎药时特别粘腻，如不包煎，容易粘锅，药汁也不容易滤除。

2. 有些药物如蒲黄、青黛、海金沙、灶心土等，煎时容易溢出或沉淀，需要包起来煎煮。

3. 有些有绒毛的药物，如旋覆花、枇杷叶等，如不包煎，煎煮后不易滤除，服后会刺激咽喉，引起咳嗽、呕吐等。

另煎

一些名贵中药如人参、西洋参、虫草、鹿茸等宜单煎或研细冲服，否则易造成浪费。

◎ 服用方法——内服外敷，标本兼治

中药服用量

临床一般均为每日1剂，每剂分2次或3次服。病情急重的，可隔4小时左右服1次，使药力持续。

服药温度

一般汤药宜温服。比如治寒证用热药，最好是热服，特别是以辛温发表药治疗风寒表实证时，不仅要热服，服后还需要捂被子发汗。也有热病用寒药的情况，如热在肠胃，病人可以等汤药晾凉后再服用，这样也能减少一些苦味；热在其他脏腑，可以温服也可以凉服。

丸、散等中药制剂，一般都用温开水吞服。有呕吐症状的病人需要小量频频温服。患有咳嗽或咽喉等疾病时，宜小口频呷，也就是小口喝，然后在嘴里含一会儿，再慢慢地咽下去。

中药服用时间

一般来说，宜在饭前1小时服药，以利于药物尽快吸收。

有三类药物需要空腹服用：胃肠道类疾病药物、驱虫或泻下的中药、滋补类药物。因为饭前胃中空虚，药物能较快进入小肠以保持较高浓度，这样可使药物不为食物所阻而充分、及时发挥药效。

对胃肠道有刺激的药物宜饭后服用，饭后胃中存有较多食物，可减少药物的刺激；消食健胃药，宜食后及时服用，以使药物与食物得以充分混合，最大限度地发挥药效。

安神、镇静类中药，宜在睡前30分钟至1小时服用，才能及时发挥作用。

疟疾患者需在疾病发作前2小时服用。

对于一些需要多服和长期服用的，可煎汤代茶，不拘时服。

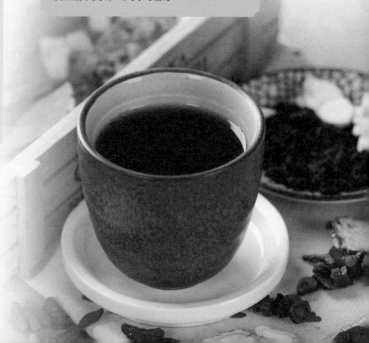

传世名方用药禁忌早知晓

◎ 配伍禁忌——"十八反"和"十九畏"

在选药组方时，有的药物应避免合用，称为配伍禁忌。中药的配伍禁忌其实就是相恶、相反的关系。历代关于配伍禁忌的认识和发展，在古籍中说法并不一致，后来到金元时期概括为"十八反"和"十九畏"，并编成歌诀。

十八反

本草明言十八反，

半蒌贝蔹及攻乌[1]，

藻戟遂芫俱战草[2]，

诸参辛芍反藜芦[3]。

其中玄参为《本草纲目》增入，故实有十九种中药，但仍沿袭"十八反"的说法。《本草纲目》中已明确提出以上中药配伍在实际应用时会产生毒性、不良反应，从而损害人体健康，所以不能相互配伍使用。

[1]乌头反半夏、瓜蒌、贝母、白蔹、白及
[2]甘草反海藻、大戟、甘遂、芫花
[3]藜芦反人参、丹参、沙参、苦参、玄参、细辛、芍药

十九畏

硫黄原是火中精，朴硝一见便相争。

水银莫与砒霜见，狼毒最怕密陀僧。

巴豆性烈最为上，偏与牵牛不顺情。

丁香莫与郁金见，牙硝难合京三棱。

川乌草乌不顺犀，人参最怕五灵脂。

官桂善能调冷气，若逢石脂便相欺。

大凡修合看顺逆，炮滥炙熔莫相依。

"十九畏"歌诀中相畏的中药均不能相互配伍应用，在炮制和使用过程中应尤为注意。

药物之间的相恶、相反并不是绝对的，而要具体情况具体分析。在一些经典药方中也有"十八反"和"十九畏"的搭配，例如甘遂半夏汤中将甘草、甘遂配伍，散肿溃坚汤、海藻玉壶汤等均合用甘草和海藻，十香返魂丹是将丁香、郁金同用等。

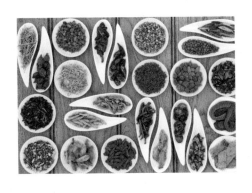

◎ 病症禁忌——药不对症可能加重病情

"药证相符，大黄也补；药不对症，参茸也毒。"中医用药，要辨证施治，对症下药；药不对症，补药也可能成为"毒药"，加重病情。

◆ 盲目服药害处多

有的人常出现腰膝酸软的情况，就以为自己是肾虚，于是吃六味地黄丸补身。六味地黄丸有滋阴补肾的作用，对于肾阴亏损、头晕耳鸣、腰膝酸软、骨蒸潮热、盗汗遗精、消渴等有效，但如果肾阳虚的人长期服用六味地黄丸，会使原来的病情"雪上加霜"。对于健康的人来说，六味地黄丸里的清热滋阴药相对较多，长期服用可损耗脾阳，使脾胃变得虚弱，出现消化不良、腹胀等不适。

◆ 补药多吃也有害

有人觉得补药主要用于调理身体，多吃点对身体没什么坏处。其实不然，

许多补药都属温性，过量进补容易引起上火，还会出现消化不良等胃肠问题。另外，多种补药同时服用不仅不会产生协同作用，反而会产生一些副作用。如桂圆、阿胶都是滋补气血的补药，如果吃得太多或者经常一起吃，容易使人内热上火，长口疮。

在服用补药之前，应咨询医生，并了解自己的体质分清身体的虚、实，再对症进补。

◆ 不因地制宜也有可能导致药不对症

用药不仅要考虑具体的病症、病人的体质和身体情况，还要因地制宜。如冬季的西北、东北地区天气寒冷，宜适当食用人参、鹿茸、羊肉等以强壮补肾、御寒助阳，但南方天气潮湿温暖，应食用清淡甘温的药方，如果多吃人参、鹿茸、羊肉，反而容易燥热动火，出现咽痛、口疮、鼻出血等。

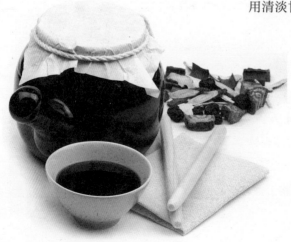

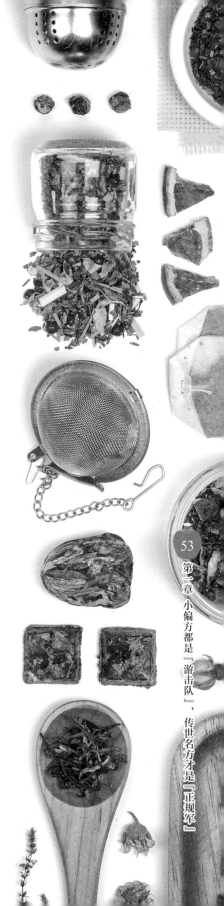

◎ 孕妇用药禁忌——禁用伤害胎儿的药物

为了自身和胎儿的健康，孕妇要禁用或慎用以下药物：

大毒大热药	生南星、朱砂、雄黄、大戟、附子、商陆、斑蝥、蜈蚣、砒石等。上述药物本身具有一定的毒性，处理不好，容易导致孕妇中毒，并通过血液传给胎儿，造成无法预计的严重后果。
活血化瘀药	桃仁、红花、枳实、蒲黄、益母草、当归、三棱、水蛭、虻虫、乳香、没药等。上述活血化瘀药物可使孕妇血液循环加快，具有刺激子宫、引起子宫强烈收缩的作用。子宫强烈收缩可导致胎儿宫内缺氧，甚至引发流产、早产和死胎。
滑利攻下药	滑石、木通、牵牛子、冬葵子、巴豆、芫花、大戟、甘遂等。滑利攻下药物过量食用可刺激肠道，进而影响子宫，使子宫兴奋并出现反射性的收缩，如果收缩强烈则可能使胎儿着床不稳而引起流产、早产。
芳香走窜药	丁香、降香、麝香等。芳香走窜药物可通过神经系统引起子宫收缩，也容易导致胎儿早产或流产。现在不少人工流产或引产药物中，麝香均为其中的主要成分之一。

有许多具有毒副作用的中药常常以配方的形式出现在中成药之中，孕妇在服用药物之前一定要咨询医生，并仔细阅读中成药的说明书。如果药物成分中有上述可能导致畸胎、流产的药物，或者是说明上注明孕妇禁用或慎用的，孕妇一定不要服用。若确实需要用药，则要选择功效相似且没有毒副作用的药品。

◎ 药量使用禁忌——药量要因人因病而异

药物功效的发挥，不仅取决于药物之间的配伍、药物的质量，还与其用量密切相关。药量过小，起不到治疗作用还会贻误病情；药量过大，戕伤正气，有可能使病人身体更加虚弱，引发不良后果。

◆ 用量因人而定

从年龄上来看，儿童身体发育还不够健全，老年人气血渐衰、脏腑功能减退，他们对药物的耐受力相对较弱，在用药的时候，药量应低于青壮年的用药。一般建议5岁以下的儿童用药量是成人的四分之一，5岁以上儿童用药可参考成人用量然后减半。老年人用药，应根据其身体情况和病情来定。

从性别上看，男女用量区别不大，但女性在月经期间、孕期，要谨慎使用活血祛瘀通经药。

从体质上看，体质强壮的人用药量可重，体质虚弱者要相对减少用药量。即使是补益药，体质虚弱的人服用，也要"一步一个脚印"，从小剂量开始逐渐添加，以避免"虚不受补"的情况出现。

从疾病发生的情势来看，病急病重的人，用药量宜重，如果用药量少了，杯水车薪，作用微弱，可能会使病势难以控制；病缓病轻的人，用药量宜轻，如果用药量过多，有可能损伤身体正气而加重病势。

从病程来看，刚开始患病时，身体的正气损伤相对少，用药量可稍微重一些，以促进疾病痊愈；对于久病体虚的人来说，身体正气衰弱，如果用药重了，身体无法承受，体虚症状会加重。

从劳动强度上看，经常参加体力劳动的人腠理相对紧密，在使用发汗解表药时可适当加重用量；而脑力劳动者因为活动少，用药时可比体力劳动者稍轻一些。

◆ 不同药材的用量有一定原则

一般来说，花叶类质轻的药，用量宜轻，一般用量为3~10克；

金石、贝壳类质重的药物用量宜重，一般用量为10~30克；

鲜品一般用量也较大，一般用量为30~60克。

凡是有毒的、峻烈的药物，用量宜小，如"细辛不过钱"。细辛是解表之峻药，如果用量过大可使人发汗过多而使身体虚弱，加重病情，因此用量宜小。特别是有毒的中药，使用更要慎重，应严格按照药典控制剂量，以免中毒或耗伤正气。无毒或毒性较小的中药用量变化幅度可稍大。

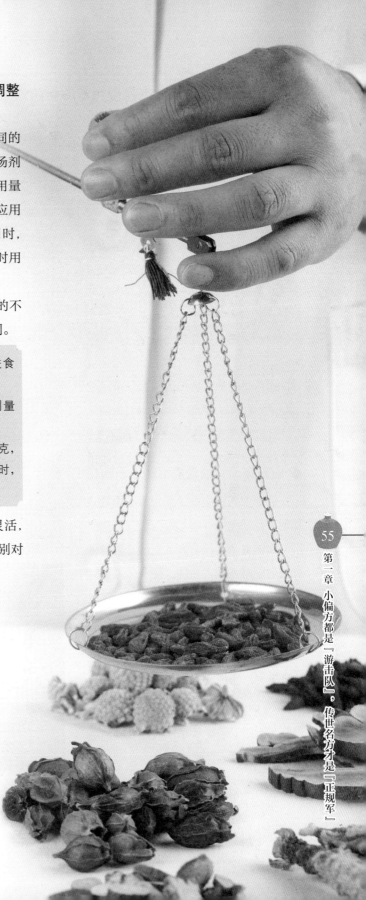

◆ 根据剂型、用药目的调整药量

同一种药物，制作成不同的剂型，用量也不一样。一般汤剂中用量可大，在丸、散剂中用量宜轻。另外，一般药物单味应用时，用量可大；入复方应用时，用量宜小。在复方中做主药时用量可大，做辅药时用量宜轻。

有些药物，由于用药目的不同，同一种药物的用量也不同。

> 龙胆草少用健胃，促进食欲，多用则清泻肝胆之火。
>
> 三七小剂量止血，中剂量活血，大剂量则破血。
>
> 薄荷在逍遥散中只用3克，能疏肝理气，而治风热感冒时，可用到10克，以发散风热。

中药药量的使用非常灵活，需要根据各种不同的情况分别对待，具体确定。

第二章 小偏方都是『游击队』，传世名方才是『正规军』

◎ 服药饮食禁忌——饮食得当才能保药效

◆ 注意所服用的中药与哪些食物相恶、相反

服用甘草、苍耳、乌梅、桔梗、黄连、吴茱萸忌食猪肉

服地黄、首乌忌食葱、蒜、萝卜

服丹参、茯苓忌食醋

服苍术、白术忌食桃、李

服土茯苓、使君子忌饮茶

服荆芥忌食虾、蟹等海鲜

服厚朴忌食煎炒豆类

服人参、党参忌食萝卜

服用泻下剂，如大承气汤、麻仁丸时，不宜过早食用油腻及不易消化的食物

◆ 服药期间，饮食应清淡、易消化

服用中药期间要少吃豆类、肉类及其他不易消化的食物，以免增加肠胃负担而影响身体的恢复。多吃健脾养胃的食物，以增强脾胃功能，使身体很好地吸收药物而达到治病的效果。

◆ 服用中药时不要喝浓茶

茶叶里含有鞣酸，浓茶里含的鞣酸更多，与中药同服时会影响人体对中药中有效成分的吸收，降低疗效。如平时有喝茶习惯，可以少喝一些绿茶，而且最好在服药后2~3小时再喝。

◆ 根据病症有选择性地忌口

服补阳药期间忌大寒大凉饮食，如冰淇凌、冰镇饮料等

脾胃虚寒的人在服用补脾养胃药期间，不宜吃西瓜、萝卜、绿豆、梨、甘蔗、鳖等生冷寒凉、滋腻的食物

服清热凉血及滋阴药物时，不宜吃辛辣的食物

热性疾病应禁食或少食辛辣、鱼类、肉类等性热、腻滞、生痰食物，以免助长病邪，使病情加重

服解表、透疹药宜少食生冷及酸味食物，因冷物、酸味均有收敛作用，会影响药物解表透疹功效

服温补药时应少饮茶，因茶叶性凉，能降低温补脾胃的效能

服用镇静、催眠类药物前后，不宜喝茶，更不能用茶水送服这些药物

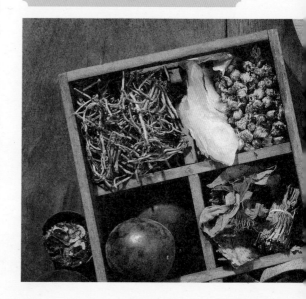

◎ 中西药同服禁忌——不得不说的用药安全问题

正确的中西药结合能起到事半功倍的效果，但"结合"不当的中西药，轻则降低疗效，重则导致医源性疾病，甚至危及生命。

◆ 同为安神药，同服却毒性增加

中药朱砂，以及含有朱砂的中成药朱砂安神丸有镇静安神的作用，西药溴化钾、三溴合剂也有镇静催眠的效果，都是治疗失眠、神经衰弱的"好帮手"。但如果同时服用朱砂和溴化钾，朱砂中的汞离子可能会被还原成金属汞，使毒性增加。曾经有人因为同时服用朱砂安神丸与三溴合剂而出现腹痛、腹泻和赤痢样大便等问题，这是朱砂中硫化汞与溴化物发生反应，产生有刺激性的溴化汞而导致的药源性肠炎。

◆ 都是平喘药，却不能"在一起"

中药麻黄，以及含有麻黄的中成药如半夏露、气管炎片、定喘丸、哮喘冲剂等，有降气平喘的作用，对咳嗽、气喘有良好的改善作用。西药氨茶碱也有平喘的作用，但如果与上述中药或中成药同时服用，有可能产生恶心呕吐、心跳过快、头痛头晕、心律失常等副作用。

◆ 鹿茸、甘草忌阿司匹林、水杨酸钠

中药鹿茸、甘草，以及以它们为原材料的复方制剂如甘草浸膏片、参茸酒、鹿茸片等，如果与西药阿司匹林、水杨酸钠同服，可产生恶心呕吐、腹痛腹泻、胃肠出血、溃疡等副作用。这是因为甘草、鹿茸中含有肾上腺皮质激素样物质，故可以促进水杨酸类药物致消化道溃疡的发生率增加。

在中西药同服时，要提前咨询医生，并遵照医嘱服用。如果出现不适或中毒反应，要及时停药并做相应治疗，千万不能掉以轻心。

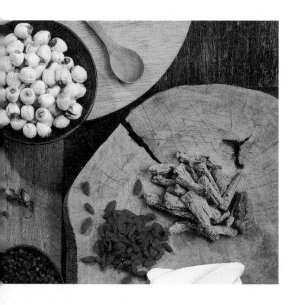

第一章　小偏方都是『游击队』，传世名方才是『正规军』

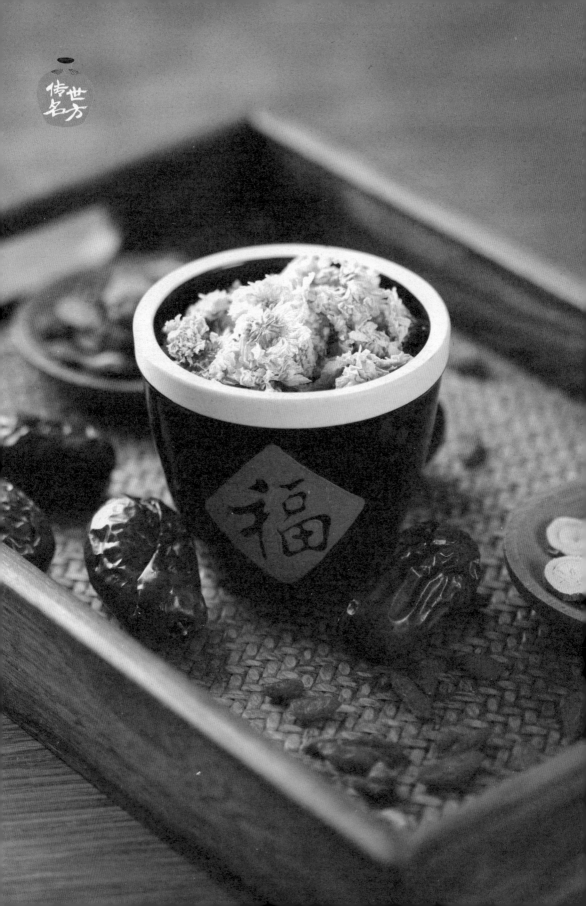

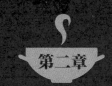

第二章

传世名方中
常用的中药

　　治病如打仗，如果说传世名方是"对阵"某个病邪的"小分队"，药物就是组成这个"小分队"的士兵。用药如用兵，只有充分了解每个"士兵"的牲味归经、功效作用，才能扬长避短，充分发挥"士兵"的作用，最大限度地发挥其"战斗能力"，战胜疾病。

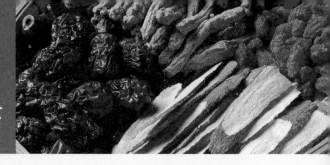

益气补血药

　　益气又称补气。肺主气，主一身五脏六腑之气。中焦脾胃受纳水谷，脾气健运，气血得以生化，故气虚多与肺、脾二脏相关。肺气虚以少气懒言，动辄喘促，怕风自汗为主证，脾气虚以脘腹虚胀，神疲倦怠，食欲不振，大便泄泻为主证。常用的中药有人参、山药、黄芪、甘草等。

	益气药	本草记载	实用功效
人参 	**性味**：性平、味甘，微苦 **归经**：入脾、肺经 **剂量**：3~9克	人参有"补气第一圣药"的美誉。《神农本草经》记载，人参能"补五脏，安精神，定魂魄，止惊悸，除邪气，明目，开心益智，久服轻身延年"	1. 对高血脂病人有降血脂作用 2. 能增加心肌收缩力，减慢心率，可改善心脏功能 3. 护肤美白，抵抗衰老
山药	**性味**：性平、味甘 **归经**：入肺、脾、肾经 **剂量**：15~30克	山药是中医平补脾肺肾的中药材，最早记载于《山海经》和《神农本草经》，被列为药之上品	含有多种营养素，有益肺止咳、补气健脾、降低血糖、强健机体、滋肾益精的作用
黄芪 	**性味**：性微温，味甘 **归经**：入脾、肺经 **剂量**：9~30克	黄芪以"补气诸药之最"著称。李时珍在《本草纲目》释名"耆，长也。黄耆色黄，为补药之长，故名。"医书上称"黄芪补一身之气"	1. 具有双向调节血压的作用 2. 传统疮药，有生肌的作用 3. 含多种抗菌有效成分，能增强机体免疫力
甘草	**性味**：性平，味甘 **归经**：入十二经 **剂量**：2~10克	甘草是中药中应用最广泛的药物之一。其药性和缓，调和诸药，在许多处方中都由它"压轴"，称"甘国佬"	有补脾益气，滋咳润肺，抗炎，调节免疫功能的功效。

	益气药	本草记载	实用功效
白术 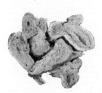	**性味：**性温，味甘、苦 **归经：**归脾、胃经 **剂量：**6~12克	白术是中医方剂中的常用药品之一，首见于《神农本草经》，被誉为"脾脏补气健脾第一要药"，常用来治疗脾气虚弱引起的水肿、自汗、胎动不安等	1. 保护肝脏，降低血糖，增强体力 2. 促进胃肠液分泌，增强消化功能 3. 有利尿作用，能有效消除肿胀 4. 可缓解妊娠呕吐，还有安胎的作用
大枣 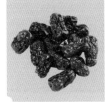	**性味：**性温，味甘 **归经：**入脾、胃、心经 **剂量：**6~15克	自古以来，大枣就是重要的滋补品，《本草纲目》说它能"补中益气、益血生精"，民间还有"日食三颗枣，百岁不显老"的说法	1. 振奋精神、消除疲劳、增强体力 2. 其中所含的某些成分具有镇静安神的功效 3. 具有保肝护肝、健脾养胃、补益气血、美容护肤等作用
党参 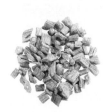	**性味：**性平，味甘 **归经：**入脾、肺经 **剂量：**9~30克	党参是常用的传统补益药，首见于《增订本草备要》。党参的功效跟人参相似，但药力比人参要弱一些，对于一般的虚证，可代替人参使用	1. 含有兴奋神经中枢的物质，能使精神振奋，消除疲劳 2. 能调节肠胃，降血压，改善血液循环，增强机体免疫力 3. 有升血糖的作用，可用于缓解低血糖导致的身体不适
蜂蜜 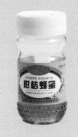	**性味：**性平，味甘 **归经：**入肺、脾、大肠经 **剂量：**15~30克（煎服或冲服）	蜂蜜不仅是润肺、润肠之品，还是补脾益气的良药，《神农本草经》说它能"益气补中，止痛，解毒……和百药"	1. 能起到健脾养胃、保肝护肝、强健身体的作用 2. 能润肠排毒，缓解便秘 3. 能润肺生津、止咳润嗓 4. 睡前喝蜂蜜水，能镇静安神、促进睡眠

第二章 传世名方中常用的中药

补血是用补血药物治疗血虚的方法。血虚以面色苍白或萎黄、唇甲色淡、头晕眼花、失眠健忘、心悸怔忡，月经量少或经闭为主证。心主全身之血脉，肝藏血，故血虚又分为心血虚和肝血虚。脾统血，且为气血生化之源，脾气虚也可导致血虚。因此，补血要养心、肝，益气。常用的补血中药有当归、阿胶等。

	补血药	本草记载	实用功效
当归	**性味**：性温，味甘、辛 **归经**：入心、肝、脾经 **剂量**：6~12克	当归是"补血第一药"，常用于妇科之中，因此也被称为"女科之圣药"。最早见于《神农本草经》	1. 可改善月经不调、痛经、血虚闭经 2. 调节身体免疫力、改善血液循环、防癌抗癌 3. 当归制剂可降血糖、降血压
白芍	**性味**：性微寒，味苦、酸 **归经**：入肝、脾经 **剂量**：6~15克	白芍是"养肝阴之主药"，且"益女子血"，最早见于《神农本草经》，是很多中药方子中必不可少的一种配药	1. 补气益血、美白润肤，改善皮肤干燥、萎黄、黄褐斑、色素沉淀 2. 抗菌止痛、柔肝养血，对胸胁胀痛、月经不调、痛经、自汗盗汗、头痛眩晕有效
阿胶	**性味**：性平，味甘 **归经**：入肺、肝、肾经 **剂量**：3~9克	阿胶最早见于《神农本草经》，被列为上品。李时珍在《本草纲目》中称阿胶为"圣药"，与人参、鹿茸并称为"中药三宝"	阿胶是补血止血、滋阴润燥的良药，常用于治疗血虚所致的面色萎黄、眩晕心悸、心烦失眠以及肺燥咳嗽、咯血、便血等
桂圆肉	**性味**：性温，味甘 **归经**：入心、脾经 **剂量**：9~15克	桂圆是民间广为流传的"补血果"，有"南方桂圆，北方人参"的说法。《神农本草经》载桂圆肉"久服，强魄聪明，轻身不老"	1. 补血安神，对心脾虚损所致的失眠、惊悸、怔仲等有效 2. 增强记忆力，消除大脑疲劳 3. 健脾开胃，美容护肤
熟地黄	**性味**：性微温，味甘 **归经**：入肝、肾经 **剂量**：9~15克	地黄始见于《神农本草经》，有鲜地黄、生地黄和熟地黄之分。熟地黄是补血的要药，历代医家常用它来治疗血虚	1. 熟地黄所含的地黄多糖具有保肝、降血糖、降血压的作用 2. 养阴补血，改善贫血、月经不调、面色萎黄、少白头等

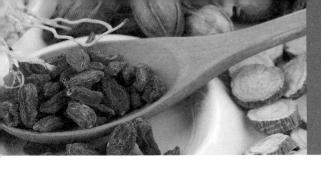

滋阴清热药

人体阴液不足，不能滋润脏腑组织，可出现低热、手足心热、盗汗、口干咽燥、心烦失眠、肠燥便秘等阴虚症状，治疗上应以滋阴为主。阴虚生内热，阴虚火旺者不仅要滋阴，还要清热。常用的中药有桑椹、玉竹、枸杞子、麦冬、石斛等。

	滋阴药	本草记载	实用功效
桑椹 	**性味**：性寒，味甘、酸 **归经**：入肝、肾经 **剂量**：9~15克（干）	《本草经疏》中记载，桑椹"为凉血补血益阴之药"。桑椹鲜果酸甜可口，再加上其滋补效果好，所以有"民间圣果"之称	1. 健脾胃助消化，常用于治疗因消化不良而导致的腹泻 2. 含有大量多种维生素、胡萝卜素及微量元素等，有降血压、降血脂以及乌发明目等作用
枸杞子 	**性味**：性平，味甘 **归经**：入肝、肾经 **剂量**：6~12克	枸杞子自古就被视为滋补上品。根据《神农本草经》记载："枸杞久服能坚筋骨、耐寒暑，轻身不老，乃中药中之上品。"	滋补肝肾、益精明目，对精血不足所致的视力减退、头晕目眩、腰膝酸软、耳聋耳鸣、牙齿松动、须发早白、遗精滑泄、失眠多梦，以及肝肾阴虚所致的潮热盗汗、消渴等有效
百合 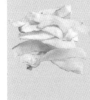	**性味**：性微寒，味甘 **归经**：入肺、心、胃经 **剂量**：6~12克	《本草纲目拾遗》中记载，百合"清痰火，补虚损"，是治疗心阴虚之心烦失眠、肺阴虚之燥热咳嗽的常用药	1. 含有水解秋水仙碱，对神经衰弱、心烦失眠有效 2. 润肺止咳，常用于肺虚久咳、肺燥咳嗽等
玉竹	**性味**：性微寒，味甘 **归经**：入肺、胃经 **剂量**：6~12克	玉竹"茎干强直，似竹箭杆，有节"，所以得名。《神农本草经》谓其"主中风暴热，不能动摇，强筋结肉。久服去面黑，好颜色，润泽，轻身不老"	1. 对心悸、心绞痛、心脏病、糖尿病等有一定疗效 2. 改善胃阴虚所致的口干舌燥、食欲不振、肠燥便秘以及肺阴虚所致的干咳少痰等

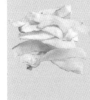

滋阴药		本草记载	实用功效
麦冬 	**性味:** 性微寒，味甘、味苦 **归经:** 入胃、肺、心经 **剂量:** 6~12克	麦冬也叫麦门冬，根据《神农本草经》记载，麦冬"主心腹结气……胃络脉绝，羸瘦短气"，是滋养胃阴、清肺润心的常用中药	1. 养阴生津、润肠通便，对心烦口渴、肺热咳嗽、肠燥便秘、失眠、心悸等有效 2. 能抗疲劳、降血糖、缓解心律失常，提高身体免疫力
天冬 	**性味:** 性寒，味甘、苦 **归经:** 入肺、肾、胃经 **剂量:** 6~12克	天冬也叫天门冬，《本草汇言》说它是"润燥滋阴，降火清肺之药也"，中医里常将它与麦冬相须为用	1. 有抗菌消炎的作用，常用来治疗肺部炎症引起的咳喘 2. 对阴虚发热、肺燥干咳、虚劳咳嗽、津伤口渴、咽喉肿痛、肠燥便秘、失眠多梦有很好的疗效
石斛 	**性味:** 性微寒，味甘 **归经:** 入胃、肾经 **剂量:** 6~12克（干）或15~30克（鲜）	根据《本草纲目》记载，石斛"强阴益精，厚肠胃，补内绝不足，平胃气，长肌肉，益智除惊，轻身延年"，民间称其为"救命仙草"	1. 含石斛碱、黏液质等物质，有解热镇痛、助消化、增强新陈代谢、抗衰老等作用 2. 对胃阴虚引起的烦渴、便秘、牙龈肿痛、口舌生疮以及肾阴虚引起的腰膝酸软、视物昏花等有良效
黄精	**性味:** 性平，味甘 **归经:** 入脾、肺、肾经 **剂量:** 9~15克	黄精自古就被养生学家及道家视为补养强壮之品，《日华子本草》说它能"补五劳七伤，助筋骨，生肌，耐寒暑，益脾胃，润心肺"	1. 黄精提取物有降血糖和抗结核的作用 2. 黄精的水浸出液可保肝护肝，增强机体抗病能力，延缓衰老 3. 黄精醇制剂可降血压、血脂，改善心肌血液循环
女贞子	**性味:** 性凉，味甘、苦 **归经:** 入肝、肾经 **剂量:** 6~12克（入丸）	女贞子是一味补益肝肾的常用中药，《本草纲目》记载其可"强阴，健腰膝，变白发，明目"	含有齐墩果酸、甘露醇、亚油酸、女贞子素等物质，有强心、利尿、保肝、抗菌、止咳、缓泄等作用

中医治病的智慧：
传世名方家庭使用全书

清热，即清解里热，治疗温热病高热烦渴、湿热泻痢、温毒发斑、痈肿疮毒及阴虚发热等里热证。里热证有热在气分、血分，实热、虚热的差别，在治疗上应分别以清热泄火、清热凉血，清热解毒、清热滋阴。常用的中药有金银花、板蓝根、槐花、黄连、夏枯草、石膏等。

	清热药	本草记载	实用功效
金银花 	**性味**：性寒，味甘 **归经**：入肺、心、胃经 **剂量**：6~15克	金银花自古被誉为清热解毒的良药，《本草纲目》中记载，金银花能散热解毒，可解"一切风湿气，及诸肿毒、痈疽疥癣，杨梅诸恶疮"	1. 治温病发热、风热感冒、咽喉炎症、口腔溃疡、风火目赤等 2. 抗菌消炎，可用来治疗湿疹、皮肤瘙痒 3. 对肝热型高血压有很好的疗效
板蓝根 	**性味**：性寒，味苦 **归经**：入心、胃经 **剂量**：9~15克	板蓝根是著名的清热解毒药。根据《本草便读》记载，板蓝根"能入肝胃血分"，可"清热、解毒、辟疫、杀虫"	1. 清解实热火毒，主治外感风热或温病初起时发热、头痛、咽喉肿痛等 2. 对热毒引起的皮肤斑疹有很好的疗效
槐花 	**性味**：性微寒，味苦 **归经**：入肝、大肠经 **剂量**：5~10克	槐花被历代医家视为"凉血要药"，据《药品化义》记载，其"主清肠红下血，痔疮肿痛，脏毒淋沥"	1. 凉血止血，治血热引起的痔血、便血等出血证 2. 清肝泻火，对肝火上炎所导致的目赤肿痛、头痛、眩晕及高血压等有效
黄连 	**性味**：性寒，味苦 **归经**：入心、脾、胃、胆、大肠经 **剂量**：2~5克	黄连属于清热燥湿药。根据《珍珠囊》记载，黄连有6个作用：泻心火、去中焦湿热、诸疮必用、去风湿、治赤眼暴发、止中部见血	1. 生黄连清热解毒，用于黄疸、心烦失眠、牙痛、血热、痈肿疔疮等实热证 2. 酒黄连清上焦火热，用于目赤肿痛、口疮 3. 姜黄连清胃热、和胃止呕，用于胃胀、呕吐等
鱼腥草	**性味**：性微寒，味辛 **归经**：入肺经 **剂量**：15~25克	鱼腥草能清热解毒，被历代医家视为治肺痈之要药。《本草纲目》中记载其"散热毒痈肿，疮痔脱肛，断店疾，解硇毒"	1. 清热消炎、抗病毒，治咽炎、湿疹、疱疹、风热感冒、流感、泌尿生殖系统感染等 2. 鱼腥草可清膀胱湿热，利尿作用显著

第二章 传世名方中常用的中药

	清热药	本草记载	实用功效
夏枯草	**性味:** 性寒,味辛、苦 **归经:** 入肝、胆经 **剂量:** 9~15克	夏枯草是清热泻火类中药,根据《神农本草经》记载,夏枯草"主寒热、瘰疬、鼠瘘、头疮,破癥,散瘿结气,脚肿湿痹"	1. 有明显的降压作用,常用于高血压的控制 2. 消肿散结,常用来治疗甲状腺肿大、淋巴结肿大、乳腺增生等
石膏 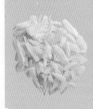	**性味:** 性大寒,味甘、辛 **归经:** 入肺、胃经 **剂量:** 15~60克	石膏首见于《神农本草经》,是清泻肺胃气分实热的要药,常与知母相须为用	1. 生用可清热泻火、除烦止渴,治暑热、胃火牙痛头痛、湿热消渴 2. 煅用可敛疮生肌、收湿、止血,常用于口腔溃疡、湿疹、皮肤瘙痒、烫伤、外伤出血等
知母 	**性味:** 性寒,味苦、甘 **归经:** 入肺、胃、肾经 **剂量:** 6~12克	根据《本草纲目》记载:"知母之辛苦寒凉,下则润肾燥而滋阴,上则清肺金泻火,乃二经气分药也"	1. 清热泻火、清肺润燥,治外感热病、高热烦渴、肺热咳嗽 2. 滋阴生津,治阴虚火旺所致的盗汗、心烦失眠、肠燥便秘 3. 含有的知母多糖有显著的降血糖作用
决明子 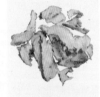	**性味:** 性微寒,味甘、苦、咸 **归经:** 入肝、大肠经 **剂量:** 9~15克	决明子是最常用的中药之一,现代人常用决明子泡茶喝或做药枕。《神农本草经》将决明子列为上品,并言其能治眼疾,"久服益精光"	1. 清热泻火,可用于热结便秘和肠燥便秘 2. 清泻肝火、平抑肝阳,对肝阳上亢型高血压及头痛眩晕、目赤肿痛等有效
天花粉 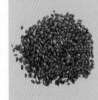	**性味:** 性微寒,味甘、微苦 **归经:** 入肺、胃经 **剂量:** 10~15克	天花粉虽然有"粉"名,却无"粉"实,一般切片使用,首见于《神农本草经》,属于清热泻火药	1. 含聚糖成分,有降血糖的作用 2. 清热泻火解毒,治热病烦渴、肺热咳嗽、内热消渴、疮疡肿毒

	清热药	本草记载	实用功效
黄芩	**性味：** 性寒，味苦 **归经：** 入肺、胆、脾、胃、大肠、小肠经 **剂量：** 3~10克	黄芩属于清热燥湿药，根据《滇南本草》记载，其"上行泻肺火，下行泻膀胱火……清胎热，除六经实火实热"	有清热燥湿、泻火败毒、凉血安胎的功效，常用于温热病、肺热咳嗽、湿热黄疸、肺炎、痢疾、咯血、胎动不安、高血压、痈肿疔疮等
连翘 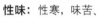	**性味：** 性微寒，味苦 **归经：** 入肺、心、小肠经 **剂量：** 6~15克	连翘是常用的清热解毒药，首见于《神农本草经》，"主寒热，鼠瘘、瘰疬、痈肿、恶疮、瘿瘤、结热、蛊毒"	1. 含有连翘酚及挥发油，对流感病毒、痢疾病菌有抑制作用 2. 有抗炎解热、强心利尿、降血压、保肝护肝等作用
蒲公英 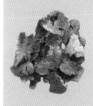	**性味：** 性寒，味苦、甘 **归经：** 入肝、胃经 **剂量：** 10~15克	蒲公英又叫尿床草，有很好的清热解毒、利尿消肿作用。《本草备要》记载："蒲公英主治妇人乳痈肿……解食毒，散滞气，清热毒，化食毒，消恶肿、结核、疔肿"	1. 利尿、消水肿，改善消化不良、便秘 2. 清热解毒，治疗肝热目赤肿痛，以及多种感染、化脓性疾病 3. 消痈散结，对痈肿疮毒、高热不退、乳痈有良效
土茯苓 	**性味：** 性平，味甘、淡 **归经：** 入肝、胃经 **剂量：** 15~60克	土茯苓是清热解毒常用药，根据《本草纲目》记载，它能"健脾胃，强筋骨，去风湿，利关节，止泄泻。治拘挛骨痛，恶疮痈肿。解汞粉、银朱毒"	1. 改善湿热引起的泌尿生殖系统炎症、带下病、湿疹等 2. 外用可以治疗痈疮红肿溃烂 3. 主治梅毒或因梅毒服汞剂中毒而致肢体拘挛、筋骨疼痛
马齿苋 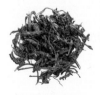	**性味：** 性寒，味酸 **归经：** 入肝、大肠经 **剂量：** 9~15克	根据《本草纲目》记载，马齿苋能"散血消肿，利肠滑胎，解毒通淋，治产后虚汗"	1. 含钾丰富，可利水消肿、降血压 2. 消炎杀菌，对痢疾杆菌、伤寒杆菌和大肠杆菌有较强的抑制作用，可用于各种炎症的辅助治疗 3. 防治口腔溃疡

第二章 传世名方中常用的中药

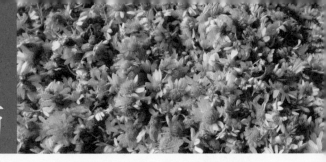

解表祛湿药

　　凡能疏解肌表，促使发汗，解除表证的药物称为解表药。解表药分发散风寒和发散风热。发散风寒药多属辛温，辛以发散，温可祛寒，主治风寒表证，症见恶寒发热，无汗或不汗，头痛身痛，鼻塞流涕等。发散风热药多辛苦而偏寒凉，辛以发散，凉可祛热，主要适用于风热感冒等。常用的解表药有麻黄、桂枝、生姜、葱白、薄荷等。

	解表药	本草记载	实用功效
麻黄	**性味：**性温，味辛、微苦 **归经：**入肺、膀胱经 **剂量：**2~10克	麻黄味麻色黄，故而得名。《神农本草经》有其能"发表出汗……止咳逆上气"的记载，现今麻黄仍被视为重要的平喘中药	1. 用于外感风寒之恶寒发热、头身疼痛、鼻塞、无汗、咳喘等 2. 有利尿作用，可用于水肿、小便不利兼有表证
桂枝	**性味：**性温，味辛、甘 **归经：**入心、肺、膀胱经 **剂量：**3~10克	桂枝是一味著名的解表药，《珍珠囊》记载桂枝可"去伤风头痛，开腠理，解表发汗，去皮肤风湿"	1. 用于治疗风寒感冒 2. 温经止痛，对风湿痹痛，尤其是风湿性关节炎、神经痛等有良效 3. 利水消肿，治疗虚寒型月经不调、寒性痛经
生姜	**性味：**性温，味辛 **归经：**入肺、脾、胃经 **剂量：**3~10克	生姜药用价值很高，民间有"早上三片姜，赛过喝参汤"之说。《名医别录》中记载，生姜"主治伤寒头痛、鼻塞、咳逆上气，止呕吐"	1. 生姜可刺激唾液、胃液和消化液的分泌，增进食欲，促进消化 2. 常用于风寒感冒、肺寒咳嗽、胃脘冷痛、胃寒呕吐等 3. 杀菌解毒，提神醒脑，舒筋活血
葱白	**性味：**性温，味辛 **归经：**入肺、胃经 **剂量：**3~10克	葱白是日常生活中最常见的食材，它的药用价值也很高，《神农本草经》谓其"主伤寒，寒热，出汗，中风，面目肿"	1. 抗菌消炎，对流感病毒、痢疾病毒、皮肤真菌等有抑制作用 2. 发汗解热，对风寒感冒有良好疗效 3. 健脾胃，增进食欲，促进消化

	解表药	本草记载	实用功效
薄荷	**性味：**性凉，味辛 **归经：**入肺、肝经 **剂量：**3~6 克	《本草纲目》中记载，薄荷"辛能发散，凉能清利，专于消风散热。故头痛、头风、眼目、咽喉、口齿诸病、小儿惊热及瘰疬、疮疥为要药"	1. 发汗解热，主治流行性感冒、头疼、目赤、身热、咽喉、牙床肿痛等 2. 含有芳香类物质，可提神醒脑、消除疲劳
桑叶	**性味：**性寒，味甘、苦 **归经：**入肺、肝经 **剂量：**5~10 克	桑叶属于发散风热药，《神农本草经》谓其"除寒热，出汗"，《本草纲目》记载其"治劳热咳嗽，明目，长发"	1. 桑叶提取物有降血糖、血脂、抗炎等作用 2. 散风热、泄肺热、清肝火，对外感风热、头痛、咳嗽以及肝火上炎之目赤肿痛等有良效
菊花	**性味：**性微寒，味辛、甘、苦 **归经：**入肺、肝经 **剂量：**5~10 克	菊花不仅是我们生活中必不可少的一种茶，还是一味养生治病的良药，《神农本草经》谓其"主诸风头眩、肿痛，目欲脱，泪出，皮肤死肌，恶风湿痹，利血气"	1. 清热解毒，对风热感冒导致的发热、头痛、咳嗽、咽喉肿痛等有缓解作用 2. 清肝火、平肝阳，对肝阳上亢型高血压导致的头痛眩晕、目赤昏花等有效
柴胡 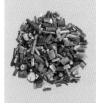	**性味：**性微寒，味苦、辛 **归经：**入肝、胆经 **剂量：**3~10 克	柴胡自古就是解热要药，《滇南本草》谓其"退六经邪热往来""除肝家邪热、痨热"	1. 解热止痛，对感冒发热、寒热往来、疟疾、胸肋胀痛有很好的疗效 2. 疏肝解郁，对肝郁气滞引起的小腹胀痛、情志抑郁、月经不调等有改善作用
葛根	**性味：**性凉，味甘、辛 **归经：**入脾、胃经 **剂量：**10~15 克	葛根不仅可以用来煲汤，还有很高的药用价值，《名医别录》谓其"疗伤寒中风头痛，解肌发表，出汗，开腠理，疗金疮，止痛，胁风痛"	1. 能降血糖、降血压，可有效改善糖尿病、高血压引起的头晕头痛 2. 解表退热、生津透疹，对外感发热头痛、口渴、麻疹不透、热痢、泄泻等有良效

脾运化水湿，若脾运失健，可致水湿停留，使人出现头昏头重、四肢酸懒、身重而痛、关节屈伸不利、胸中郁闷、脘腹胀满、恶心欲吐、食欲不振、大便溏泻等。祛湿药气温芳香，性偏温燥，可醒脾化湿、消除湿浊。但湿易与寒、热、暑、痰"狼狈为奸"，故要辨证论治。常用的中药有茯苓、车前子、冬瓜皮、薏苡仁等。

	祛湿药	本草记载	实用功效
茯苓	**性味：**性平，味甘、淡 **归经：**入心、脾、肾经 **剂量：**10~15克	茯苓始载于《神农本草经》，列为上品。古人称茯苓为"四时神药"，因为它功效非常广泛，不分四季，将它与各种药物配伍，不管寒、温、风、湿诸疾，都能发挥其独特功效	1. 有降血糖、保护肝脏、抑制胃溃疡的作用 2. 健脾渗湿、利水消肿，对湿困脾胃所致的食欲不振、泄泻及带下有良效 3. 养心安神，可用于心神不安、心悸、失眠等
车前子	**性味：**性微寒，味甘 **归经：**入肝、肾、肺、小肠经 **剂量：**9~15克	车前子也叫车轮草，是清热祛湿的常用药。《神农本草经》中记载，车前子"主气癃，止痛，利水道小便，除湿痹"	1. 有显著的利尿、降压、降血脂的作用 2. 清热化痰，对肺热咳嗽有效 3. 清肝明目，常用于肝经风热所致的目赤肿痛
冬瓜皮	**性味：**性凉，味甘 **归经：**入脾、小肠经 **剂量：**9~30克	冬瓜皮的药用价值很高，《滇南本草》谓其"止渴，消痰，利小便"，《本草再新》中也有冬瓜"走皮肤，去湿追风，补脾泄火"的记载	1. 煮汤代茶饮用，能清热解暑，缓解轻微中暑引起的头晕头痛、低热等 2. 祛湿消肿，常用来消水肿
荠菜	**性味：**性凉，味甘 **归经：**入肝、胃经 **剂量：**15~30克	荠菜古称"护生草"，民谚有云："三月三，荠菜当灵丹。"《本草纲目》谓其"明目，益胃"，《陆川本草》记载其"消肿解毒，治疮疖，赤眼"	1. 清热祛湿，治疗水湿内停之水肿 2. 清肝明目，对肝经风热或肝火上炎所致的目赤肿痛有改善作用 3. 清热凉血，改善便血、月经过多等

	祛湿药	本草记载	实用功效
藿香	**性味：**性微温，味辛 **归经：**入脾、胃、肺经 **剂量：**3~10克	藿香是夏季健脾祛湿必备药品。根据《本草正义》记载，藿香是"祛除阴霾湿邪，而助脾胃正气，为湿困脾阳，倦怠无力，饮食不甘，舌苔浊垢者最便捷之药"	1. 对暑湿重症、脾胃湿阻、脘腹胀满、肢体重困、恶心呕吐有效 2. 含有芳香物质，可促进胃液分泌，促进消化，还可杀菌除臭，预防感冒 3. 夏天用藿香泡茶或煮粥食用，可防中暑
苍术	**性味：**性温，味辛、苦 **归经：**入脾、胃、肝经 **剂量：**3~9克	苍术是一种常见的祛湿药，《本草纲目》谓其能"治湿痰留饮……脾湿下流，浊沥带下，滑泄肠风"	1. 健脾和胃，对湿阻中焦、脾失健运所致的脘腹胀闷、呕吐、食欲不振、吐泻乏力等有良效 2. 散寒解表，治疗外感风寒，缓解头痛昏眩、恶寒发热、无汗
薏苡仁 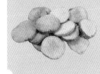	**性味：**性凉，味甘、淡 **归经：**入脾、胃、肺经 **剂量：**9~30克	薏苡仁又叫薏米，因其营养丰富而有"米中第一"之称。据《本草经疏》记载，薏苡仁"利肠胃，消水肿令人能食"	1. 促进体内血液和水分的新陈代谢，有利尿、消水肿的作用 2. 淡化黑斑、美白肌肤、纤体瘦身
泽泻	**性味：**性寒，味甘 **归经：**入肾、膀胱经 **剂量：**6~10克	泽泻是常用的利水渗湿中药，《本草纲目》谓其"渗湿热，行痰饮，止呕吐、泻痢、疝痛、脚气"	1. 利水作用很强，对水肿、小便不利、泄泻有良效 2. 有降压、降血糖的作用，还能抗脂肪肝
玉米须	**性味：**性平，味甘 **归经：**入膀胱、肝、胆经 **剂量：**30~60克	玉米须也叫"龙须"，用玉米须煮成的汤水叫"龙须茶"，首见于《滇南本草》。在《四川中药志》中也有玉米须的记载："清血热，利小便。治黄疸，风热，出疹，吐血及红崩"	1. 利水消肿，泄热，平肝利胆，还能抗过敏，对肝炎、高血压、胆囊炎、胆结石、糖尿病、鼻窦炎、乳腺炎以及肾炎引起的水肿等有良好的疗效 2. 煮汤代茶饮用，可消暑清热

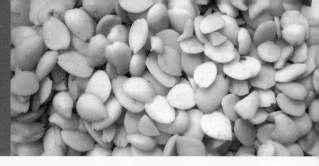

活血化瘀药

　　血瘀是指血液瘀滞不通、离经之血不能及时排出和消散，这些失去生理功能的血液如果长期停留在体内，就会壅堵在经脉之内，瘀积于脏腑器官组织中。血瘀的部位不同，症状也不一样：血瘀在肢体则可有局部肿痛青紫；血瘀在子宫则可出现小腹疼、月经不调、痛经等。中医常用川芎、桃仁、红花、益母草等药物以活血化瘀。

	活血化瘀药	本草记载	实用功效
川芎	**性味：**性温，味辛 **归经：**入肝、胆、心包经 **剂量：**3~10克	川芎是妇科常用药，也是"血中之气药"。根据《本草新编》记载，川芎可使"血闭者能通，外感者能散，疗头风其神，止金疮疼痛"	1. 祛风止痛，对感冒头痛、偏正头痛等有良好的效果 2. 活血化瘀，可用于各种由瘀血阻滞引发的不适，尤其对血瘀闭经、痛经、月经量过少有改善作用
郁金	**性味：**性寒，味辛、苦 **归经：**入肝、胆、心经 **剂量：**3~10克	郁金并非郁金花，而是姜科植物温郁金、姜黄、广西莪术或蓬莪术的干燥块根，《本草汇言》中说它是"清气化痰散瘀血之药也"	有活血止痛、行气解郁、清新凉血、利胆退黄的功效，主治胸胁疼痛、胸痹心痛、痛经、乳房肿痛等气滞血瘀痛症，便血、尿血、鼻出血等出血证，以及肝胆湿热型黄疸等
丹参	**性味：**性微寒，味苦 **归经：**入心、心包、肝经 **剂量：**10~15克	丹参具有养血安神的功效，是活血补血的传统药材之一。《本草纲目》谓其能"活血，通心包络，治疝痛"	1. 调经止痛、养心安神，对月经不调、心烦失眠、心绞痛等有效 2. 可降血糖、降血压，改善心肌缺血
红花	**性味：**性温，味辛 **归经：**入心、肝经 **剂量：**3~10克	《本草汇言》中记载："红花，破血、行血、和血、调血之药也。"红花通经活血效果显著，自古就是治疗妇科病和跌打损伤的常用药	1. 治疗血瘀型痛经、血滞闭经、产后血瘀腹痛、恶露不畅等妇科病 2. 通利血脉，消肿止痛，对跌打瘀肿、关节疼痛有良效

	活血化瘀药	本草记载	实用功效
桃仁 	**性味:** 性平,味苦、甘,有小毒 **归经:** 入心、肝、大肠经 **剂量:** 5~10克	桃仁善化血滞,祛瘀力强,又称破血药。《珍珠囊》中记载:"(桃仁)治血结、血秘、血燥,通润大便,破蓄血"	1. 含有脂肪油,可润滑肠道,治疗肠燥便秘 2. 水煎剂及提取物有一定的抗菌、镇痛、抗过敏等作用 3. 对痛经、产后血瘀腹痛、跌打损伤、咳嗽气喘有效
益母草 	**性味:** 性微寒,味辛、苦 **归经:** 入心、肝、膀胱经 **剂量:** 9~30克	益母草因其多用于妇科,故有"益母"之名。据《本草纲目》记载,益母草"活血、破血、调经、解毒",是女性调经养颜的佳品	活血调经、利尿消肿,用于月经不调、痛经、恶露不尽、水肿尿少、急性肾炎水肿等
延胡索 	**性味:** 性温,味辛、苦 **归经:** 入心、肝、脾经 **剂量:** 3~10克	延胡索与白术、芍药、贝母等并称"浙八味"。据《本草纲目》记载,延胡索"故专治一身上下诸痛,用之中的,妙不可言。盖延胡索活血化气,第一品药也"	1. 用于全身各部气滞血瘀之痛,如痛经、经闭、产后瘀阻、跌扑损伤、疝气作痛等 2. 延胡索中的延胡索乙素有显著的催眠、镇静与安定的作用
五灵脂 	**性味:** 性温,味苦、咸、甘 **归经:** 入肝经 **剂量:** 3~10克	五灵脂具有疏通血脉、散瘀止痛的功效,是妇科要药,《本草纲目》中有五灵脂"止妇人经水过多,赤带不绝,胎前产后血气诸痛"的记载	1. 生用可行血止痛,主治胸痹心痛、脘腹胁痛、产后腹痛、痛经、闭经等 2. 炒用能止血,对月经过多、产后恶露不止有效 3. 外用能治毒虫咬伤
三七	**性味:** 性温,味甘、微苦 **归经:** 入肝、胃经 **剂量:** 3~9克	三七补血、止血,还能活血化瘀、消肿定痛,是伤科之要药。在《医学衷中参西录》中就有"三七,善化瘀血"的记载	1. 降低血压,提高脑力,增强学习和记忆能力 2. 对瘀血肿痛、跌打损伤有改善作用 3. 三七常用来治各种外伤出血

健胃消食药

宿食停留、饮食不消可导致脘腹胀满、嗳气吞酸、恶心呕吐、不思饮食、大便失常；脾胃虚弱致使运化失健，可致消化不良、食积。此时，治疗应以健胃消食为主，并根据不同的病情予以适当配伍。常用的中药有山楂、鸡内金、神曲等。

	健胃消食药	本草记载	实用功效
山楂	**性味**：性微温，味酸、甘 **归经**：入脾、胃、肝经 **剂量**：9~12克	山楂酸甜可口，可生吃或制作成果脯果糕，干制后可入药。《本草纲目》中记载，山楂"化饮食，消肉积，癥瘕，痰饮痞满吞酸，滞血胀痛"	1.含有多种有机酸，可促进消化、增进食欲 2.具有活血化瘀的作用，对血瘀型痛经有改善作用 3.焦山楂、山楂炭可止泻痢
神曲 	**性味**：性温，味甘、辛 **归经**：入脾、胃经 **剂量**：6~15克	神曲是由麦粉、麸皮和多种药物混和后，经发酵而成，《药性论》中记载其能"化水谷宿食，癥结积滞，健脾暖胃"	可消食化积，健脾和胃，解表，主治胃脘胀满、消化不良、腹泻以及感冒引起的食滞，对一般的脾胃不和、伤食积滞、小儿疳积也有疗效
麦芽	**性味**：性平，味甘 **归经**：入脾、胃、肝经 **剂量**：10~15克	麦芽是回乳的常用药，还能消积、促消化。在《滇南本草》中就有麦芽可"宽中，下气，止呕吐，消宿食，止吞酸吐酸，止泻，消胃宽膈，并治妇人奶乳不收，乳汁不止"的记载	1.疏肝解郁，对肝郁气滞导致的胸胁胀闷以及肝脾不和导致的嗳气少食有效 2.健胃消食，能解油腻，促进消化，常用于米面类食物引起的食积 3.回乳，用于女性断奶或乳汁淤积、乳房胀痛等
谷芽	**性味**：性温，味甘 **归经**：入脾、胃经 **剂量**：9~15克	《本草纲目》说它能"消导米面诸果食积"。跟麦芽相比，谷芽健胃消食能力稍弱，比较适合用于病后脾胃虚弱的调理	含有淀粉酶、蛋白质、麦芽糖、胆碱及氨基酸等成分，能促进消化而不伤脾胃，还有一定的抗过敏作用

	健胃消食药	本草记载	实用功效
鸡内金 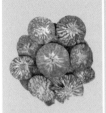	**性味:** 性平, 味甘 **归经:** 入脾、胃、小肠、膀胱经 **剂量:** 3~10克	鸡内金即鸡胃的内皮, 被历代医家视为健胃消食的良药。《滇南本草》中就有鸡内金能"宽中健脾, 消食磨胃"的记载。此外, 鸡内金还是肾虚遗精、遗尿的常用药	1. 治消化不良, 尤其适宜于因消化酶不足而引起的胃纳不佳、积滞胀闷、反胃、呕吐、大便稀烂等 2. 对成人肾虚引起的遗精、小便频繁、遗尿, 以及小儿遗尿有良好的治疗作用 3. 外用可以治疗皮肤破损, 促进皮肤再生
槟榔 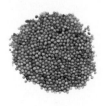	**性味:** 性温, 味苦、辛 **归经:** 入胃、大肠经 **剂量:** 3~10克	槟榔是中国四大南药之一(其他三种为益智、砂仁、巴戟天), 能消积、利水、杀虫,《名医别录》中就有槟榔"主消谷, 逐水, 除痰癖, 杀三虫伏尸, 疗寸白"的记载	1. 槟榔碱是有效的驱虫药, 可治绦虫、蛔虫、蛲虫等肠道寄生虫病 2. 对消化不良引起腹胀、便秘、口臭等有显著疗效 3. 消水肿, 御寒, 兴奋神经, 消除疲劳
莱菔子 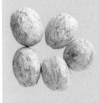	**性味:** 性平, 味辛、甘 **归经:** 入肺、脾、胃经 **剂量:** 5~12克	莱菔子也就是萝卜的种子,《本草纲目》中记载:"莱菔子之功, 长于利气。生能升, 熟能降, 升则吐风痰, 散风寒, 发疮疹; 降则定痰喘咳嗽, 调下痢后重, 止内痛"	1. 生用吐风痰, 炒用消食下气化痰, 对小儿食积、厌食、腹泻及小儿久咳、顽固性哮喘等有改善作用 2. 莱菔子提取液有缓和而持续的降压作用
肉豆蔻	**性味:** 性温, 味辛 **归经:** 入脾、胃、大肠经 **剂量:** 3~9克(煎服)或0.5~1克(入丸、散服)	肉豆蔻是生活中常用的香料, 也是中医里常用的药物。根据《开宝本草》记载, 肉豆蔻"主温中消食, 止泄, 治积冷心腹胀痛, 霍乱中恶"	1. 能促进胃肠蠕动及胃液分泌, 有开胃、促进食欲、消胀止痛的功效 2. 对脾胃虚寒所致的腹泻、呕吐等有改善作用

第二章 传世名方中常用的中药

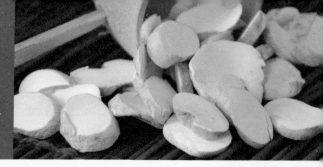

止咳化痰药

　　痰是由机体水液代谢障碍、水湿积聚而产生的病理产物，它又作为病因导致各种疾病。痰随气升降，无处不到。"肺为贮痰之器"，痰滞于肺，则影响肺气的肃降，而致咳嗽、喘息、咯痰等。在治疗上，应使用止咳化痰药，以化饮祛痰、宣肺、润肺、降气，从而标本兼治。常用的中药有贝母、竹沥、胖大海、苦杏仁等。

	止咳化痰药	本草记载	实用功效
贝母 	**性味：**性微寒，味苦、甘（川贝母）；味苦，性寒（浙贝母） **归经：**入肺、心经 **剂量：**3~10克	贝母因"形似聚贝子"而得名，分川贝母、浙贝母、土贝母。《本草汇言》中有"贝母，开郁，下气，化痰之药也，润肺消痰，止咳定喘，则虚劳火结之证，贝母专司首剂"的记载	1. 川贝母清心润肺，特别适用于肺燥咳嗽之伴有痰少或痰中带血、咽干口渴等 2. 浙贝母清火散结，是治疗肺脓疡的良药，可改善咳嗽胸痛、恶寒发热、咳吐腥臭脓痰等
竹沥 	**性味：**性寒，味甘 **归经：**入心、肺、肝经 **剂量：**30~50克	竹沥是竹子经加工后提取的汁液，是一种天然的饮品，也是化痰止咳平喘的良药。据《本草纲目》记载，竹沥适合"因风火燥热而有痰者"	1. 对风热感冒及痰火炽盛、胸闷短气、口干咽痛等有效 2. 可用于改善中风痰迷、小儿惊风
桔梗 	**性味：**性平，味苦、辛 **归经：**入肺经 **剂量：**3~10克	桔梗是中医祛痰止咳药方中的"明星药材"，据《珍珠囊药性赋》中记载，桔梗"其用有四：止咽痛，兼除鼻塞；利膈气，仍治肺痈"	1. 祛痰、镇咳，对咳嗽痰多、胸闷不畅、咽痛、音哑、肺痈吐脓有显著疗效 2. 桔梗提取物有显著的降血糖作用
胖大海 	**性味：**性寒，味甘 **归经：**入肺、大肠经 **剂量：**2~3枚	胖大海是中医里常用的止咳利咽药，首载于《本草纲目拾遗》，俗称"大发"，因其一得沸水，裂皮发胀，几乎充盈了整个杯子，因此得名	1. 对感冒、用嗓过度等引起的咽喉肿痛、急性扁桃体炎等咽部疾病有一定疗效 2. 胖大海有泻下作用，可改善肠燥便秘

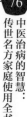

	止咳化痰药	本草记载	实用功效
苦杏仁	**性味：** 性微温，味苦，有小毒 **归经：** 入肺、大肠经 **剂量：** 5~10克	苦杏仁也叫北杏仁，据《本草拾遗》记载，苦杏仁"以利咽喉，去喉痹、痰唾、咳嗽、喉中热结生疮"，还能"杀虫"	1. 镇咳、平喘 2. 润肠通便、防治便秘
紫苏子	**性味：** 性温，味辛 **归经：** 入肺、大肠经 **剂量：** 5~10克	紫苏子又名苏子，"主下气，除寒温中"，是"除喘定嗽、消痰顺气之良剂"，在《名医别录》中被列为上品	1. 生用润肠，多用于肠燥便秘或气喘而兼便秘者 2. 炒用温肺降气，用于气喘咳嗽 3. 蜜用降气平喘、润肺止咳，用于肺虚喘咳或肾不纳气的喘咳
枇杷叶	**性味：** 性微寒，味苦 **归经：** 入肺、胃经 **剂量：** 6~10克	枇杷叶是止咳的常用药，具有降气、清肺、化痰、止咳、止呕等功效，始载于《名医别录》，列为中品	1. 煎剂有祛痰、止咳、平喘的作用，对风热感冒引起的咳喘有很好的疗效，还可以预防流感 2. 止呕，对各种呕吐呃逆有效
桑白皮	**性味：** 性寒，味甘 **归经：** 入肺经 **剂量：** 6~12克	桑白皮即桑树的根皮，中医里治肺热和水肿的常用药，《药性论》中就有桑白皮"治肺气喘满，水气浮肿……利水道，消水气"的记载	1. 煎剂有显著的降压效果 2. 清降肺气，利水，对全身水肿、面部肌肤浮肿、咳喘、小便不利等有效 3. 治疗风热感冒或肺热咳嗽
罗汉果	**性味：** 性凉，味甘 **归经：** 入肺、大肠经 **剂量：** 9~15克	罗汉果因营养价值和药用价值很高而被誉为"神仙果"。《广西中药志》中记载，罗汉果可"止咳清热，凉血润肠"	1. 含有糖苷，具有降血糖的作用 2. 有降血脂及减肥作用，可辅助治疗高血脂，改善肥胖者形象 3. 对咳嗽、咽喉肿痛、中暑、肠燥便秘有效

第二章 传世名方中常用的中药

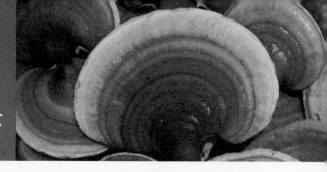

养心安神药

　　心藏神，肝藏魂。心血亏损可致心悸易惊、健忘失眠、精神恍惚；肝血不足，阳气偏亢，可致虚烦失眠，入睡后多梦易醒、头胀头痛。养心安神药主入心、肝经，可滋养心肝、益阴补血，适用于阴血不足、心脾两虚、心肾不交等导致的心悸怔忡、虚烦不眠、健忘多梦、遗精、盗汗等。常用的中药有酸枣仁、柏子仁、合欢皮等。

	养心安神药	本草记载	实用功效
酸枣仁	**性味：** 性平，味甘、酸 **归经：** 入心、肝、胆经 **剂量：** 10~15克	酸枣仁是大众熟知的治疗失眠的中药。据《本草纲目》记载，酸枣仁"熟用疗胆虚不得眠，烦渴虚汗之症；生用疗胆热好眠"	含有生物碱、多种氨基酸，有宁心安神、补中养肝、敛汗等作用，对虚烦不眠、惊悸怔忡、体虚自汗等有良效
柏子仁	**性味：** 性平，味甘 **归经：** 入心、肾、大肠经 **剂量：** 10克	柏子仁药用始载于《神农本草经》，并被列为上品，可"主惊悸、安五脏、益气、除湿痹，久服令人润泽、美色、耳目聪明、不饥不老、轻身延年"。在《本草纲目》中也有"养心气、润肾燥、益智宁神"的记载	1.可润肠通便，治阴虚、产后和老人的肠燥便秘 2.补心养血，治心血不足所致的心悸怔忡、虚烦失眠、头晕健忘、思虑过度等 3.美容护肤，使皮肤变得红润细腻
灵芝 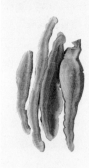	**性味：** 性平，味甘 **归经：** 入心、肺、肝、肾经 **剂量：** 6~12克	灵芝是中国传统珍贵药材，始载于《神农本草经》，"主耳聋，利关节，保神益精，坚筋骨，好颜色，久服轻身不老延年"	在增强人体免疫力、调节血糖、控制血压、保肝护肝、促进睡眠、祛痰等方面有显著疗效

养心安神药	本草记载	实用功效
远志 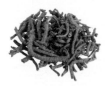 **性味：**性温，味苦、辛 **归经：**入心、肾、肺经 **剂量：**3~10克	远志始载于《神农本草经》，被列为上品。在《名医别录》中有远志可"定心气，止惊悸，益精，去心下膈气，皮肤中热，面目黄"	有安神益智、祛痰、消肿的功效，常用于心肾不交引起的失眠多梦、健忘惊悸，神志恍惚，咳痰不爽，疮疡肿毒，乳房肿痛等
石菖蒲 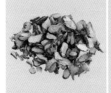 **性味：**性温，味辛、苦 **归经：**入心、胃经 **剂量：**3~10克	石菖蒲的药用价值很高，《神农本草经》谓其"主风寒湿痹，咳逆上气，开心孔，补五脏，通九窍，明耳目，出音声。久服轻身，不忘，不迷惑，延年"	1. 能够镇静、安神、催眠，对于治疗痰热内扰引起的失眠症状有着显著的疗效 2. 理气活血，治关节疼痛、跌打损伤导致瘀肿疼痛等 3. 能醒脾和胃、促进消化、提高食欲
首乌藤 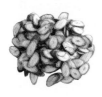 **性味：**性平，味甘 **归经：**入心、肝经 **剂量：**9~15克	首乌藤首见于《何首乌录》，是何首乌的藤茎或带叶藤茎，因"夜则苗蔓相交"，故也称夜交藤，是治疗阴虚血少之失眠多梦的常用中药	可养血安神、祛风通络，主治心神不宁、失眠多梦、血虚身痛、风湿痹痛、皮肤痒疹、痈疽、痔疮肿痛等
合欢皮  **性味：**性平，味甘 **归经：**入心、肝、肺经 **剂量：**6~12克	合欢皮即合欢树的皮，《神农本草经》将其列为中品，谓其"主安五脏，和心志，令人欢乐无忧"	有安神解郁、活血消痈的功效，主治心神不安、忧郁、不眠、内外痈疡、跌打损伤等

第二章　传世名方中常用的中药

补阳固精药

　　人体里的阳气相当于太阳，阳气足则身体暖和、脏腑和谐，脾阳、肾阳、心阳等任何一种阳气出现了问题，都会引起不适。当出现阳虚症状时，可用鹿茸、淫羊藿、菟丝子等补阳药物对症进补。另外，肾藏精，若肾阳不足则可导致肾虚，出现遗精、遗尿、尿频等，可用山茱萸、覆盆子、芡实等补肾阳药物进行调补。

	补阳固精药	本草记载	实用功效
鹿茸	**性味**：性温，味甘、咸 **归经**：入肾、肝经 **剂量**：1~2克	鹿茸首见于《神农本草经》，李时珍在《本草纲目》上称鹿茸"善于补肾壮阳、生精益血、补髓健骨"	具有壮肾阳、益精血、强筋骨、调冲任、托疮毒的功效，主治肾虚、头晕、阳痿、滑精、宫冷不孕、畏寒、腰脊冷痛等
淫羊藿	**性味**：性温，味辛、甘 **归经**：入肝、肾经 **剂量**：6~10克	淫羊藿首载于《神农本草经》。关于药名由来，《本草纲目》记载："豆叶曰藿，此叶似之，故亦名藿"	1. 补肾壮阳、利小便，用于肾虚阳痿、遗精早泄、腰膝萎软、下肢畏寒等 2. 祛风湿，用于风湿痹痛之四肢拘挛麻木、心腹冷痛、筋骨萎软 3. 淫羊藿可以明显扩张冠状动脉、改善心肌缺血，用于冠心病、高血脂等
巴戟天	**性味**：性微温，味甘、辛 **归经**：入肾、肝经 **剂量**：3~10克	巴戟天首见于《神农本草经》。《本草备要》中记载其能"补肾益精，治五劳七伤，辛温散风湿，治风湿脚气水肿"	巴戟天具有补肾阳、强筋骨、祛风湿的功效，适用于阳痿遗精、宫冷不孕、月经不调、少腹冷痛、风湿痹痛等
杜仲	**性味**：性温，味甘 **归经**：入肝、肾经 **剂量**：6~10克	《神农本草经》记载，杜仲"主腰脊痛，补中，益精气，坚筋骨，强志，除阴下痒湿，小便余沥。久服轻身耐老"	有补肝肾，辅助治疗腰脊酸疼、足膝痿弱、小便余沥、阴下湿痒，降低血压以及安胎的功效

中医治病的智慧：传世名方家庭使用全书

	补阳固精药	本草记载	实用功效
续断 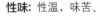	**性味:** 性温,味苦、辛 **归经:** 入肝、肾经 **剂量:** 9~15克	续断首见于《神农本草经》,又名和尚头,为川续断科多年生草本植物川续断的根,因能"续折接骨"而得名	1. 治肾阳不足、下元虚冷、阳痿不举、遗精滑泄、遗尿尿频等 2. 补益肝肾,强健壮骨,通利血脉 3. 可用于肝肾不足、崩漏不血、胎动不安等 4. 治跌打损伤,瘀血肿痛,筋伤骨折
肉苁蓉 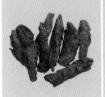	**性味:** 性温,味甘、咸 **归经:** 入肾、大肠经 **剂量:** 6~10克	肉苁蓉最早载于《神农本草经》,其有"沙漠人参"之美誉,具有极高的药用价值,是历代补肾壮阳类处方中使用频度最高的补益药物之一	1. 主治男性肾功能衰退,以及女性月经不调、不孕、四肢不温、腰膝酸痛等 2. 有降低血压、抗动脉粥样硬化作用,以及一定的抗衰老作用
补骨脂 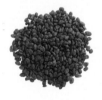	**性味:** 性温,味苦、辛 **归经:** 入肾、脾经 **剂量:** 6~10克	补骨脂最早见于《药性论》。《本草纲目》记载:"补骨脂可治肾泻,通命门,暖丹田,敛精神"	1. 用于治疗肾虚阳痿、腰膝酸软冷痛、肾虚遗精、遗尿、尿频等 2. 用于治疗脾肾阳虚引起的五更泄泻 3. 用于治疗肾不纳气之虚寒喘咳
菟丝子 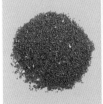	**性味:** 性平,味甘、辛 **归经:** 入肾、肝、脾经 **剂量:** 6~12克	菟丝子首见于《神农本草经》。据《本草汇言》记载:"菟丝子,补肾养肝,温脾助胃之药也"	补益肝肾、固精缩尿、安胎、明目、止泻,外用消风祛斑。常用于肝肾不足、腰膝酸软、阳痿遗精、遗尿尿频、胎动不安、目昏耳鸣、脾肾虚泻;外治白癜风

	补阳固精药	本草记载	实用功效
核桃仁 	**性味:** 性温，味甘 **归经:** 入肾、肺、大肠经 **剂量:** 6~9克	核桃原名胡桃，是汉代张骞出使西域带回的植物之一，其入药约始于唐代，《千金食治》《食疗本草》等均有记载，历代医学家均视其为治疗疾病的上品	1. 开胃，通润血脉，使皮肤细腻 2. 有镇咳平喘作用，对慢性气管炎和哮喘病患者疗效极佳 3. 经常吃核桃，既能健身体，又能抗衰老
冬虫夏草 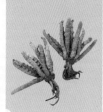	**性味:** 性温，味甘 **归经:** 入肾、肺经 **剂量:** 3~9克	冬虫夏草又名虫草，是我国民间惯用的一种名贵滋补药材，其营养成分高于人参，可入药，也可食用，具有很高的营养价值，首次载于《本草从新》	可以增强机体的免疫力，滋补肺肾，对肺虚久咳、气喘、肺结核造成的咯血、盗汗、肾虚导致的腰膝酸痛、阳痿遗精、神经衰弱等有良好的疗效
阳起石 	**性味:** 性温，味咸 **归经:** 入肾经 **剂量:** 3~6克	阳起石首见于《神农本草经》，能"主崩中漏下，破子脏中血，癥瘕结气，寒热腹痛，阴痿不起，补不足"	具有温补命门的功效，主治下焦虚寒，腰膝冷痹，男子阳痿，女子宫冷，癥瘕崩漏
山茱萸 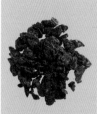	**性味:** 性微温，味酸、涩 **归经:** 入肝、肾经 **剂量:** 6~12克	山茱萸别称山萸肉、山芋肉等，首见于《神农本草经》。李时珍的《本草纲目》集历代医家应用山茱萸的经验，把山茱萸列为补血固精、补益肝肾、调气、补虚、明目和强身之药	补益肝肾，收敛固涩，固精缩尿，止带止崩，止汗，生津止渴，常用于腰膝酸痛、头晕耳鸣、健忘遗精、滑精、遗尿尿频、崩漏带下、月经不调、大汗虚脱、内热消渴等
覆盆子 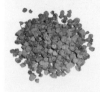	**性味:** 味甘、酸，性温 **归经:** 入肝、肾、膀胱经 **剂量:** 6~12克	据《本草通玄》记载，覆盆子"起阳治痿，固精摄溺，强肾而无燥热之偏，固精而无疑涩之害，金玉之品也"	可补肝益肾，固精缩尿，明目，主治阳痿早泄、遗精滑精、宫冷不孕、带下清稀、尿频遗溺、双目昏暗、须发早白等

中医治病的智慧：传世名方家庭使用全书

	补阳固精药	本草记载	实用功效
桑螵蛸 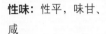	**性味：**性平，味甘、咸 **归经：**入肝、肾经 **剂量：**5~10克	关于桑螵蛸，《本经逢原》中的介绍很全面："桑螵蛸，功专收涩，故男子虚损，肾虚阳痿，梦中失精，遗溺白浊方多用之。《本经》又言通五淋，利小便水道，盖取以泄下焦虚滞也"	1. 能补肾气，固精关，缩小便，治疗肾虚不固之遗精滑精、遗尿尿频、小便白浊等 2. 补肾壮阳，常用来治疗肾虚阳痿
金樱子 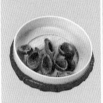	**性味：**性平，味酸、甘、涩 **归经：**入肾、膀胱、大肠经 **剂量：**6~12克	金樱子最早载于《雷公炮炙论》。根据《滇南本草》记载，其"治日久下痢，血崩带下，涩精遗泄"	1. 金樱子中含有大量的酸性物质、皂碱等，既能固精室，防止男子遗精滑泄、女子带下过多，又能涩肠道，防止脾虚约束不力所致的泻痢 2. 金樱子中含有抗平滑肌痉挛的成分，可防止胃肠及气管的痉挛
莲子 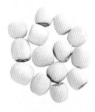	**性味：**性平，味甘、涩 **归经：**入脾、肾、心经 **剂量：**6~15克	关于莲子，《本草纲目》中记载："莲之味甘，气温而性涩，禀清芳之气，得稼穑之味，乃脾之果也"	1. 清心火，祛除雀斑 2. 补五脏不足，通利十二经脉气血 3. 莲子心所含生物碱具有显著的强心作用，莲心碱则有较强抗钙及抗心律不齐的作用
芡实 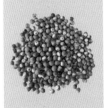	**性味：**性平，味甘、涩 **归经：**入脾、肾经 **剂量：**9~15克	芡实最早见于《神农本草经》。根据《本草经百种录》中记载："鸡头实，甘淡，得土之正味，乃脾肾之药也"	1. 益肾固精，治肾虚不固之腰膝酸软、遗精滑精 2. 健脾除湿，收敛止泻，治脾虚湿盛，久泻不愈 3. 治脾肾两虚之带下清稀

第二章 传世名方中常用的中药

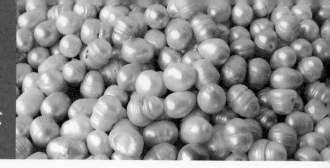

平肝息风药

　　肝阳上亢、肝风内动可致心神不宁、目赤肿痛、呕吐、呃逆、喘息、血热出血以及中风、痹痛等，治疗时应平肝息风。平肝息风的中药有石决明、牡蛎、牛黄、钩藤等。

	平肝息风药	本草记载	实用功效
石决明	**性味：**性寒，味咸 **归经：**入肝经 **剂量：**6~20克	石决明最早载于《名医别录》，并被列为上品，并记载其"主目障翳痛，青盲"	1. 有清泄肝热、镇潜肝阳、利头目，对肝肾阴虚、肝阳眩晕有治疗作用 2. 治肝火上炎、目赤肿痛 3. 煅石决明有收敛、制酸、止痛、止血的作用
珍珠母	**性味：**性寒，味咸 **归经：**入肝、心经 **剂量：**10~25克	珍珠母最早载于《本草图经》。《中国医学大辞典》中记载，珍珠母"滋肝阴，清肝火。治癫狂惊痫，头眩，耳鸣，心跳，胸腹膜胀，妇女血热，血崩，小儿惊搐发痉"	1. 平肝潜阳，清泻肝火，适用于肝阴不足、肝阳上亢所致的头晕目眩、耳鸣、心悸失眠等 2. 清肝明目，常用于治疗肝热目赤
牡蛎	**性味：**性微寒，味咸 **归经：**入肝、胆、肾经 **剂量：**9~30克	牡蛎首载于《神农本草经》，原书记载其"主伤寒寒热，……女子带下赤白，久服强骨节"	1. 益阴潜阳，用于阴虚阳亢引起的烦躁、失眠、头晕头痛、耳鸣目眩、潮热盗汗 2. 收敛固涩，治疗虚汗、带下、遗精 3. 软坚散结，可治疗疖肿、包块、痰火瘰疬
蒺藜	**性味：**性微温，味辛、苦，有小毒 **归经：**入肝经 **剂量：**6~10克	蒺藜首载于《神农本草经》，原书记载其"主恶血，破症结积聚，喉痹，乳难。久服，长肌肉，明目"	1. 平肝抑阳，疏肝理气，治肝阳上亢之头晕目眩，以及肝郁气滞之胸胁胀痛等 2. 祛风明目，治风热目赤肿痛、多泪等 3. 祛风止痒，治疗风疹瘙痒

	平肝息风药	本草记载	实用功效
牛黄	**性味：** 性凉，味甘 **归经：** 入心、肝经 **剂量：** 0.15~0.35 克	牛黄又叫西黄、犀黄、丑宝，首见于《神农本草经》。牛黄分天然牛黄和人工牛黄，其中天然牛黄很珍贵，国际上的价格要高于黄金，大部分使用的是人工牛黄	1. 内服治高热、神志昏迷、癫狂、小儿惊风、抽搐等 2. 外用治咽喉肿痛、口疮痛肿、疔毒
珍珠	**性味：** 性寒，味甘、咸 **归经：** 入心、肝经 **剂量：** 0.1~0.3 克	珍珠最早见于《日化子本草》，原书记载其能"安心、明目"，现代常将珍珠作为美容之品	具有镇心安神、清肝明目、敛疮等功效，可治心悸失眠、心神不宁、惊风、癫痫及湿疹、疮毒溃烂等
钩藤	**性味：** 性凉，味甘 **归经：** 入肝、心经 **剂量：** 3~12 克	《本草经集注》中记载，其"微寒，无毒。主治小儿寒热，十二惊痫"	1. 清肝热，平肝阳，治肝火上攻或肝阳上亢之头胀头痛、眩晕等 2. 用于热极生风，四肢抽搐及小儿高热惊风 3. 有降血压的作用，临床上常用来治疗高血压
天麻	**性味：** 性平，味甘 **归经：** 入肝经 **剂量：** 煎服 3~10 克；研末 1~1.5 克	天麻最早见于《神农本草经》。据《开宝本草》记载，其"主诸风湿痹，四肢拘挛，小儿风痫、惊悸，利腰膝，强筋力"	1. 能养血息风，可治疗血虚肝风内动的头痛、眩晕，亦可用于小儿惊风、癫痫、破伤风 2. 用于风痰引起的眩晕、偏正头痛、肢体麻木、半身不遂 3. 能降低血压，减慢心率，对心肌缺血有保护作用

第二章 传世名方中常用的中药

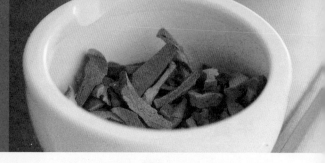

温阳理气药

寒入脾胃，可出现脘腹冷痛、呕吐腹泻；寒入肺，可见咳喘、感冒；寒入肝，可见少腹痛、头痛；寒入肾，可见阳痿宫冷、腰膝冷痛；寒入心，可见心悸、畏寒等。当身体受寒，就需要温阳散寒。附子、干姜、肉桂、吴茱萸等中药都是温阳的"好手"。

脾胃气滞可导致脘腹胀痛、泛酸、恶心呕吐、腹泻或便秘；肝气郁滞可导致胸胁胀痛、抑郁不乐、乳房胀痛、月经不调；肺气壅滞可导致胸闷胸痛、咳嗽气喘等。可用理气的中药调理，如陈皮、枳实等。

	温阳理气药	本草记载	实用功效
附子	**性味：**性大热，味辛、甘、大毒 **归经：**入心、肾、脾经 **剂量：**3~15克	附子被誉为中药里的"回阳救逆第一品"，正如《本草汇言》中的记载："附子，回阳气，散阴寒，逐冷痰，通关节之猛药也"	1. 回阳救逆，用于畏寒、肢冷、脉微欲绝 2. 补益肾阳，温经通脉 3. 祛寒止痛，治寒邪内侵之胃腹疼痛、泄泻，以及寒湿阻络之痹痛
干姜	**性味：**性热，味辛 **归经：**入脾、胃、肾、心、肺经 **剂量：**3~10克	据《本草纲目》记载，干姜"能引血药入血分、气药入气分。又能去恶养新，有阳生阴长之意，故血虚者用之"	1. 温中散寒，健运脾阳，主治胃寒呕吐，脘腹冷痛 2. 回阳通脉，治心肾阳虚、阴寒内盛所致之亡阳厥逆、脉微欲绝 3. 温肺化饮，常用于寒饮咳喘、形寒身冷、痰多清稀
肉桂 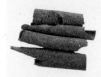	**性味：**性大热，味辛、甘 **归经：**入肾、脾、心、肝经 **剂量：**1~5克	肉桂最早载于《神农本草经》，记载其"主上气咳逆，结气喉痹吐吸，利关节，补中益气"	1. 助阳补火，常用治肾阳不足、命门火衰的阳痿宫冷、腰膝冷痛、夜尿频多、滑精遗尿等 2. 治寒邪内侵或脾胃虚寒的脘腹冷痛 3. 温经通脉，治冲任虚寒、寒凝血滞的闭经、痛经等

	温阳理气药	本草记载	实用功效
吴茱萸	**性味:** 性热,味辛、苦,有小毒 **归经:** 入肝、脾、胃、肾经 **剂量:** 2~5克	吴茱萸首见于《神农本草经》,原书记载其"主温中下气,止痛,咳逆寒热,除湿,血痹,逐风邪,开腠理"	1. 散寒止痛,用于经脉受寒的头痛、腹痛、痛经等 2. 温中散寒、降逆止呕,治中焦虚寒的脘腹冷痛、呕吐泛酸 3. 温脾益肾、助阳止泻,治脾肾阳虚、五更泄泻 4. 疏肝理气,治肝气郁滞、寒浊下踞,预防腹痛疝瘕等
陈皮	**性味:** 性温,味辛、苦 **归经:** 入脾、肺经 **剂量:** 3~10克	陈皮又叫橘皮,据《名医别录》记载其能"下气,止呕咳""主脾不能消谷,气冲胸中,吐逆霍乱,止泻"	1. 适用于脾胃虚弱、饮食减少、消化不良、大便泄泻的治疗 2. 可用于肺气壅滞、胸膈痞满及脾胃气滞、脘腹胀满等 3. 用于湿阻中焦、脘腹痞胀、便溏泄泻以及痰多咳嗽等
枳实	**性味:** 性温,味苦、辛、酸 **归经:** 入脾、胃、大肠经 **剂量:** 3~10克	《神农本草经》中记载,其"味苦,寒,除寒热结,止利,长肌肉,利五脏"	1. 破气除痞,消积导滞,治饮食积滞、脘腹痞满胀痛 2. 行气化痰,破气除满,治胸阳不振、痰阻胸痹之胸中满闷、疼痛 3. 治疗气血阻滞之胸胁疼痛
香附	**性味:** 性平,味辛、微苦、味甘 **归经:** 入肝、脾、三焦经 **剂量:** 6~10克	据《本草纲目》记载,"香附之气平而不寒,香而能窜,其味多辛能散,微苦能降,微甘能和"	1. 疏肝理气,治疗肝郁气滞所致的月经不调、痛经 2. 治气郁疼痛,如属肝郁所致胁痛(多见于慢性肝炎)、胃脘气痛等

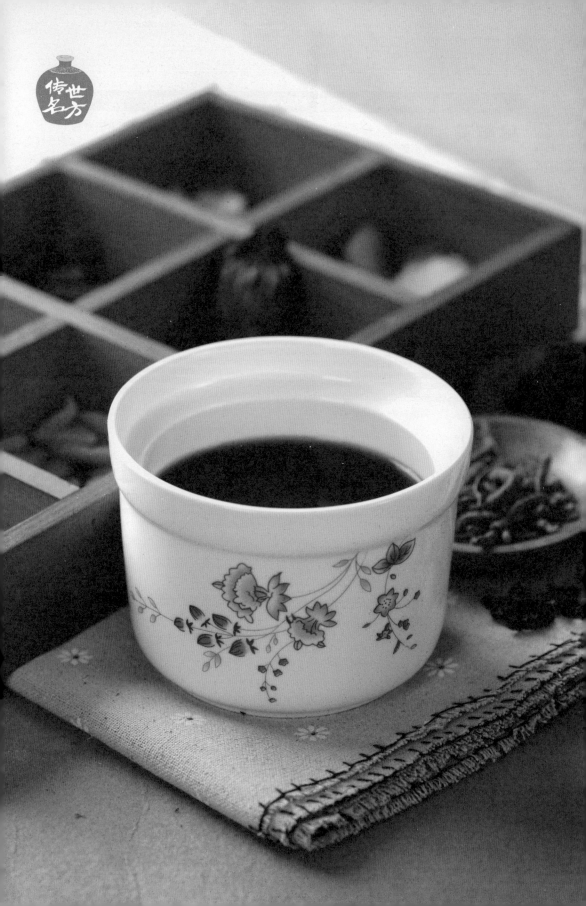

温馨提示：

本书药方中的度量衡问题：

盏：1盏相当于1碗水，大约为200毫升。

盅：1盅相当于1杯茶，大约为150毫升。

1斗：等于10升，大约为2000毫升。

1升：等于10合，大约为200毫升。

1合：等于10勺，大约为20毫升。

1分：约等于0.3克。

1钱：约等于3克。

本书中的名方如未说明具体煎煮时加水量的，一般每30克药物加水150毫升左右，煎取50毫升；第二煎加水100毫升左右，煎取30毫升，然后混合。

本书中的名方如未说明服用方法的，一般每日1剂，分2~3次服用。

本书中的药量，除特别说明外，一律为成人用量，老人、儿童等患者的用量宜根据具体情况酌减。

在使用名方时，要尊重个体生理和病理的差异性，患者在具体使用时应咨询中医，切勿盲目用药。

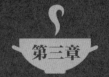

第三章

治疗常见病的传世名方

　　同样是感冒，为什么有的人喝桂枝汤能药到病除，而有的人喝了反而身体变得虚弱，病情变得更严重？即便是同一种疾病，也要根据个人体质辨证选择药方。只有选对了，传世名方才安全有效。

感冒

一般来说，感冒不是大病，通常几天便可痊愈。但如果一次感冒后迁延不愈或反复感冒，说明人体正气内虚，抵御外邪能力差。这样的人开始可能患的是感冒，但因反复不愈，最后可能转化成其他疾病。

根据发病季节或症状的不同，通常分为以下类型。

风寒感冒

多发于秋冬季节，其症状为浑身酸痛、鼻塞、流清涕、咳嗽、多白痰，发热畏寒。

风热感冒

多见于夏秋季，其症状为发热重、微恶风、头胀痛、有汗、咽喉红肿疼痛、咳嗽、痰黏或黄、鼻塞黄涕等。

暑湿感冒

多发于夏日雨季，其症状为发热重、心中烦热、呕恶、身重肢倦、胸闷脘痞、小便短黄等。

桂枝汤 风寒感冒

桂枝汤是汉代名医张仲景所著《伤寒论》中的首方，属辛温解表剂，是解肌发表的代表方之一。桂枝汤用于风寒感冒一般一剂即可见效，非常适合家中常备。

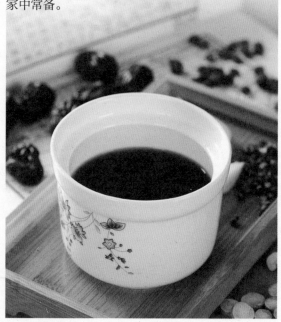

【名方组成】 桂枝、白芍、生姜各9克，大枣4枚，甘草（炙）6克。

【名方用法】 水煎2次，分服。服后片刻，喝热稀粥一碗，盖好被子静卧20分钟，让全身出微汗即可。服完1剂，若病不除，可每日早、中、晚连续服用2~3剂。

【名方医解】 此方用于外感风寒表虚证，即感受风寒后，感觉身体有汗排出。如感染风寒汗不容易排出，不宜使用此方。桂枝味辛、性温，有通血脉、暖脾胃的效果；芍药味酸苦、性微寒，有止痉、镇痛、通经作用；生姜可以止呕，大枣补脾胃。甘草调和诸药，且与桂枝相配可以祛散风寒。所以此方对风寒感冒特别有效。

桑菊饮 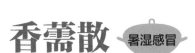 风热感冒

　　桑菊饮源自吴瑭《温病条辨》，是治疗风热感冒的经典名方。桑菊饮跟银翘散一样，都是治疗温病初起的辛凉解表方剂，银翘散解表清热力强，而桑菊饮止咳力更强。因此，虽都是风热感冒，但在使用时也要根据症状来选择药方。

【名方组成】桑叶 7.5 克，菊花 3 克，连翘 5 克，薄荷、生甘草各 2.5 克，杏仁、桔梗、苇根各 6 克。

【名方用法】水煎服。

【名方医解】方中桑叶、菊花甘凉轻清，薄荷辛凉，可清泻肺热；杏仁、桔梗宣肺止咳；连翘苦寒，清热解毒；芦根甘寒，清热生津止渴；甘草调和诸药。上述药物合用，可疏风散热、宣肺止咳。

香薷散 暑湿感冒

　　夏季天气炎热，人们贪凉吹空调、过食冷饮冷食，从而感受寒湿而导致暑湿感冒，治疗上应以祛暑解表、化湿和中为主。宋《太平惠民和剂局方》中的香薷散祛暑热、散寒湿，是治疗暑月乘凉饮冷，阴暑证、暑湿感冒的经典名方。

【名方组成】香薷（去土）10 克，白扁豆（微炒）、厚朴（去粗皮，姜制）各 5 克。

【名方用法】上述药物研为粗末，每次服 9 克，水 1 盏，加入酒 1 分，煎取七分药汁，去滓，隔水冷却，连吃 2 服，不拘时候。

【名方医解】方中香薷辛温，气味芳香，可解表散寒，祛暑化湿，是治疗暑湿感冒的常用药；厚朴行气利湿，可缓解感冒引起的胸闷症状；白扁豆健脾利湿；煎时加酒可助方药发挥药效。

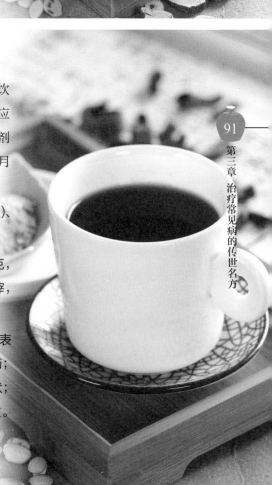

藿香正气散 暑湿感冒

藿香正气散源自《太平惠民和剂局方》，成方距今已有一千多年的历史。它之所以叫"藿香正气"，是因为此方以藿香为主药，能正一切不正之气，如脾胃不和发生呕吐、腹泻等。藿香正气散是治疗暑湿感冒合并胃肠症状，如呕泻等的良方，现代的藿香正气水正是由它而来。

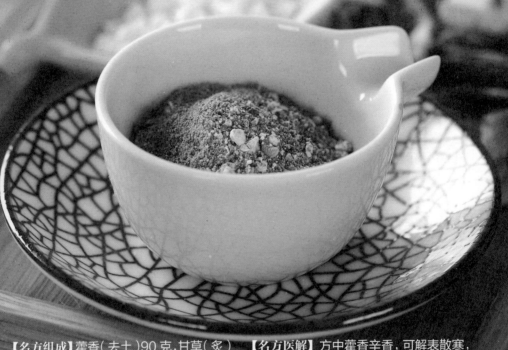

【名方组成】藿香（去土）90克，甘草（炙）75克，大腹皮、白芷、紫苏、茯苓（去皮）各30克，半夏曲、白术、陈皮（去白）、厚朴（去粗皮，姜汁炙）、苦桔梗各60克。

【名方用法】上述药物制成散剂，每次服9克，用生姜、大枣煎汤送服；或做汤剂，加生姜、大枣，水煎服，用量按照原方比例酌定。

【名方医解】方中藿香辛香，可解表散寒，和中止呕；半夏曲、陈皮理气燥湿，和胃降逆；白术、茯苓健脾渗湿，止泻；大腹皮、厚朴理气化痰；紫苏、白芷辛温发散，助藿香外散风寒，紫苏还可醒脾宽中，行气止呕，白芷兼能燥湿化浊；桔梗宣肺利咽；甘草调和药性，煎时加生姜、大枣，可健脾和胃。

咳嗽

每当季节交替、气温变化无常时，身边咳嗽的人就会增多。中医认为，肺的清宣肃降功能出现了问题就会引起咳嗽。五脏六腑是相互联系的，任何一个脏腑有病，都有可能影响到肺的宣降清肃功能而引起咳嗽，因此当咳嗽时要找到原因对症下药。咳嗽主要有以下类型：

风寒咳嗽

外感风寒引起，症见咳声重浊、气急、喉咙痒，咯痰稀薄色白，常伴鼻塞、头痛、恶寒、流清涕、无汗等。

风热咳嗽

外感风热引起，症见咳嗽咳痰不爽、痰黄或稠黏、喉燥咽痛，常伴头痛发热、鼻流黄涕、口渴等。

肺燥咳嗽

多发生在秋季，症见喉痒干咳、无痰或痰少、咳痰不爽，伴口干、头痛等。

痰湿咳嗽

症见咳嗽反复发作，尤以早晨起床时咳嗽严重，咳声重浊，痰多，痰黏腻或稠厚成块，胸闷，常伴身体疲倦、腹胀等。

肺热咳嗽

症见干咳、咳声短促、痰少且黏白或痰中带血丝，常伴口干咽燥、手足心热、盗汗等。

桑杏汤
风热咳嗽、肺燥咳嗽

桑杏汤源自《温病条辨》，书中记载："秋感燥气……桑杏汤主之。"桑杏汤清宣温燥、润肺止咳，适用于肺燥咳嗽。桑杏汤与桑菊饮组方中都有桑叶、杏仁，皆可治疗风热咳嗽，但不同的是，桑菊饮方中配伍薄荷、菊花、连翘、桔梗、甘草、芦根，侧重于疏散风热，治疗风温初起时的咳嗽；而桑杏汤重用养阴润肺生津的沙参、梨皮及润肺止咳化痰的贝母，主治外感温燥相对较重时的咳嗽。

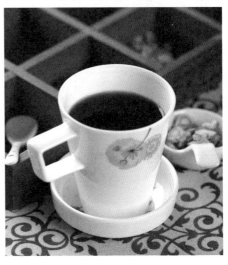

【名方组成】杏仁4.5克，沙参6克，桑叶、象贝、香豉、栀皮、梨皮各3克。

【名方用法】水煎服。

【名方医解】方中桑叶清宣燥热，透邪外出；杏仁宣利肺气，润燥止咳；香豉辛凉透散，助桑叶轻宣透热；象贝清化热痰，助杏仁止咳化痰；沙参养阴生津，润肺止咳；栀皮清泄肺热；梨皮清热润燥，止咳化痰。

杏苏散 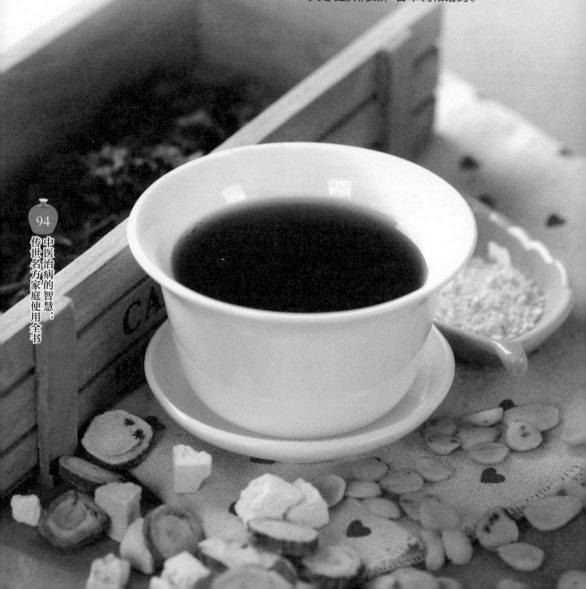 肺燥咳嗽

杏苏散出自《温病条辨》，为吴瑭所创的止咳经典名方，具有理气化痰、轻宣凉燥的功效，对肺燥咳嗽、凉燥咳嗽、无汗恶寒、鼻干咽干有良效。

【名方组成】甘草3克，大枣3枚，杏仁、苏叶、半夏、茯苓、前胡各9克，苦桔梗、枳壳、橘皮各6克。

【名方用法】水煎温服。

【名方医解】方中苏叶解表散邪，宣发肺气；杏仁降利肺气，润燥止咳；前胡疏风散邪，降气化痰；桔梗、枳壳一升一降，可理肺化痰；半夏、橘皮燥湿化痰，理气行滞；茯苓渗湿健脾化痰；生姜、大枣健脾润燥；甘草调和诸药。

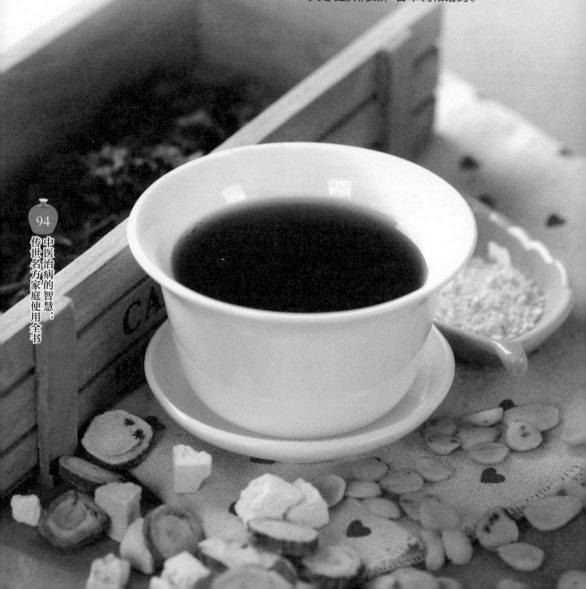

中医治病的智慧：
传世名方家庭使用全书

沙参麦冬汤 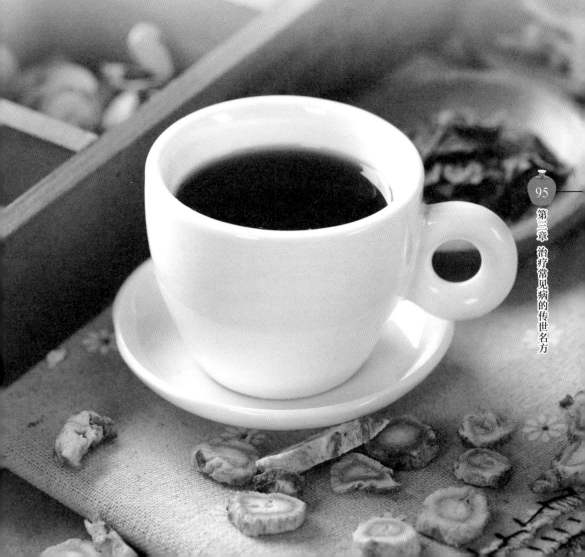 肺燥咳嗽

　　沙参麦冬汤首见于《温病条辨》，适用于燥伤肺胃、肺阴亏损所致的阴伤咳嗽，干咳声嘶，潮热咽燥。沙参麦冬汤可添加梨或肉类做成药膳，滋阴润肺效果也不错。方法很简单，将药物用干净的纱布包好，然后与猪肉片、少量生姜一起加水炖制，最后加盐调味即可。

【名方组成】生甘草3克，玉竹6克，沙参、麦冬各9克，桑叶、生扁豆、天花粉各4.5克。

【名方用法】水煎服。

【名方医解】方中沙参、麦冬清养肺胃；玉竹、天花粉生津解渴；生扁豆、生甘草益气培中、甘缓和胃；桑叶轻宣燥热。诸药合用，可清养肺胃、生津润燥，适用于燥伤肺胃、津液亏损、咽干口渴等。

第三章　治疗常见病的传世名方

止嗽散

风寒咳嗽
痰湿咳嗽

止嗽散，顾名思义是止咳的方剂，源自《医学心悟》，原书记载它能"治诸般咳嗽"。止嗽散具有宣利肺气、疏风止咳的功效，对咳嗽咽痒、咳痰不爽，或微有恶风发热等有效。

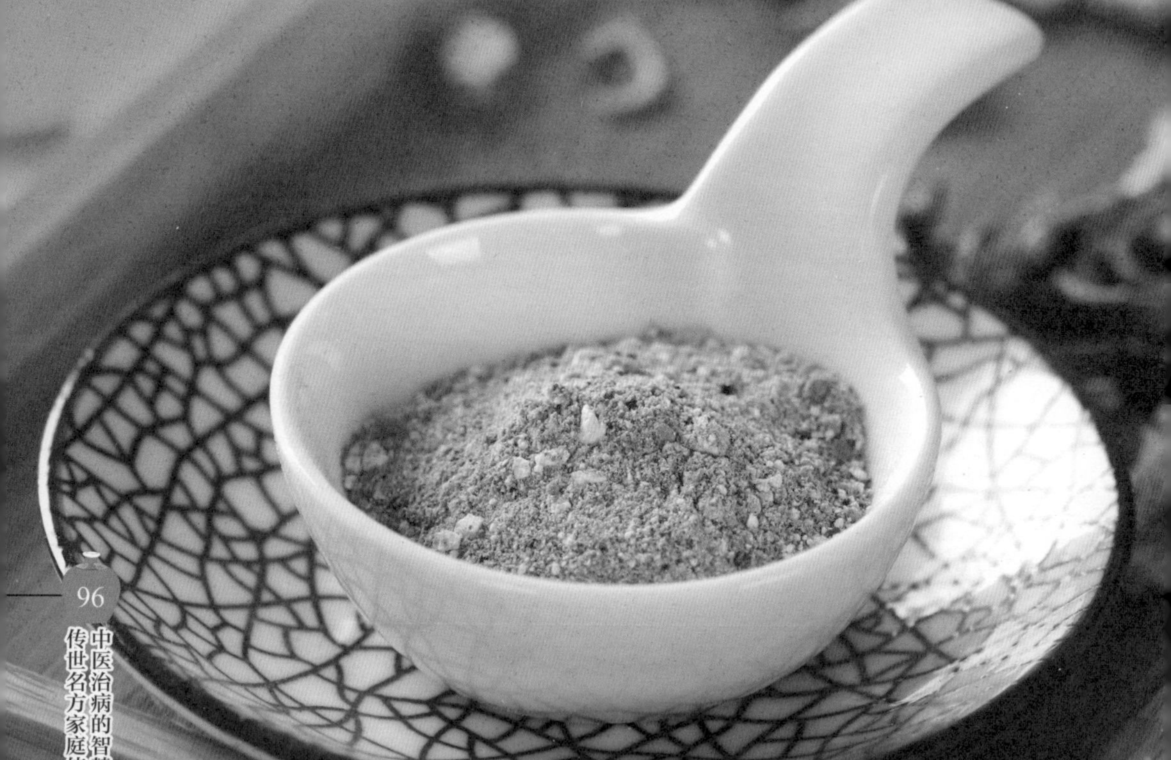

中医治病的智慧·
传世名方家庭使用全书

【名方组成】桔梗（炒）、荆芥、紫菀（蒸）、百部（蒸）、白前（蒸）各10克，甘草（炒）3克，陈皮（水洗去白）5克。

【名方用法】上述药物研为细末，每服9克，食后，临卧时开水调服，初感风寒者，用生姜汤调下。

【名方医解】方中桔梗苦辛微温，能宣通肺气，泻火散寒；荆芥辛苦芳香，散风湿、清头目、利咽喉，善治伤风头痛咳嗽；紫菀辛温润肺，苦温下气，补虚调中，消痰止渴；百部甘苦微温，能润肺；白前辛甘微寒，长于下痰止嗽；陈皮宽中理气，导滞消痰；甘草调和诸药。

【名方禁忌】痰中带血者慎用；阴虚劳嗽者以及肺热咳嗽者，不宜使用。

二陈汤 痰湿咳嗽

二陈汤出自《太平和剂局方》，被历代医家视为祛痰的经典名方，适用于痰湿蕴肺咳嗽。"二陈"寓意有二：一为等量合用，相辅相成；二为半夏、橘红都以陈久者为佳，以防性质过燥。

【名方组成】甘草（炙）4.5克，白茯苓、半夏（汤洗七次）、橘红各9克。

【名方用法】加生姜7片、乌梅1个，水煎温服。

【名方医解】方中半夏燥湿化痰，和胃降逆；橘红理气行滞，燥湿化痰；茯苓健脾渗湿，助半夏、橘红化痰；煎加生姜，既能制半夏之毒，又能协助半夏化痰降逆、和胃止呕；用少许乌梅，可收敛肺气；甘草健脾和中，调和诸药。

泻白散 肺热咳嗽

泻白散最早见于《小儿药证直诀》，是宋代儿科名医钱乙创制的治疗小儿咳喘的经典名方。泻白散具有清泻肺热、止咳平喘的功效，不仅能治疗肺热喘咳，还对小儿麻疹初期、肺炎或支气管炎等有疗效。

【名方组成】甘草（炙）3克，地骨皮、桑白皮（炒）各15克。

【名方用法】上述药物锉散，入粳米1撮，水2小盏，煎七分，饭前服用。或水煎服。

【名方医解】方中桑白皮性寒，味甘，入肺经，可清泻肺热，止咳平喘，为主药；地骨皮性寒，味甘，清降肺中伏火，可助桑白皮泻肺热；甘草养胃和中，使药泻而不伤脾胃，同时还能促进药物的吸收；粳米养胃和中。

【名方禁忌】风寒咳嗽或肺虚咳喘者不宜使用。

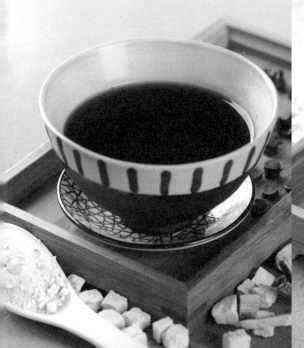

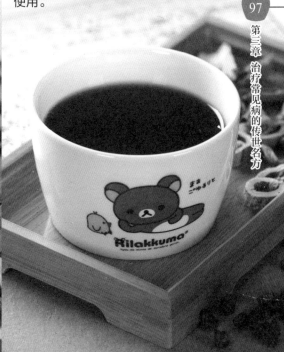

第三章 治疗常见病的传世名方

肺炎

肺炎是指肺部急性感染而引起的肺实质性炎症，是一种常见的临床疾病，种类也比较多，几乎所有人一生当中都有可能罹患一种或多种肺炎。

肺炎在中医里属"肺热咳嗽"，以起病急骤、恶寒发作、咳嗽胸痛乃至呼吸困难为感染肺炎的主要特点，主要有以下类型。

风热肺炎
症状表现为呼吸急促，有汗，口微渴，轻度烦躁，咽红等。

风寒肺炎
症状表现为咳嗽，呼吸急促，发热不高，无汗，恶寒等。

痰热肺炎
症状表现为发热无汗或少汗，咳嗽，喘憋，痰鸣，腹胀，胸满，烦躁不安等。

麻黄杏仁甘草石膏汤

风热肺炎

风热侵肺，可导致发热、出汗、口渴、咳嗽等症状，在治疗上应辛凉疏表、清肺平喘。麻黄杏仁甘草石膏汤即是张仲景针对风热侵肺而创制的经典名方，后收录于《伤寒论》，被历代医家用于解表清肺，治疗肺热咳喘。现代中医临床上，经常将麻黄杏仁甘草石膏汤用于上呼吸道感染、急性支气管炎、支气管肺炎、麻疹合并肺炎等疾病的治疗。

【名方组成】甘草（炙）2 克，石膏（碎）6 克，麻黄（去节）、杏仁（去皮尖）各 3 克。

【名方用法】水煎温服。

【名方医解】方中重用麻黄，其能宣肺泄热，配伍大寒的石膏，而且用量比麻黄多，意在中和麻黄的甘温之性，使麻黄宣肺而不助热，清肺而不留邪；杏仁止咳化痰，还有降肺气的作用，可助麻黄、石膏清肺平喘；甘草益气和中，与石膏配伍能生津止渴，又能调和药性。

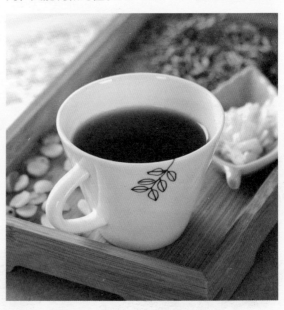

中医治病的智慧：
传世名方家庭使用全书

大青龙汤 风寒肺炎

大青龙汤出自《伤寒论》，是治疗风寒感冒、风寒咳嗽、风寒肺炎等病的经典名方。

【名方组成】杏仁（去皮尖）10枚，大枣（掰开）4枚，麻黄（去节）6克，桂枝（去皮）、甘草（炙）各2克，生姜（切）、石膏（碎）各3克。

【名方用法】加水9升，先煮麻黄，煮至7升后，去沫，放入诸药，煮取3升，去渣，每日温服1升，连用3日。

【名方医解】方中用麻黄、桂枝、生姜辛温发汗以散风寒，能使内热随汗而泄；甘草、生姜、大枣甘温补脾胃、益阴血，以补热伤之津；石膏甘寒清解里热，与麻黄配伍能透达郁热；杏仁配麻黄，一收一散，可宣降肺气并促进热邪排出。诸药配伍，可发散风寒兼清郁热。

桔梗汤 痰热肺炎

桔梗汤出自《伤寒论》，只有桔梗和甘草两味药组成，组方简单但切实有效，非常适合居家调理痰热肺炎时用。

【名方组成】桔梗30克，甘草60克。

【名方用法】水煎服。

【名方医解】方中桔梗宣肺利咽、祛痰排脓，甘草既能调和药性，还有补脾益气、清热解毒、祛痰止咳、缓解止痛等功效，与桔梗搭配使用，能助桔梗清肺、止咳、化脓。两药合用，清肺热、化痰脓，则肺热痰瘀自然痊愈。

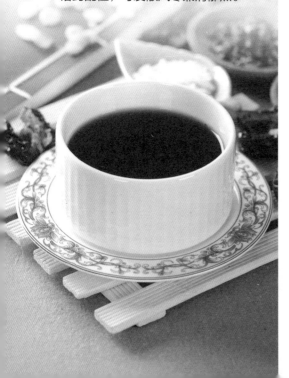

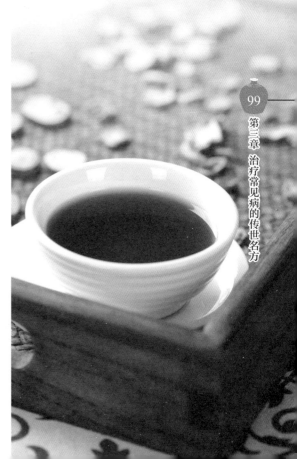

第三章 治疗常见病的传世名方

支气管哮喘

哮喘是因气管和支气管对各种刺激物的刺激不能适应，而引起的支气管平滑肌痉挛、黏膜肿胀、分泌物增加。花粉、绒毛等变应原都可以引发哮喘，且哮喘的发作都很突然，常胸部突然窒闷，呼吸急促，发出带有哮鸣音的喘息声音，甚至烦躁出汗，口唇发绀等。中医将哮喘分为以下几种类型：

寒性哮喘

症见咳嗽气喘，喉间有痰鸣音，痰多白沫，鼻流清涕，面色淡白，恶寒无汗等。

热性哮喘

症见咳嗽哮喘，咯痰稠黄，喉间哮吼痰鸣，胸闷，口干咽红，尿黄便秘等。

肺脾气虚哮喘

症见气短多汗、咳嗽无力、经常感冒、神疲乏力等。

脾肾阳虚哮喘

症见面色苍白、畏寒怕冷、脚软无力、气短心悸、腹胀等。

肺肾阴虚哮喘

症见面色潮红、经常咳嗽，严重者甚至咯血，夜间盗汗，身体消瘦，气短心悸等。

定喘汤 外寒内热性哮喘

定喘汤源自《摄生众妙方》，具有宣肺降气、清热化痰的功效，正好是外感风寒，膈中有热的哮喘者的理想选择。

【名方组成】甘草3克，杏仁（去皮、尖）4.5克，苏子、黄芩（微炒）各6克，白果（去壳，砸碎炒黄）、麻黄、款冬花、桑白皮（蜜炙）、制半夏各6克。

【名方用法】水煎服。

【名方医解】方中麻黄宣肺散邪以平喘；白果敛肺定喘而祛痰；黄芩、桑白皮清泄肺热，止咳平喘；苏子、杏仁、半夏、款冬花降气平喘，止咳祛痰；甘草调和诸药。上述药物合用，可使肺气宣降，痰热得清，风寒得解。

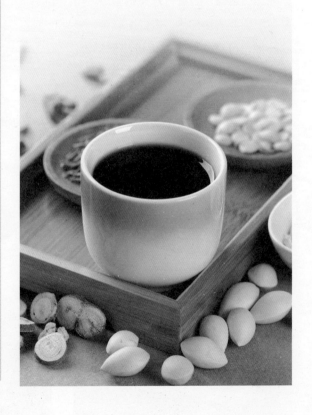

小青龙汤 外寒内饮性 哮喘

小青龙汤是中医十大名方之一，出自《伤寒论》，是张仲景创制的用来治疗咳喘痰饮的经典名方。青龙即东方木神，本方取名"小青龙汤"，比喻咳喘痰饮者服用本方就像身体里有东方木神"坐镇"，赶走疾病并让身体痊愈。小青龙汤可逐水以散阴寒，故常用于风寒哮喘的治疗。

【名方组成】五味子、细辛、干姜、甘草（炙）各3克，麻黄（去节）、芍药、桂枝（去皮）、半夏（洗）各6克。

【名方用法】水煎温服。

【名方医解】方中麻黄解表散寒，宣肺平喘；桂枝辛温，补元阳、通血脉、暖脾胃，助麻黄散寒平喘；干姜、细辛助麻黄、桂枝解表散寒；五味子敛肺止咳；芍药和养营血；半夏燥湿化痰，和胃降逆；甘草益气和中，调和诸药。

【名方禁忌】本方多温燥之品，故阴虚干咳无痰或痰热者不宜使用。

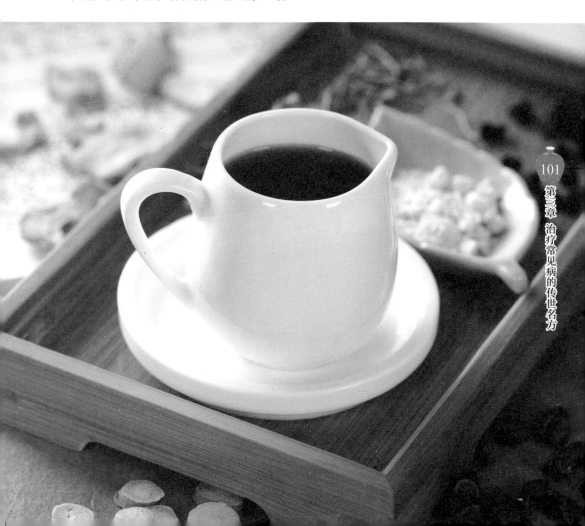

射干麻黄汤 寒性哮喘

　　射干麻黄汤是张仲景创制的用于治疗风寒哮喘的经典名方，后被收录于《金匮要略》。射干麻黄汤主治风寒表证较轻，证属痰饮郁结、肺气上逆者，而且以治里为主，下气平喘功效显著，被历代医家视为治疗风寒哮喘里证的良方。

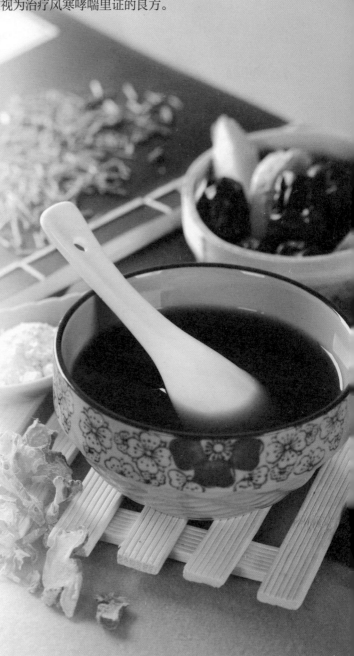

【名方组成】五味子3克，大枣3枚，生姜、细辛、紫菀、款冬花各6克，射干、麻黄、半夏（大者洗）各9克。

【名方用法】上述9味药，以水1斗2升，先煮麻黄二沸，去掉浮沫，下入其他药物，煮取3升药汁，分3次温服。

【名方医解】方中射干苦寒，有清热解毒、消痰利咽的功效；款冬花润肺下气，化痰止嗽；紫菀温肺下气，消痰止咳；麻黄解表散寒，宣发肺气而平喘咳；生姜、细辛温肺化饮；五味子敛肺止咳；半夏燥湿化痰，和胃降逆；大枣和中益气，调和诸药。

三子养亲汤 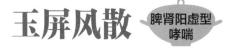 肺脾气虚型哮喘

《杂病广要》录《皆效方》记载："高年咳嗽，气逆痰痞"，用三子养亲汤。三子养亲汤的组成很简单，只有3味药物，有温肺化痰、降气消食的功效，对肺脾气虚的老年人咳嗽有较好的疗效。

【名方组成】紫苏子、白芥子、莱菔子各9克。

【名方用法】三药微炒，捣碎，用纱布包好为煮，频服。

【名方医解】方中白芥子温肺化痰，利气散结；苏子降气化痰，止咳平喘；莱菔子消食导滞，下气祛痰。

玉屏风散 脾肾阳虚型哮喘

玉屏风散源自《医方类聚》，是由元代医家危亦林创制的补益方剂。取名"玉屏风"，意在表明方剂的功效就像一道御风屏障，能抵挡疾病而又显得珍贵如玉。现代研究表明，玉屏风散对变应性鼻炎、上呼吸道感染、哮喘等有较好的疗效。

【名方组成】防风30克，黄芪（蜜炙）、白术各60克。

【名方用法】上述药物研末，每日2次，每次6~9克，大枣煎汤送服；也可作汤剂，水煎服，用量按原方比例酌减。

【名方医解】方中黄芪甘温，内补脾肺，外可固表止汗；白术健脾益气，助黄芪益气固表；防风解表散寒，合黄芪、白术以益气祛邪。且黄芪配伍防风，可益气固表；防风得黄芪，可祛邪而不伤正。

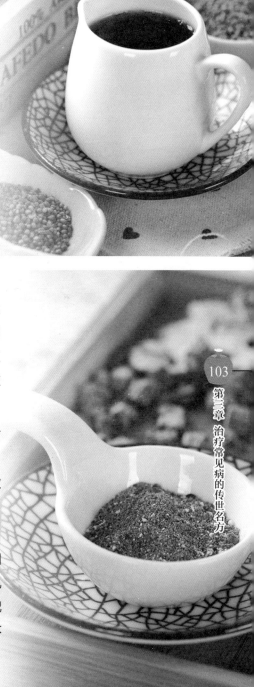

麦味地黄丸

久病后肺肾两亏，阴虚内热，可使哮喘发作。因此，在治疗上应以养阴清热、补益肺肾为主。麦味地黄丸最早见于《医部全录》引的《体仁汇编》，它是在六味地黄丸的基础上加麦冬、五味子而配成，可滋阴敛肺，对肺肾阴虚之哮喘有效，被历代医家反复使用。

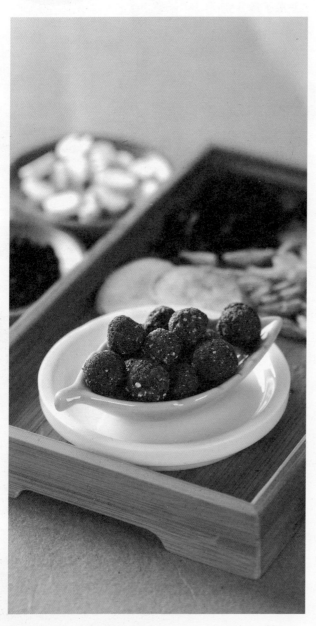

【名方组成】熟地黄24克，山茱萸、山药各12克，泽泻、牡丹皮、茯苓（去皮）各9克，麦冬、五味子各15克。

【名方用法】上述药物为细末，炼蜜为丸，如梧桐子大小，每次服9克，空腹时用米汤送下。

【名方医解】六味地黄丸"三补三泻"，其中熟地黄滋阴补肾、填精益髓，山茱萸补养肝肾并能涩精，山药补益脾阴、固精，三药相配，滋养肝脾肾，称为"三补"；泽泻利湿泄浊并能防熟地黄之滋腻，牡丹皮清泄相火并能制山茱萸之温涩，茯苓淡渗脾湿并能助山药之健运，三药即为"三泻"。在此基础上，加入滋阴养阴的五味子、麦冬，使药方滋养肺肾阴的效果更显著。

清热平喘汤 小儿热性哮喘

　　清热平喘汤出自《儿科证治简要》，具有清热宣肺、化痰平喘的功效，临床上常用于小儿热性哮喘。

【名方组成】生石膏9克，杏仁6克，麻黄2.4克，甘草（炙）3克，松罗茶4.5克，大枣3枚。

【名方用法】水煎服。

【名方医解】方中以石膏为君药，具有清热泄火、除烦止咳的功效；杏仁宣肺止咳、祛痰利咽；麻黄辛温解表，与生石膏一寒一热，以助于解体内热邪；松罗茶清热祛火，祛痰消积；甘草、大枣调和诸药，缓急和中。

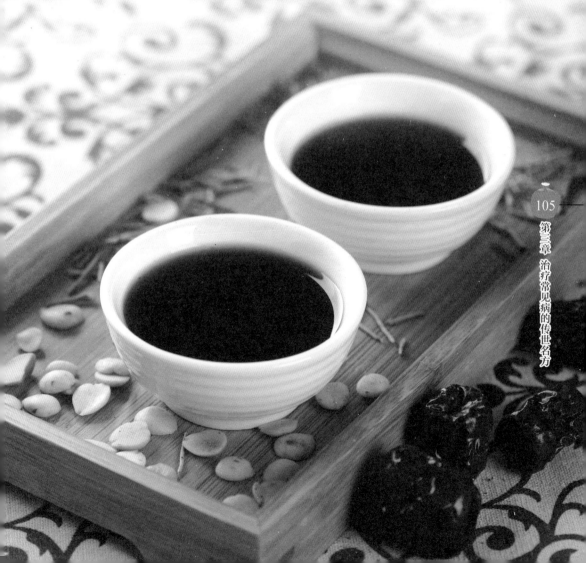

温肺定喘汤 小儿寒性哮喘

温肺定喘汤源自《儿科证治简要》，具有温肺定喘的功效，临床上常用于治疗小儿寒性哮喘，特别是咳嗽喘急、呼吸困难。

【名方组成】麻黄1.5克，杏仁6克，干姜、细辛、薄荷各2.4克，苏叶、五味子各3克。

【名方用法】水煎服。

【名方医解】方中干姜、细辛、麻黄辛温解表散寒；薄荷辛散，可助干姜、细辛、麻黄发散寒气，使阳气得以上升；杏仁宣肺止咳、祛痰平喘；苏叶、五味子滋阴清热，缓和干姜、细辛、麻黄的燥热，使温补而不伤耗阴血。

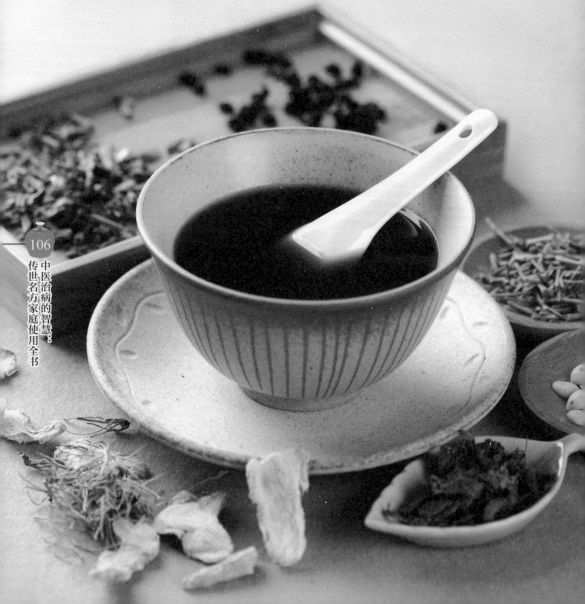

苓甘五味姜辛汤 寒饮性哮喘

苓甘五味姜辛汤是《金匮要略》中治疗寒饮咳嗽的经典方剂，不仅如此，它对寒痰哮喘也有效。人体脾阳不足，寒从中生，聚湿成痰，痰饮犯肺可导致咳嗽和哮喘发作，而苓甘五味姜辛汤有温肺化痰的功效。

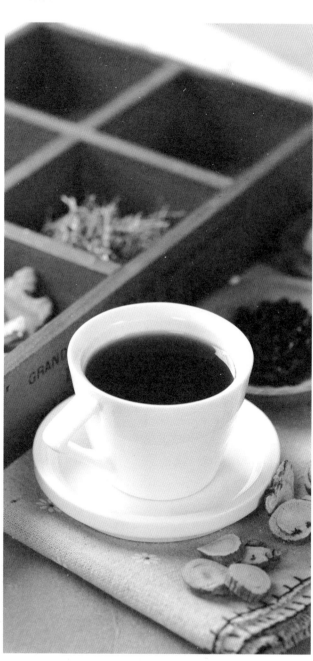

【名方组成】茯苓12克，甘草、干姜各9克，细辛、五味子各3克。

【名方用法】水煎温服。

【名方医解】方中干姜温肺散寒，又能温运脾阳，以利于寒痰运化；细辛能辛散，温肺散寒，助干姜温肺散寒化饮；茯苓健脾渗湿、祛痰，一方面从源头上杜绝生痰，一方面利水导尿使痰饮从尿液中排出；为防干姜、细辛耗伤肺气，又佐以五味子敛肺止咳，与干姜、细辛相伍，一温一散一敛，使散不伤正，敛不留邪，且能促进肺的功能正常；甘草和中调药。

慢性鼻炎

慢性鼻炎是指鼻腔黏膜及黏膜下层的慢性炎症，主要症状为鼻塞、流涕、鼻腔分泌物增多、嗅觉减退、咽喉干燥等。

中医认为，肺开窍于鼻，鼻炎的发生多是因为肺出现了问题。根据发病的原因，鼻炎主要有以下类型：

风寒鼻炎

因外感风寒而发病，症见鼻塞、鼻痒、打喷嚏、流清涕，常伴有咳嗽。

风热鼻炎

因外感风热而发病，症见鼻塞、流浊涕，常伴有全身发热、恶风、头痛微汗、咽痛、咳嗽痰稠。

肺脾气虚型

因肺气、脾气虚弱而导致邪滞鼻窍，症见鼻痒、喷嚏、流清涕，反复发作，天气变凉时容易犯病并加重。

气滞血瘀型

鼻甲肿实色暗，呈桑椹样，鼻塞持久严重，嗅觉迟钝，流涕黄稠或黏白，可伴头胀痛、口干咽燥、耳鸣等。

中医治病的智慧：传世名方家庭使用全书

苍耳子散　风热鼻炎

苍耳子散出自宋代陈言撰写的《三因极一病证方论》。陈言认为"医事之要，无出三因""倘识三因，病无余蕴"，主张"分别三因，归于一治"。三因即内因、外因、不内外因（其他原因）。苍耳子散疏风清热、通鼻窍，用于外感风热而导致复发的慢性鼻炎，既从内因上宣肺、祛风热，又"解决"鼻炎的表面症状鼻塞，内外兼顾，正是"三因"治病的体现。

【名方组成】苍耳子9克，白芷3克，薄荷、辛夷各6克。

【名方用法】上药研散，温开水送服。也可以水煎服。

【名方医解】方中苍耳子入肺、肝经，可祛风散湿，上达头顶，外达皮肤，使风、湿有"路"从人体内出去，苍耳子还有通鼻窍的功效，能通鼻塞；薄荷辛香，通鼻窍、清利头目，又能泄肺热；辛夷芳香，可通九窍，散风热；白芷通窍表汗，除湿散风。

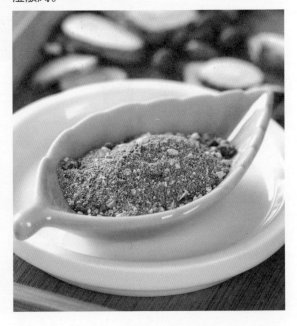

辛夷散 风寒鼻炎

　　辛夷散出自《严氏济生方》，是宋朝时广为流传的治疗鼻渊的经典名方。鼻渊是指鼻流涕，像泉水一样往下渗，量多而且不停止的一种鼻病，常伴头痛、鼻塞、嗅觉减退、鼻窦区疼痛等，相当于我们现代所说的慢性鼻炎。鼻渊又分伤风鼻塞和鼻窒，伤风鼻塞以鼻塞、流清涕、头痛为主要症状，鼻窒以鼻塞、流浊涕、嗅觉减退为主要症状。伤风鼻塞类似于现代所说的外感风寒所致的慢性鼻炎，而辛夷散具有开窍通鼻、散寒除湿的功效，是治疗伤风鼻塞的良方。

【名方组成】辛夷、细辛、藁本、升麻、川芎、羌活、白芷、木通、甘草（炙）、防风各等份。

【名方用法】上述药物研为细末，每次服6克，饭后清茶调服。

【名方医解】方中辛夷散风寒、通鼻窍，常用于风寒头痛、鼻塞、鼻渊、鼻流浊涕；白芷、细辛解表散寒，祛风止痛，通鼻窍；防风、藁本辛温，能祛风散寒，除湿止痛；川芎行气活血、祛风止痛；升麻可散寒邪，升阳气；羌活、防风祛风除湿，解表散寒；木通利尿通淋，使寒邪随尿液排出体外，而且木通苦寒，可调和其他温补性药物；甘草调和诸药。

【名方禁忌】本方性偏温燥，外感风热者不宜使用。

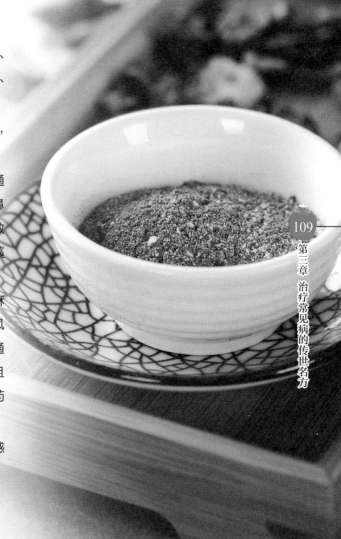

碧云散 慢性鼻炎

碧云散源自《医宗金鉴》，是古代治疗鼻渊（慢性鼻炎）的常用外用方。碧云散外用，主要取其芳香通窍、清利头目的作用，使鼻塞、头痛、流鼻涕的症状得以缓解。

【名方组成】 青黛3克，细辛、辛夷各6克，川芎、鹅不食草各10克。

【名方用法】 上述药物研为细末，取少许搐鼻（将少许药物细末吹入鼻内，促使患者打喷嚏）。

【名方医解】 方中鹅不食草温辛，入肺经，可发散风寒、通鼻窍、止咳；川芎辛温香燥，可助鹅不食草发挥药效，又能发散风寒，起到祛风止痛、活血祛瘀的作用；辛夷芳香通窍，散风热；细辛芳香，具有祛风散寒、通窍止痛、温肺化饮的功效；青黛清热解毒、凉血利咽，能调和药方的药性，使之变得温和。

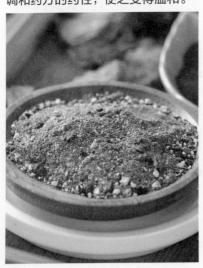

当归芍药汤 气滞血瘀型鼻炎

当归芍药汤是重要的活血化瘀药方，不同医书记载的方药，因为药方组成、用法等的不同，功效也各不相同。本方出自《中医耳鼻喉科学》，经过临床实践验证，证明切实有效，用于治疗气滞血瘀型慢性鼻炎。

【名方组成】 甘草6克，当归、白菊花、泽泻各12克，茯苓、赤芍各15克，白术、川芎、桃仁、红花、地龙、辛夷、薄荷、黄芩各9克。

【名方用法】 水煎服。

【名方医解】 方中当归、川芎、桃仁、红花养血活血、祛瘀消滞；芍药滋阴养血，使药方祛瘀而不伤血；茯苓、白术、泽泻健脾祛湿，脾为气血生化之源，脾强则气血充足通畅，瘀滞自消；辛夷、薄荷芳香通窍，缓解鼻塞等不适；地龙清肺定喘、通行经络；白菊花、黄芩清热解毒，祛除气血瘀滞之热，同时调和药方的性质，使药方温而不滞；甘草调和诸药，健脾益气。

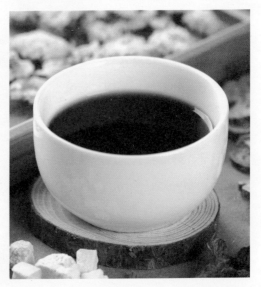

慢性咽炎

慢性咽炎是咽部黏膜及淋巴组织的弥漫性炎症，一般病程冗长，顽固难愈。引起慢性咽炎的原因有很多，如急性咽炎反复发作转为慢性；长期烟酒过度，或受粉尘、有害气体的刺激，以及患有口鼻疾病、呼吸道慢性炎症、贫血等。

慢性咽炎主要有以下几种类型：

阴虚型

症见咽干不适，微痛，有异物感或灼热感，伴潮热盗汗，五心烦热，常清嗓，有少许黏痰。

肺热型

症见咽喉干燥、疼痛，常感觉恶心，或伴目赤发热，胸膈闷痛。

痰湿型

症见咽干微痛或有胀痛感，感觉咽喉有痰黏滞或异物梗阻。

养阴清肺汤

阴虚型咽炎

养阴清肺汤源自《重楼玉钥》，是治疗白喉之阴虚燥热的经典名方。白喉指的是咽喉部出现类似于溃疡的白色斑块，不容易拭去，并逐渐扩展，同时出现咽喉肿痛、发热、鼻干唇燥等，类似于现代的急性扁桃体炎、急性咽炎。急性咽炎反复发作可发展成慢性咽炎，历代医家常用养阴清肺汤治疗阴虚火旺型慢性咽炎。

【名方组成】生地黄6克，生甘草、薄荷3克，麦冬、玄参各9克，贝母（去心）、丹皮、白芍（炒）各5克。

【名方用法】上述药物水煎服，一般日服1剂，重症者可日服2剂。

【名方医解】生地黄性味甘寒，入肾经，可滋阴凉血；玄参滋阴降火，解毒利咽；麦冬养阴清肺，与玄参一起助生地黄滋阴清热养肺；丹皮清热凉血，散瘀消肿；白芍敛阴和营，清热泻火；贝母清热润肺，化痰散结；薄荷辛凉散邪，清热利咽；生甘草清热解毒利咽，并调和诸药。上述药物配伍，可养阴清肺、解毒利咽。

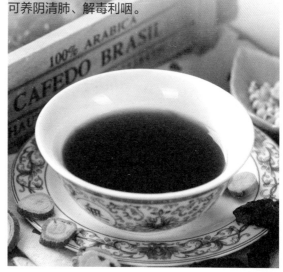

第三章 治疗常见病的传世名方

麦冬汤

阴虚合并胃气上逆型咽炎

关于麦冬汤,张仲景《金匮要略》中记载:"大逆上气,咽喉不利,止逆下气者,麦冬汤主之。"麦冬汤清肺胃热、滋阴,可治疗肺胃阴虚、火气上逆所致的各种病症,包括慢性支气管炎、慢性咽炎、肺结核等。现代研究表明,麦冬汤有止呕作用,对胃阴不足、气逆呕吐导致的胃肠疾病、妊娠呕吐等有良好的疗效。

【名方组成】麦冬42克,人参9克,粳米3克,大枣4枚,半夏、甘草各6克。

【名方用法】水煎服。也可增加粳米的用量,其余用干净纱布包好,然后加水熬粥,可作为慢性咽炎的食疗。

【名方医解】肺胃阴虚、虚火上炎,不仅使气机上逆,而且还会耗伤阴液,使人咽喉疼痛、呕吐等,治疗上应清养肺胃,降逆下气。方中麦冬甘寒清润,既养肺胃之阴,又清肺胃虚热;人参益气生津,甘草、粳米、大枣益气养胃,4味药相合可益胃生津;半夏清肺润燥;甘草调和诸药。

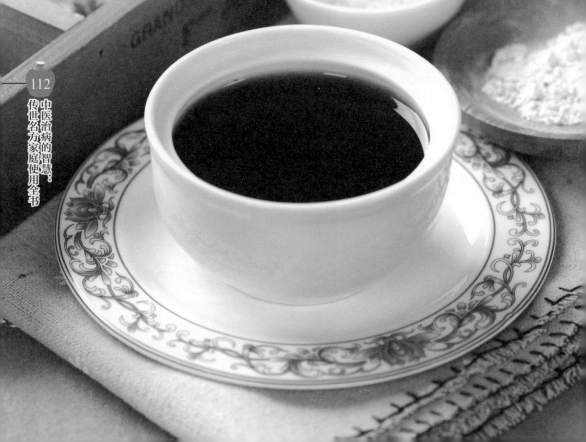

金水六君煎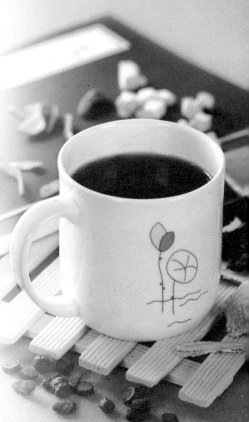

痰湿型
咽炎

　　金水六君煎源自《景岳全书》，可滋养肺肾、祛痰化湿，标本兼治。现代研究表明，其对痰湿内盛引起的咳嗽、慢性咽炎等有较好疗效。

【名方组成】甘草（炙）3克，陈皮4.5克，熟地黄9~15克，当归、半夏、茯苓各6克。

【名方用法】加生姜2~5片，水煎服。

【名方医解】方中半夏辛温性燥，能燥湿化痰；茯苓健脾、渗湿、化痰；熟地黄清热滋阴，当归补气养血，两者配伍可滋阴养血，肺肾并调；陈皮理气健脾；甘草健脾和中，调和诸药；用生姜煎药，能制半夏之毒，又能助半夏化痰降逆。

清金利咽汤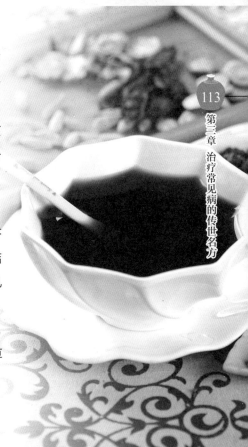

肺热型
咽炎

　　《中西医结合耳鼻咽喉科学》中的清金利咽汤具有清洁郁热、养阴利咽的功效，临床实践证明其对肺胃郁热所致的慢性咽炎有良好的疗效。

【名方组成】薄荷、甘草6克，浙贝母、麦冬、玄参各15克，桔梗、黄芩、牛蒡子、栀子、木通各10克。

【名方用法】水煎服。

【名方医解】方中桔梗宣肺利咽，祛痰排脓；黄芩苦寒，泻实火，除湿热；浙贝母清热化痰，散结解毒；麦冬养阴生津，润肺清心；牛蒡子疏散风热，宣肺利咽，清热消肿；栀子清热泻火凉血；薄荷辛凉，可发汗解热、清利咽喉；木通苦寒，可清热除烦；玄参清热凉血，滋阴降火；生甘草清热解毒，调和诸药。

百合固金汤

**阴虚合并虚火
上炎型咽炎**

百合固金汤最早见于《慎斋遗书》，组方以百合润肺为主，服用后可使阴血渐充、虚火自清、痰化咳止，达到固肺护阴的目的，所以得名。历代医家常用本方治疗肺肾阴亏、虚火上炎而导致的咳嗽、咳痰、喉痹等。现代研究表明，百合固金汤对肺结核、慢性支气管炎、慢性咽炎等属肺肾阴虚、虚火上炎者有良好的疗效。

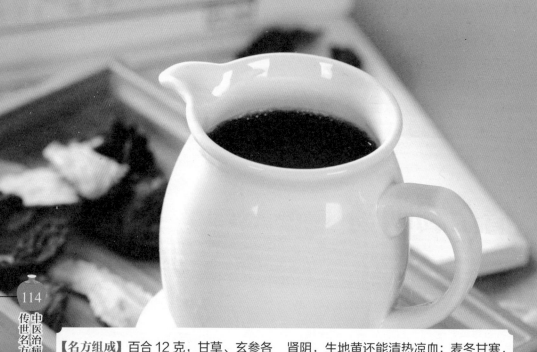

中医治病的智慧：
传世名方家庭使用全书

【名方组成】百合 12 克，甘草、玄参各 3 克，白芍、桔梗、贝母各 6 克，熟地黄、生地黄、麦冬、当归各 9 克。

【名方用法】水煎服。

【名方医解】肺肾阴虚型慢性咽炎在治疗上宜滋养肺肾之阴血，兼以清热化痰止咳，以标本兼治。方中百合滋阴清热，润肺止咳；生地黄、熟地黄并用，能滋肾阴，生地黄还能清热凉血；麦冬甘寒，可助力百合滋阴清热、润肺止咳；玄参性寒味咸，助生地黄和熟地黄以滋阴，阴足则虚火消，还能清利咽喉；当归、白芍养血和血；贝母清热润肺，化痰止咳；桔梗宣肺利咽，化痰散结；生甘草清热泻火，调和诸药。

口腔溃疡

口腔溃疡，俗称"口疮"，是发生在口腔黏膜上的表浅性溃疡，从米粒至黄豆大小不等，成圆形或卵圆形，溃疡面为凹陷，周围充血。通常，口腔溃疡会在7~10天内自行痊愈，但有的人病情会反反复复，时好时坏，从而影响生活，令人困扰。

中医认为，口腔溃疡主要有以下类型：

气虚型

由气虚阳浮引起，症见口疮、面色苍白、少气无力、四肢畏寒、大便溏泄等。

阳虚型

由脾阳、肾阳虚引起，症见口疮、口渴、咽痛、烦躁等。

阴虚型

由阴虚内热、虚火上炎引起，症见口疮、口干口渴、疲劳无力、手足心热、小便不利、大便燥结等。

火热型

由火热内盛引起，症见口疮、口腔灼痛、口渴口臭、心烦失眠、便秘尿赤等。

四君子汤

气虚型
口腔溃疡

四君子汤出自宋《太平惠民和剂局方》，有"天下补气第一名方"之美称。后世许多补气的方子如六君子汤都是在这个方子的基础上化裁而成，因此四君子汤也被誉为补气的"祖方"。四君子汤是从《伤寒论》中的"理中丸"脱胎，把原方中秉性燥烈的干姜去掉，换成了性质平和的茯苓，由驱除大寒变成温补中气，且方药补性平和，品性中正，不偏不倚，犹如君子有中庸之道，所以得名"君子"。

【名方组成】甘草（炙）6克，人参（去芦）、白术、茯苓各9克。

【名方用法】水煎服。也可加肉类炖汤，还可加粳米煮粥。

【名方医解】脾气虚使虚阳上浮，不能温运口腔经脉，则容易生口腔溃疡，在治疗上应益气、健脾、升阳。本方人参甘温益气，健脾养胃；白术苦温，健脾燥湿，可加强人参益气助运之力；茯苓甘淡，健脾渗湿，与白术配伍则健脾祛湿功效显著；甘草益气和中，调和诸药。

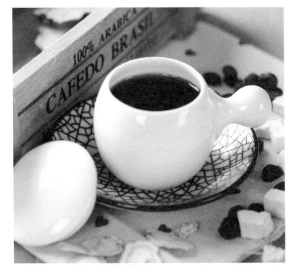

凉膈散

凉膈散出自《太平惠民和剂局方》，是中医清火、消暑、润燥的常用方剂，对因脏腑积热伤津液、火热上炎而导致的口干口渴、口舌生疮、咽喉肿痛等有良好的疗效。

【名方组成】大黄、朴硝、甘草（炙）各6克，山栀子仁、薄荷（去梗）、黄芩各3克，连翘12.5克。

【名方用法】上述药物共研末，每次取6~12克，加竹叶3克、少许蜂蜜，水煎服。儿童用药要根据年龄酌情加减。

【名方医解】方中连翘清心肺、解热毒，为主药；黄芩、山栀子仁、薄荷、竹叶、朴硝、大黄清热泻火；蜂蜜、甘草健脾益胃，调和诸药。上述药物合用，可清热泻火。

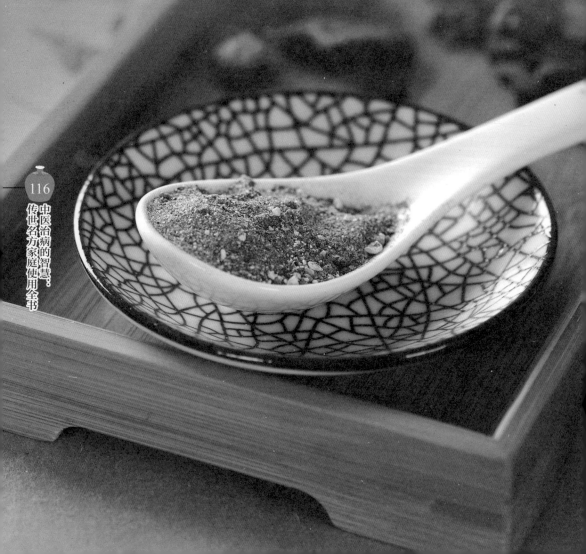

桂附理中汤

阳虚型 口腔溃疡

桂附理中汤出自《喉科种福》，是治疗阳虚口疮的经典名方。是在张仲景《伤寒论》"理中汤"（即人参汤）的基础上，去掉甘草，将人参换成党参，加入附子、肉桂而成。张仲景理中汤重在补气健脾，而桂附理中汤重在温中祛寒补气。

【名方组成】 党参 5 克，白术 3 克，附子 4 克，干姜 2 克，肉桂（去粗皮，研，炮）1 克。

【名方用法】 水煎服。

【名方医解】 方中党参性平味甘，有补中益气、健脾益肺、养血生津的功效，常用于脾肺气虚、食少倦怠、咳嗽虚喘、津伤口渴等，功效与人参相似，治一般虚证时可代替人参使用，因阳虚而引起的口疮虚证调理需要缓补，用党参药要相对合适；白术温苦，健脾益气，和胃；附子温经通脉，养阳散寒；干姜大辛大热，可温中散寒；肉桂温补肾阳。诸药合用，可温补肾阳、益气健脾。

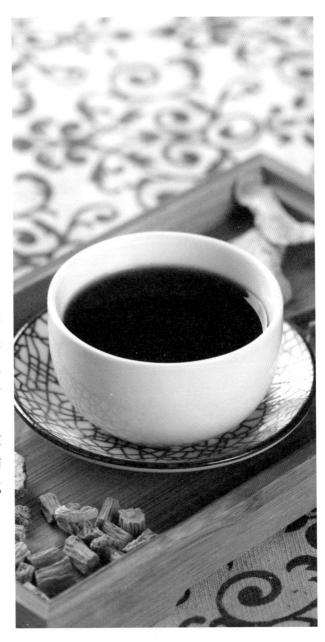

第三章 治疗常见病的传世名方

黄连解毒汤 火热型口腔溃疡

黄连解毒汤，顾名思义就是以黄连为主、具有解毒作用的方剂。黄连解毒汤出自《肘后备急方》，可泻火解毒。现代研究证明，用黄连解毒汤可治疗肺炎、泌尿系统感染以及因热毒而加重的口疮溃疡、慢性咽炎、痢疾等感染性炎症。

【名方组成】黄芩、黄柏各3克，黄连、栀子（擘）各6克。

【名方用法】水煎服。

【名方医解】热盛伤津，可使人口干舌燥；胃火过剩，可耗伤津液，使人长口疮，在治疗上宜泻火解毒。本方中黄连、黄芪、黄柏、栀子都有清热泻火的功效。上述药物合用，可引邪热从大便、小便排出，从而起到解热毒的目的。

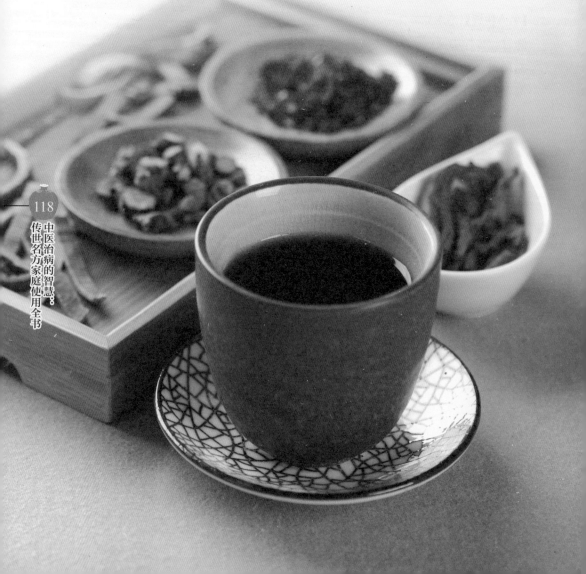

头痛头晕

头痛头晕是再普遍不过的症状了，睡不好会头痛头晕，用脑过度会头痛头晕，心理压力大了会头痛头晕，很多疾病也有头痛头晕的表现。中医认为，常见的头痛头晕类型有：

风热型头痛头晕

主要症状为头胀痛，常伴有发烧、口渴咽干、目赤流浊涕等症状。

风寒型头痛头晕

疼痛部位多集中在前额及太阳穴，表现为拘急疼痛，恶寒，有时候也会牵引后脖子痛；有时还伴有咳嗽、无汗恶寒、鼻塞或流清涕等症状，严重者伴有发烧、全身酸痛等症状。

风湿型头痛头晕

主要症状为头部胀痛，四肢沉重、胸闷、全身疲倦等。

瘀血型头痛头晕

多因外伤致瘀血内阻引起，主要症状为头痛持续较长，疼痛部位固定，像针刺般疼痛。

芎芷石膏汤

风热型
头痛头晕

芎芷石膏汤出自《医宗金鉴》，是中医里治疗头痛眩晕的经典名方，它对风热型头痛头晕、反复发作的头痛头晕、偏头痛有显著的疗效。

【名方组成】川芎 12 克，石膏 30 克，羌活 9 克，藁本 10 克，白芷、菊花各 15 克。

【名方用法】水煎服。

【名方医解】方中川芎、白芷祛风止痛；菊花、石膏疏风清热；羌活、藁本解表散寒、除湿止痛。上述药物配伍，可起到辛凉解表、疏风清热的功效。

【名方活用】风热重时，去掉羌活、藁本，改用黄芩、山栀、薄荷以辛凉清热；发热严重时，加金银花、连翘以清热解毒。

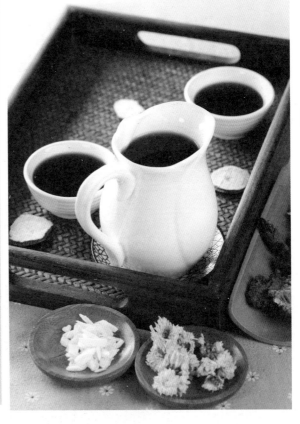

川芎茶调散

川芎茶调散出自宋《太平惠民和剂局方》，因以川芎为主药而制成散剂，用清茶调服，故得名"川芎茶调散"，是治疗风寒型头痛头晕的常用药。

【名方组成】薄荷叶（不见火）24克，川芎、荆芥（去梗）各12克，细辛（去芦）3克，防风（去芦）4.5克，白芷、羌活、甘草（炙）各6克。

【名方用法】上述药物研为细末，每次6克，每日2次，饭后清茶调服。

名方医解：方中川芎祛风止痛，是治疗各种头痛的常用药；薄荷、荆芥辛散清利，能助川芎疏风止痛，并能消散头部发热、疼痛的症状；羌活、白芷疏风止痛；细辛祛风止痛，通鼻窍；防风祛风解表，除湿止痛；甘草益气和中，调和诸药；服用时用清茶调服，取茶之苦凉轻清，既消散头部疼痛，又能调和药物的温燥与升散。

九味羌活汤

风湿型
头痛头晕

九味羌活汤也称"易老解利方",是金朝名医张元素的成名方,后录于《此事难知》。
九味羌活汤具有辛温解表、发汗祛湿兼清里热的功效,是治疗风湿型头痛、偏头痛、
感冒、风湿性关节炎等外感风寒湿邪兼有里热证的良方。

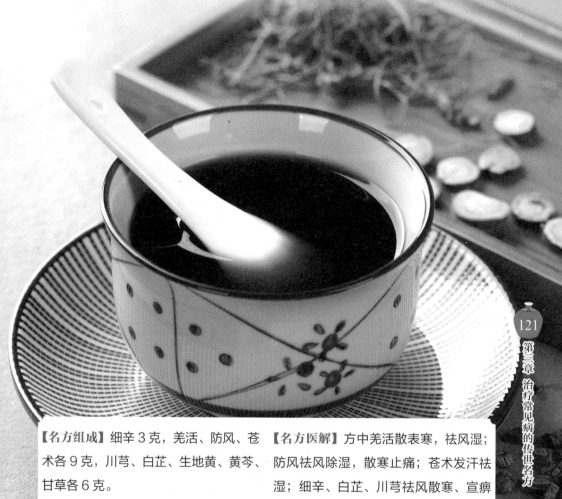

第三章 治疗常见病的传世名方

【名方组成】细辛3克,羌活、防风、苍术各9克,川芎、白芷、生地黄、黄芩、甘草各6克。

【名方用法】水煎服。若急于取汗,宜热服,并用羹粥辅助;若需缓汗,宜温服,但不用汤粥辅助。

【名方医解】方中羌活散表寒,祛风湿;防风祛风除湿,散寒止痛;苍术发汗祛湿;细辛、白芷、川芎祛风散寒、宣痹止痛;生地黄、黄芩清泄里热,同时调和上述药物之辛温燥烈;甘草调和诸药。

通窍活血汤

"通窍全凭好麝香，桃红大枣老葱姜，川芎黄酒赤芍药，表里通经第一方"。这是清代名医王清任《医林改错》中的很重要的一个方子。"窍"即头面七窍，通窍活血汤即以头面七窍为主的活血散结方，适用于气血瘀阻所致的头面部疾病，包括头痛头晕、脱发、耳鸣等。

【名方组成】赤芍、川芎各3克，桃仁（研泥）、红花、鲜姜（切碎）各9克，老葱（切碎）3根，大枣（去核）7个，麝香（绢包）0.15克。

【名方用法】前7味药加黄酒半斤煎成1盅，去滓，将麝香入酒内再煎二沸。睡前服用。

【名方医解】方中桃仁、红花活血通经，祛除瘀滞，是一切血瘀证通用的基本药物；赤芍通顺血脉并缓和方中其他药物的辛温之性；川芎行气活血，与桃仁、红花、赤芍配伍使用，加强行血散瘀的作用；麝香最为要紧，开窍通络，活血散瘀；葱、姜辛散，能通达上下表里的血脉；大枣补益脾胃，促进身体对药物的吸收；黄酒可通血脉，用来煎药，能充分发挥通窍活血药的功效。

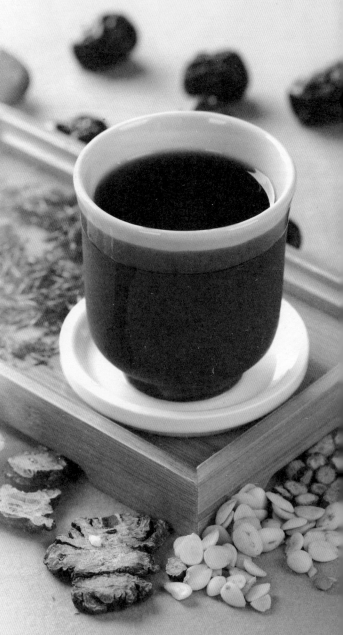

牙痛

中医认为，"齿为骨之余""肾主骨"，足阳明胃之经脉络于牙龈中，所以牙齿与肾、牙龈与胃关系最为密切。牙痛往往与外邪侵袭、炎症、肝肾功能失调与不重视自我保健有关。一般而言，急性牙痛、牙龈红肿者，多从胃治；而慢性牙痛、牙齿隐隐作痛者，宜从肾治。

根据牙痛的原因，可以将其分为以下类型：

风火牙痛

表现为虚火上升，牙齿疼痛，牙龈红肿疼痛，遇风、热更痛等。

胃火牙痛

主要表现为牙龈红肿或出脓渗血，并牵连到头痛，伴有口渴、口臭等。

清胃散　胃火牙痛

清胃散源于《脾胃论》，具有清热凉血、清除胃火的功效，适用于胃火牙痛，以及牙痛牵引头痛、面颊发热、牙龈红肿溃烂等。

【名方组成】黄连、生地黄、当归身各6克，牡丹皮、升麻各9克。

【名方用法】水煎服。

【名方医解】方中黄连苦寒，入胃经，可直泻胃脏之火；升麻清热解毒；胃热则阴血亦必受损，故以生地凉血滋阴；丹皮凉血清热；当归养血和血。诸药合用，可滋阴凉血，清除胃火。

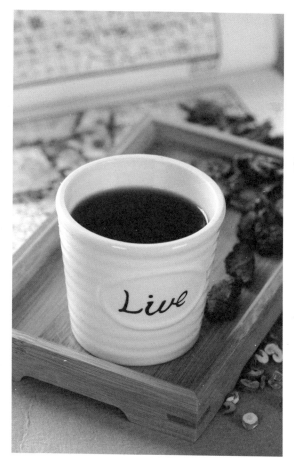

第三章　治疗常见病的传世名方

四味芍药汤加味 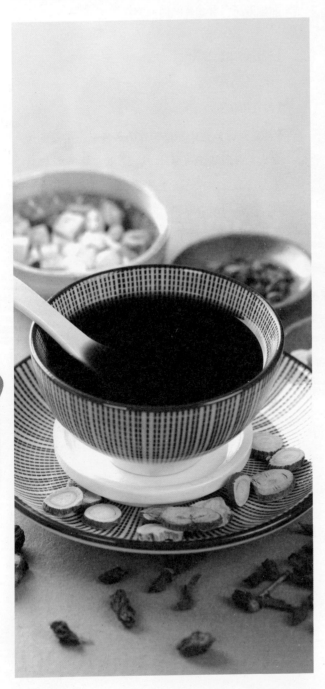 风火牙痛

四味芍药汤加味来源于《夏度衡医案》，是湖南名医夏度衡创制的名方，原本为治疗三叉神经痛而设，后临床上也常用于风火牙痛，有不错的治疗效果。

【名方组成】白芍、牡蛎各30克，丹参、葛根、黄芪、甘草各15克。

【名方用法】水煎服。

【名方医解】方中重用白芍、牡蛎以柔肝潜阳熄风；白芍配甘草酸甘化阴，缓急止痛；丹参养血和络；葛根生津止渴，清热解表；黄芪补气升阳、益气固表，提高机体免疫力；甘草调和诸药。上述药物合用，柔肝、熄风、止痛为主，补气、固肾为辅，对风火牙痛标本兼治。

慢性胃炎

慢性胃炎是指不同病因引起的各种慢性胃黏膜炎性病变，是一种常见病。它多由急性胃炎转变而来，是长期受到伤害刺激、反复摩擦损伤、饮食无规律、情绪不佳等原因引起的病变。慢性胃炎一般没有明显的症状，有的人可能感觉上腹部饱胀或胀闷感，有时会有烧灼或寒冷感、钝痛，或者伴有嗳气、恶心、呕吐、泛酸等。

慢性胃炎多属于中医里的"呃逆""反胃"等，在病机上属胃气上逆，临床上多见脾胃虚寒、胃阴不足证，在选用名方调理治病时，应以温补脾胃、滋养胃阴、降逆止呕为原则。

理中丸

理中丸由张仲景所创，用于治疗胃部虚寒导致的下腹隐隐作痛、烧心、泛酸等不适，后收录至《伤寒论》。后世的理中汤、各种理中汤加减，以及现代的中成药理中丸都是以本方化裁而来。全方温补并用，以温为主，温中阳，益脾气，助运化，故曰"理中"。

【名方组成】人参、干姜、甘草（炙）、白术各9克。

【名方用法】上述药物研为细末，炼蜜为丸，重9克，每次1丸，温开水送服，每日2~3次。

【名方医解】方中干姜为君，大辛大热，温脾阳，祛寒邪，扶阳抑阴；人参为臣，性味甘温，补气健脾，与干姜配伍可温中健脾；白术为佐，健脾燥湿，从源头上杜绝生痰浊；甘草合人参、白术以助益气健脾，又可缓急止痛、调和药性。

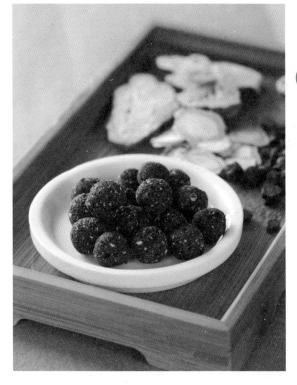

第三章 治疗常见病的传世名方

温胆汤

温胆汤最早见于《太外台秘要》引《集验方》，治"大病后，虚烦不得眠，此胆寒故也"，全方药性以温为主。《三因极一病证方论》中的温胆汤在《集验方》原方基础上，加茯苓一两半、大枣一个，生姜减为五片，全方药性即由偏温而归于平和，即本方。现代研究表明，本方可治疗胆郁痰扰所致的失眠、惊悸、急慢性胃炎、消化性溃疡以及眩晕、癫痫等。

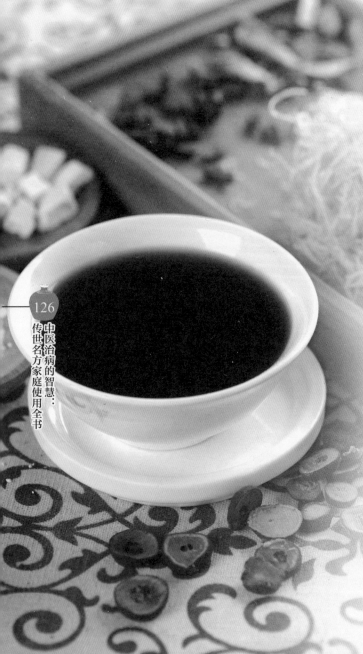

中医治病的智慧：传世名方家庭使用全书

【名方组成】甘草（炙）3克，茯苓4.5克，陈皮9克，半夏（汤洗七次）、竹茹、枳实（麸炒，去瓤）各6克。

【名方用法】上述药物锉为散。每服12克，加生姜5片、大枣1枚，水煎服。

【名方医解】方中半夏辛温，燥湿化痰，和胃止呕；竹茹甘而微寒，清热化痰，除烦止呕；陈皮、枳实理气行滞，燥湿化痰；茯苓健脾渗湿，以断生痰之源；煎药时加生姜、大枣，可调和脾胃，且生姜兼制半夏毒性；甘草调和诸药。

益胃汤

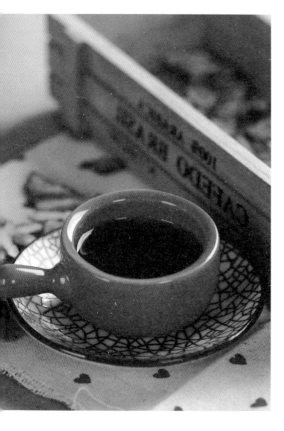

益胃汤，顾名思义就是对胃有益的方剂，出自《温病条例》。益胃汤的组成很简单，是很常见的五味药材，但它们组合之后发挥出了最大的药效，可养阴益胃，治疗胃阴不足，饥不欲食，口干舌燥，胃中嘈杂及慢性胃炎等。

【名方组成】 沙参9克，冰糖3克，玉竹（炒香）4.5克，麦冬、生地黄各15克。

【名方用法】水煎2次分服。

【名方医解】方中生地黄、麦冬味甘性寒，擅长养阴清热，生津润燥，为甘凉益胃之上品；沙参、玉竹养阴生津，可加强生地黄、麦冬益胃养阴的功效；冰糖濡养肺胃，调和诸药。

香砂六君子汤

香砂六君子汤是《古今名医方论》中用以治疗脾胃气虚所致的呕吐、腹胀、不思饮食、腹部胀痛等的良方。香砂六君子汤益气健脾、行气化痰，是健运脾胃的理想选择。

【名方组成】 白术6克，人参、半夏各3克，甘草、木香各2克，陈皮、砂仁各2.5克。

【名方用法】上述药物加生姜6克，水煎服。

【名方医解】方中人参甘温益气，健脾养胃；白术健脾燥湿，与人参配伍可增强人参的补脾益气功效；陈皮、半夏、砂仁、木香行气化痰、益气和胃，与人参、白术配伍益气效果更佳；甘草益气和中，调和诸药。

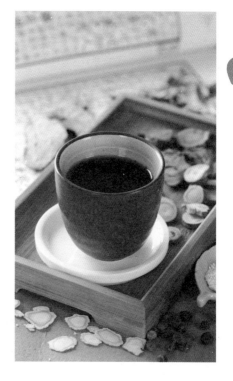

三仁汤

三仁汤具有清利湿热、宣畅气机的功效，是《温病条辨》中治疗温病初起及属实热证的经典名方。三仁汤以杏仁、白蔻仁、薏苡仁"三仁"为主药，故得名"三仁"。现代研究表明，三仁汤常用于胃肠炎、慢性胃炎、肾盂肾炎等湿重于热者并取得良好的疗效。

【名方组成】杏仁、半夏各5克，飞滑石、生薏苡仁各10克，白通草、白蔻仁、竹叶、厚朴各6克。

【名方用法】水煎服。

【名方医解】慢性胃炎者外感暑湿，湿重于热，可出现呕吐、胸闷等不适。方中杏仁通调水道，使水湿从体内排出的"路"变得通畅；白蔻仁健脾止呕；薏苡仁健脾利湿，使湿热从小便中而去；滑石、通草、竹叶可增强利湿清热效果；半夏、厚朴行气化湿，散结除满。

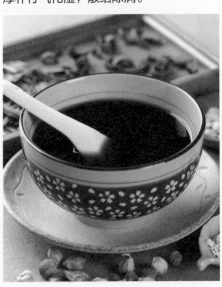

金铃子散

《太平圣惠方》中的"金铃子散"是历代医家推崇的理气解郁名方。现代研究证实其对胃及十二指肠溃疡、慢性胃炎等有良好的疗效。

【名方组成】金铃子（即川楝子）、延胡索各10克。

【名方用法】上述药物研为细末，每服9克，酒或开水送下。也常按原方用量比例酌定，单独或同其他方药煎服。

【名方医解】肝藏血，主疏泄，性喜条达而恶抑郁。肝郁气滞，疏泄失常，血行不畅，不通则痛，所以肝郁化火型慢性胃炎可出现胃部疼痛的症状。方中川楝子味苦性寒，善入肝经，可疏肝气，泻肝火；延胡索可行气活血、止痛。

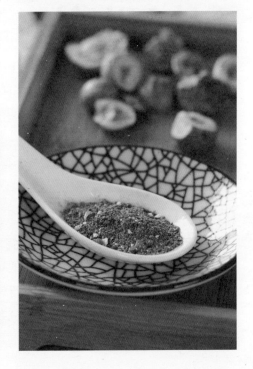

消化性溃疡

消化性溃疡，为胃溃疡和十二指肠溃疡总称，主要是指胃和十二指肠的壁受到胃酸的腐蚀而破溃所引起的疾病，主要症状是上腹痛。如果是胃溃疡多发生在左腹部或脐上腹部；如果是十二指溃疡，疼痛多发生在右上腹部。其疼痛有一定的规律性，胃溃疡常在进餐后0.5~1小时发作；十二指肠溃疡在进食后3~4个小时发作。除疼痛外，溃疡病还伴有泛酸、烧心、打嗝、恶心呕吐等。

中医认为，本病多因虚而致病，起病缓慢，反复发作，多因饮食不节、情志不舒、寒邪侵袭等诱发，临床上常表现为脾胃虚寒、肝胃郁热、肝胃不和、气滞血瘀等证型，又因为疾病的表现往往不是单一的，常常几种证型同时出现或者交叉，在这种情况下，需要根据具体病情辨证论治。黄芪建中汤、丹参饮、木香顺气散等都是治疗消化性溃疡的良方，应在医生的指导下正确服用。

丹参饮

丹参饮来源于《时方歌括》，具有活血祛瘀、行气止痛的功效，主治血瘀气滞引起的心胃诸痛，现代医学常用于慢性胃炎、胃及十二指肠溃疡、胃肠功能紊乱以及心绞痛等由气滞血瘀所致者。

【名方组成】丹参10克，檀香、砂仁各1.5克。

【名方用法】水煎服。

【名方医解】方中丹参活血祛瘀、通经止痛、清心除烦、凉血消痛，常用于胸痹心痛、脘腹胁痛、心烦不眠等；檀香行气温中，开胃止痛；砂仁行气调味，和胃醒脾。

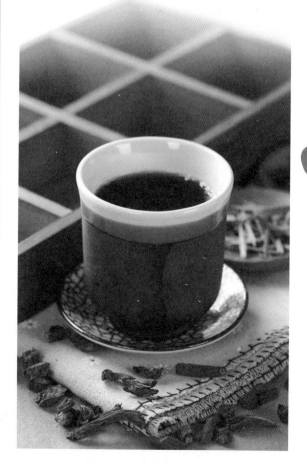

木香顺气散

　　木香顺气散是《景岳全书》中治疗气滞腹痛、胸胁痛的经典名方，对胁痛口苦、气滞血瘀引起的心胃疼痛有疗效。

【名方组成】甘草（炙）1.5克，木香、香附、槟榔、青皮、陈皮、枳壳、砂仁、厚朴（制）、苍术各3克。

【名方用法】上述药物共研末，每次取6克，加生姜3片，水煎服。

【名方医解】方中以木香、香附疏肝理气，和中止痛；厚朴、青皮行气燥湿，散结消积；枳壳、槟榔行气导滞宽中；陈皮、砂仁理气化湿和中；苍术燥湿健脾；甘草益气和中，调和诸药；煎时加生姜，以合甘草益气健脾。

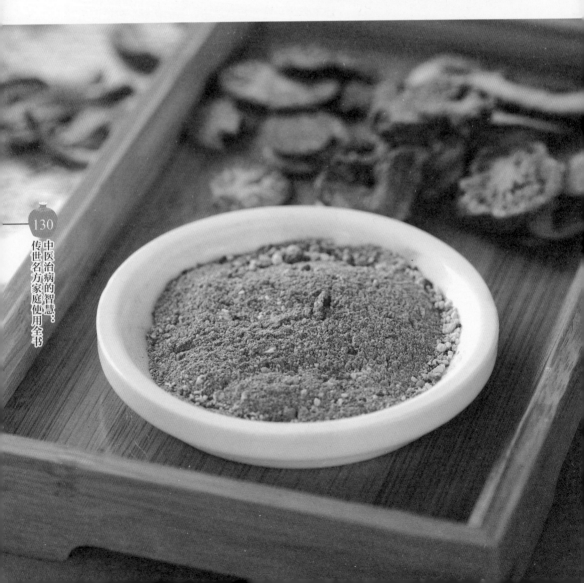

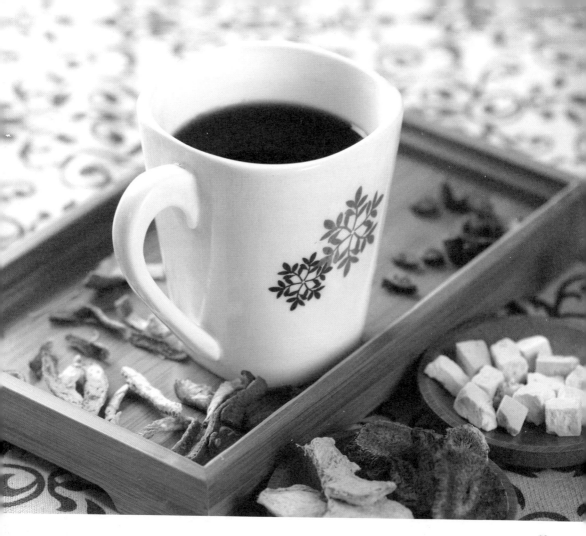

厚朴温中汤

厚朴温中汤出自《内外伤辨惑论》，原书记载："治脾胃虚寒，心腹胀满，及秋冬客寒犯胃，时作疼痛。"中医临床上常用厚朴温中汤治疗急性胃炎、慢性肠炎、胃及十二指肠溃疡、胃肠功能紊乱等脾胃气滞寒湿证。

【名方组成】干姜2克，厚朴（姜制）、陈皮（去白）各10克，甘草（炙）、茯苓（去皮）、草豆蔻仁、木香各10克。

【名方用法】上述药物合为粗散，每服15克，水2盏，生姜3片，煎至1盏，去滓温服，食前温服。忌一切冷物。

【名方医解】方中厚朴行气消胀，燥湿除满；草豆蔻仁温中散寒，燥湿除痰；陈皮、木香行气宽中；干姜、生姜温脾暖胃、温经散寒；茯苓渗湿健脾；甘草益气健脾，调和诸药。诸药合用，寒湿得除，气机得畅，脾胃功能恢复正常，则胀痛自然消除。

黄芪建中汤

黄芪建中汤是《伤寒论》中治疗肝脾不和诸症的经典名方，它既是温中补虚、缓急止痛之剂，又是调和阴阳、柔肝理脾的常用方，对胃及十二指肠溃疡、慢性肝炎、慢性胃炎、神经衰弱等属中焦虚寒、肝脾不和者有良好的疗效。

中医治病的智慧：传世名方家庭使用全书

【名方组成】桂枝（去皮）、生姜各9克，甘草（炙）6克，大枣6枚，芍药18克，饴糖30克，黄芪5克。

【名方用法】水煎取汁，对入饴糖，文火加热溶化，分2次温服。

【名方医解】黄芪建中汤是在小建中汤的基础上加入黄芪而配成。方中以黄芪、大枣、甘草补脾益气，桂枝、生姜温阳散寒，白芍缓急止痛，饴糖补脾缓急，重在温养脾胃，是治疗虚寒性胃痛的主方，用于喜温喜按、腹中拘急的疼痛。

腹泻

腹泻也就是我们常说的"拉肚子"。正常人每天排便1次，而腹泻表现为每日大便次数增加、粪便稀薄，或含有黏液脓血，或者还含有不消化的食物及其他病理性内容物排出。

腹泻主要有以下类型：

湿热腹泻

症见泄泻腹痛，泻下急迫、不爽，粪色黄褐而恶臭，甚至带黏液、脓血。

寒湿腹泻

症见大便清稀如水样，腹痛肠鸣，常伴有恶寒、发热、鼻塞、身痛等。

脾胃虚弱腹泻

症见大便时溏时泻，迁延反复，饮食减少，稍进油腻食物大便次数即明显增多，面色萎黄，神疲倦怠。

脾肾阳虚腹泻

症见久泻久痢，伴有腹胀、腰膝酸软、腹部冷痛等。

伤食腹泻

多发生于婴幼儿，症见泻下粪便如臭鸡蛋般腐臭并伴有不消化食物，腹痛，泻后腹痛减轻，不思饮食，睡不安稳。

桃花汤 寒湿腹泻

桃花汤虽然方名中有"桃花"二字，但组方的药物里却没有桃花，而是因为组方中的药物——赤石脂颜色赤白相间，别名桃花石，再加上本方煎煮成汤后，汤的颜色淡红，鲜艳犹如桃花一般，故名"桃花汤"。桃花汤首见于《伤寒论》，是张仲景创制的治疗虚寒血痢的经典方剂。虚寒血痢即虚寒腹泻并带有便血。

【名方组成】赤石脂（一半全用，一半筛末）30克，干姜3克，粳米30克。

【名方用法】上述3味药，以水7升，煮至米熟，去滓，温服7合，内置赤石脂末6克，一日3服。若1服痊愈，余勿服。

【名方医解】方中赤石脂可温涩敛肠，止痢；干姜大辛大热，可温中祛寒，是治疗寒性腹泻的常用药；粳米养胃和中，可助赤石脂、干姜厚肠胃。诸药合用，可温中散寒、涩肠止痢。

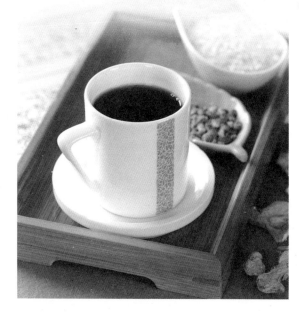

半夏泻心汤

寒性、湿热交叉型腹泻

　　寒热互结可影响脾胃气机升降，引起呕吐、腹泻等，治疗上宜调寒热、益气和胃，可选半夏泻心汤。半夏泻心汤来源于《伤寒论》，是在小柴胡汤的基础上，去掉柴胡、生姜，加黄连、干姜而成，具有寒热平调、止呕止泻的功效，临床上常用急慢性肠胃炎引起的呕吐、腹泻等。

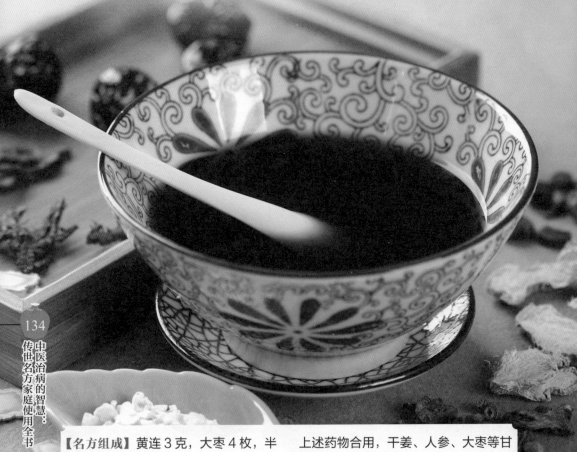

中医治病的智慧：传世名方家庭使用全书

【名方组成】黄连3克，大枣4枚，半夏8克，黄芩、干姜、人参、甘草（炙）各6克。

【名方用法】水煎服。

【名方医解】方中半夏降逆止呕；干姜温中散邪；黄芩、黄连苦寒泄热；人参、大枣甘温益气，补脾气；甘草调和诸药。

上述药物合用，干姜、人参、大枣等甘温药物与黄芩、黄连等寒性药物同用，可调和阴阳；半夏、干姜等辛散药物与黄芩、黄连等沉降药物同用，可使脾胃升降功能恢复正常，呕吐、腹泻等症状自然痊愈。

桂枝人参汤

脾胃虚寒
腹泻

脾胃虚寒的人身体抵抗力娇弱，常容易感染风寒而导致感冒、腹痛等，另外饮食偏凉也容易引起腹痛。对于这一类型的腹痛，治疗上应温阳散寒、益气健脾。《伤寒论》中的桂枝人参汤是益气补脾、温经散寒的经典名方，适用于脾胃虚寒腹泻。

【名方组成】桂枝（别切）、甘草（炙）各12克，人参、干姜、白术各9克。

【名方用法】上述5味药，以水9升，先煮人参、干姜、甘草、白术，煮至5升，纳桂枝继续煮至3升，去滓，分3次温服。

【名方医解】方中桂枝辛温，后下可最大限度地发挥其解肌发表、温经止痛的功效；人参大补元气，助运化、受纳而使脾胃功能恢复正常；干姜辛热，可暖脾胃，祛寒痛；脾阳不足容易使脾生水湿，故用白术健脾燥湿；甘草益气健脾，和中调药。诸药合用，可温阳益气、健脾止痛。

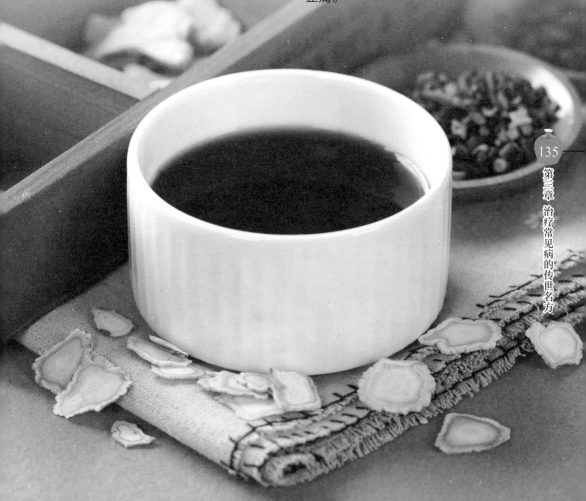

第三章 治疗常见病的传世名方

葛根芩连汤 湿热腹泻

夏季湿气重、热气大，人易感染湿热，再加上饮食不卫生、脾胃虚弱等缘故，常容易发生急性腹泻。治疗急性腹泻的经典方剂葛根芩连汤，它出自张仲景所著的《伤寒论》，历代医家常用它来治疗湿热腹泻。

【名方组成】葛根 10 克，甘草、黄连、黄芩各 6 克。

【名方用法】水煎服。

【名方医解】方中葛根辛甘而凉，入脾胃经，既能解表退热，又能升阳而治下痢；黄连、黄芩清热燥湿、厚肠止痢；甘草甘缓和中，调和诸药。诸药合用，外疏内清，表里同治，起到祛湿除热、厚肠止泻的作用。

四神丸 脾肾阳虚腹泻

脾肾阳虚腹泻最常见的症状就是晨泻，治疗上宜遵循温肾补阳、固肠止泻的原则，使用《内科摘要》中的四神丸，可起到温肾止泻的作用，还能改善因为五更泄泻而导致的不思饮食、消化不良等症。

【名方组成】肉豆蔻 6 克，补骨脂 12 克，五味子 6 克，吴茱萸（浸炒）3 克。

【名方用法】上述药物研为细末，用水煮生姜 12 克、红枣 5 枚，水干，取枣肉与药物混合为丸，如梧桐子大。每次服 6~9 克，饭前空腹服用。

【名方医解】方中补骨脂温补肾阳，散寒邪；吴茱萸温中散寒；肉豆蔻温暖脾胃，涩肠止泻；五味子收敛固涩；用法中生姜暖胃散寒，红枣补益脾胃。

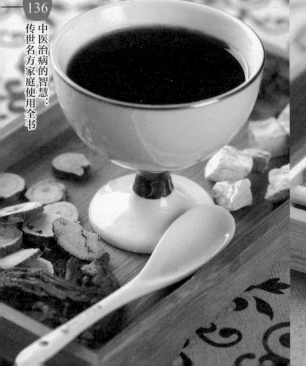

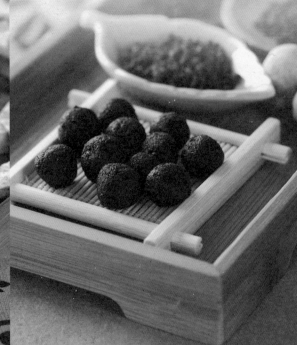

益脾饼 伤食腹泻

饮食不当导致的腹泻称为伤食腹泻。伤食腹泻多见于婴幼儿，过早添加辅食，让宝宝吃过多的淀粉或脂肪类食物，都可引起宝宝消化功能紊乱，发生腹泻。对于这一类型的腹泻，除注意饮食外，还要固肠止泻，同时健脾益胃以提高消化能力。益脾饼来源于《医学衷中参西录》，可健脾胃、止泻，是治疗伤食腹泻的常用方剂。

【名方组成】白术 12 克，熟枣肉 25 克，干姜、鸡内金各 6 克。

【名方用法】白术、鸡内金各自轧细焙熟，将干姜轧细，然后与枣肉一起混合捣成泥，做成小饼，用木炭火烘干。空腹时当点心食用，要细嚼慢咽。

【名方医解】方中白术补脾益气；鸡内金健胃消食，固肠止泻，是小儿泄泻不愈、食积的常用药；干姜温补脾胃，促进消化；大枣健脾益气。诸药合用，具有补脾温中、健胃消食、固肠止泻的功用。

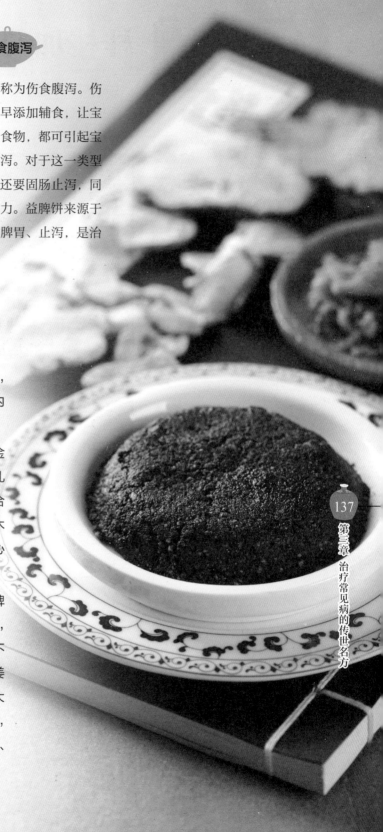

第三章　治疗常见病的传世名方

腹痛

中医认为，不通则痛，腹痛的发生多与身体气机不畅、脏腑失养或发生病变有关。根据病因和临床证候，腹痛可分为以下类型：

寒性腹痛

症见腹部痉挛疼痛，遇寒疼痛加重，伴手脚冰凉、小便清长、大便清稀等。

湿热腹痛

发病急，腹部急剧疼痛，按压则疼痛增加，伴烦渴、大便秘结、小便赤黄等。

食积腹痛

腹部胀满疼痛，反酸，看见食物出现呕吐反应，泻后腹痛减轻，常伴大便秘结。

肝郁气滞腹痛

腹痛胀闷，疼痛部位不固定且疼痛时有时无，情绪大起大落时腹痛加剧。

瘀血内停腹痛

腹痛较为剧烈，疼痛部位比较固定，经久不愈。

脏腑虚寒腹痛

腹痛绵绵，时而发作时而停止，喜温喜按，常伴手脚冰凉、神疲乏力。

桂枝加芍药汤 寒性腹痛

桂枝加芍药汤源自《伤寒论》，是张仲景在桂枝汤的基础上增加芍药的用量而配成，具有温脾和中、缓急止痛的功效，是治疗寒性腹痛的经典名方。

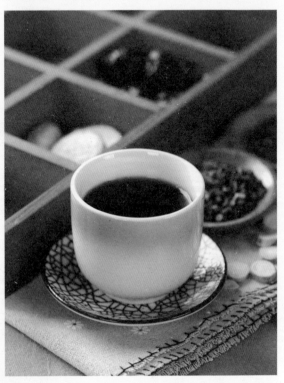

【名方组成】甘草（炙）6克，大枣（擘）3枚，芍药18克，桂枝（去皮）、生姜（切）9克。

【名方用法】上述5味药，以水7升，煮取3升，去滓，分3次温服。

【名方医解】外感风寒，寒邪上中而导致的腹痛，治疗上应通阳温脾、缓急止痛。方中桂皮、甘草、大枣、生姜为桂枝汤的组方药物，其中桂枝温阳通络、解表散寒，芍药通经止痛，大枣、甘草益气健脾，四药合用通阳温脾。本方中芍药的用量加倍，以增加药方柔肝、缓解、止痛的作用。

黄芩汤 湿热腹痛

黄芩汤最早见于《伤寒论》，其有清热止痢、和中止痛的功效，对湿热引起的腹泻、腹痛、发热、口苦等有很好的治疗作用。黄芩汤也可以加肉类做成药膳，在夏季食用，能清热除湿。

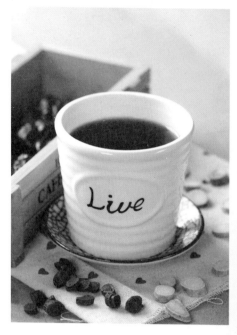

【名方组成】甘草（炙）3克，大枣（擘）4枚，黄芩、芍药各9克。

【名方用法】上述4味药，以水1斗，煮取3升，分3次温服。

【名方医解】方中黄芩清热泻火，芍药健脾燥湿，两者配伍既可以健脾，脾主运化，脾强则水湿运化不在身体停留，又能清热除湿。甘草、大枣益气和中，芍药益气健脾，甘草调和诸药。上述药物合用，可清热燥湿，预防和治疗夏季湿热导致的腹痛。

痛泻要方 湿热腹痛

肝脾不和、体内湿热过重可导致急性腹痛腹泻，在治疗上应补脾柔肝、祛湿止泻。"痛泻要方"来源于《丹溪心法》，有柔肝健脾、止痛止泻、除湿的功效，现代研究证实，其对急性胃肠炎、慢性结肠炎等引起的腹痛有效。

【名方组成】陈皮（炒）10克，白术（炒）20克，白芍（炒）10克，防风15克。

【名方用法】水煎服。

【名方医解】方中白术苦温，补脾燥湿；白芍酸寒，柔肝、缓急止痛；陈皮辛苦而温，理气燥湿，醒脾和胃；防风具有升散之性，辛能散肝郁，香能舒脾气，可燥湿以助止泻。

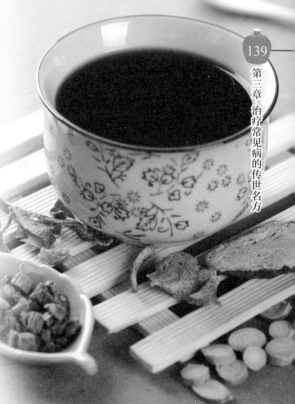

大建中汤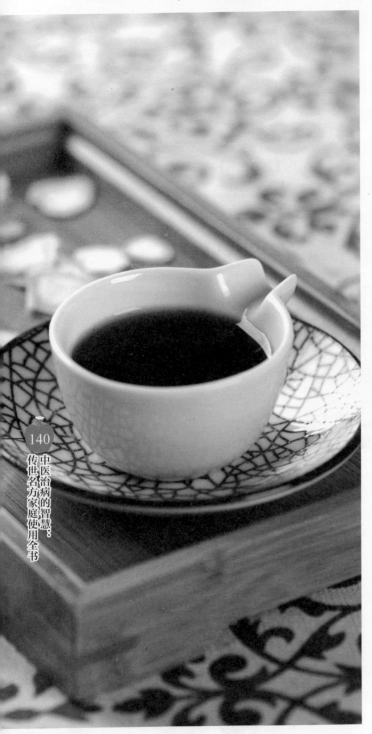

脾肾虚寒
腹痛

与小建中汤相比，源自《金匮要略》的大建中汤纯用辛甘之品温建中阳，补虚散寒的功效比小建中汤药峻烈，而且有降逆止呕的功效，故名"大建中"，用来治疗中焦虚寒引起的腹痛呕逆（中焦即脾胃）。

【名方组成】蜀椒3克，干姜12克，人参6克。

【名方用法】上述3味药，以水4升，煮取2升，去渣，加入饴糖30克，微火煮取1升半，晾温后服用。或入粥中拌匀后服用。

【名方医解】方中蜀椒温脾胃，助命火，散寒止痛；干姜辛热，温中散寒，助蜀椒散寒；饴糖温补中虚，缓急止痛，助蜀椒止痛；人参补脾益气，配合饴糖健脾和胃。

中医治病的智慧：传世名方家庭使用全书

当归建中汤 瘀血内停腹痛

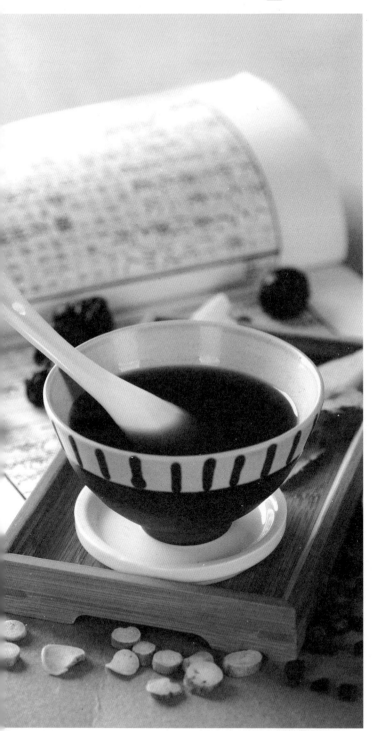

当归建中汤出自《千金翼方》，是在小建中汤的基础上，去掉饴糖，增加当归而成，具有温补气血、缓急止痛的功效，主治因瘀血内停而致的产后腹痛。

【名方组成】当归12克，芍药18克，桂枝、生姜各9克，甘草（炙）6克，大枣6枚。

【名方用法】上述6味药，以水1斗，煮取3升，分为3次温服。

【名方医解】方中桂枝辛温，具有温经散寒的功效；芍药酸甘，养血合营，缓急止痛；生姜温胃散寒；大枣补脾益气；甘草益气和中，调和诸药；当归行气活血。诸药合用，可行气、活血、止痛。

加味逍遥散

肝郁气滞
腹痛

　　加味逍遥散出自《女科指要》，是在逍遥散的基础上，加入丹皮、栀子而成。肝郁血虚可生热化火，导致小腹胀痛，使用加味逍遥散可疏肝清热，养血健脾，缓解腹痛。

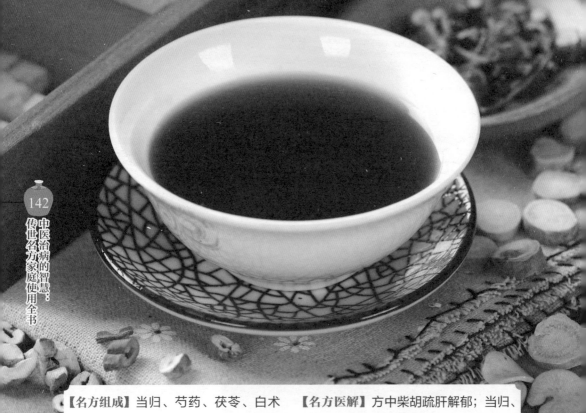

中医治病的智慧：传世名方家庭使用全书

【名方组成】当归、芍药、茯苓、白术（炒）、柴胡各6克，牡丹皮、栀子（炒）、甘草（炙）各3克。

【名方用法】水煎服。

【名方医解】方中柴胡疏肝解郁；当归、白芍滋阴养血、柔肝缓急；白术、茯苓、甘草健脾益气；牡丹皮清热凉血；栀子清肝泄热。

暖肝煎 肝肾虚寒 腹痛

暖肝煎，顾名思义是暖肝的方剂，《景岳全书》中记载它能"治肝肾阴寒，小腹疼痛疝气等症"。肝肾不足、寒凝气滞可导致睾丸、疝气或小腹疼痛，用暖肝煎可温补肝肾，行气止痛。

【名方组成】沉香3克，枸杞子9克，当归、小茴香、肉桂、乌药、茯苓各6克。

【名方用法】水煎服。

【名方医解】方中肉桂温肾暖肝，祛寒止痛；小茴香暖肝散寒，理气止痛；当归养血补肝；枸杞子补肝益肾；乌药、沉香辛温散寒，行气止痛；茯苓渗湿健脾；生姜散寒和胃。诸药合用，既温补肝肾治其本，又行气逐寒治其标，使肝肾气足，寒凝气滞消散，疼痛痊愈。

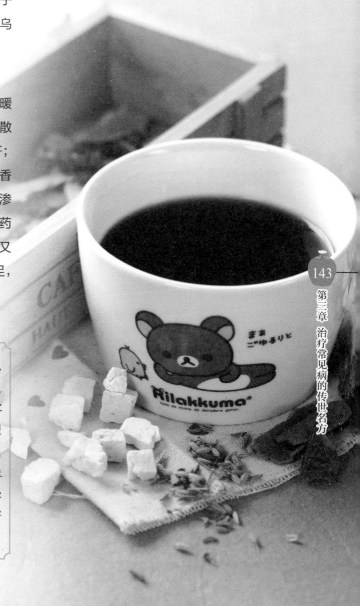

脾胃虚寒的人抵抗力差，容易感染风寒而导致感冒、腹痛等，另外饮食偏凉也容易引起腹痛。对于这一类型的腹痛，治疗上应温阳散寒，益气健脾。《伤寒论》中的桂枝人参汤是益气补脾、温经散寒的经典名方，适用于脾胃虚寒腹泻。

第三章 治疗常见病的传世名方

便秘

便秘常见的症状是排便次数明显减少，每2~3天或更长时间才排1次便，或排便无规律，粪质干硬，常伴有排便困难的病理现象。有的人除了觉得排便困难外无其他不适，而有的人因为便秘而出现头痛头晕、腹部胀满、食欲减退、睡眠不安、心烦易怒等症状。长期便秘可引发痔疮、肛裂等疾病，而且便秘有可能是脏腑病变的信号，因此当出现便秘时要给予重视。

中医认为，便秘主要有以下类型：

肠胃积热便秘

症见大便干结、腹胀腹痛、口干口臭、小便短赤等。

气虚便秘

症见粪质并不干硬，但临厕排便困难，便后乏力等。

阴虚便秘

症见大便干结，如羊屎状，伴头晕耳鸣、心烦失眠、潮热盗汗、腰酸膝软等。

阳虚便秘

症见大便排出困难，伴小便清长、腰膝冷痛等。

五仁丸　肠燥便秘 血虚便秘

五仁丸源自《世医得效方》，因组方药物以桃仁、杏仁、松子仁、柏子仁、郁李仁五仁为主，所以得名"五仁丸"。津液不能濡养肠道而出现肠燥便秘，产后失血使血虚津液变少而不能濡养肠道导致血虚便秘。五仁丸滋润行气、润肠通便，适合老年肠燥便秘和产后血虚便秘者。

【名方组成】 松子仁5克，柏子仁15克，郁李仁3克，陈皮（另研末）120克，桃仁、杏仁（麸炒，去皮尖）各30克。

【名方用法】 五仁研为膏，陈皮上述药物研为细末，炼蜜为丸，每服9克，每日1~2次，温开水送下。

【名方医解】 方中杏仁降利肺气，对大肠传导功能恢复有利；桃仁润燥滑肠；柏子仁、郁李仁、松子仁性质润滑，可治胃肠燥热；陈皮理气行滞。五仁丸中集富含油脂的5种果仁于一方，具有滑润肠道的作用，配伍理气行滞的陈皮，润下与行气相合，故能润燥滑肠，治肠燥便秘和血虚便秘。

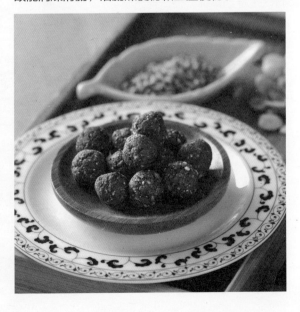

麻子仁丸 肠胃积热 便秘

麻子仁丸是张仲景创制的治疗胃肠燥热便秘的经典名方，后收录于《伤寒论》。胃肠积热会耗损津液而出现便秘，麻子仁丸可润肠泄热、行气通便，对肠胃积热所致的大便干结、排便困难等有良好的治疗效果。

【名方组成】麻子仁、大黄（去皮）各5克，白芍、枳实（炙）、厚朴（炙，去皮）、杏仁（去皮尖，熬，别作脂）各2.5克。

【名方用法】上述药物研为细末，炼蜜为丸，如梧桐子大，每次9克，每日服1~2次，温开水送服。亦可将原方用量比例酌减，改汤剂煎服。

【名方医解】方中麻子仁质润多脂，能润肠通便；杏仁上肃肺气，下润大肠；白芍养血敛阴；大黄、枳实、厚朴可轻下热结、除胃肠燥热，用蜂蜜调丸，可助麻子仁润肠通便。

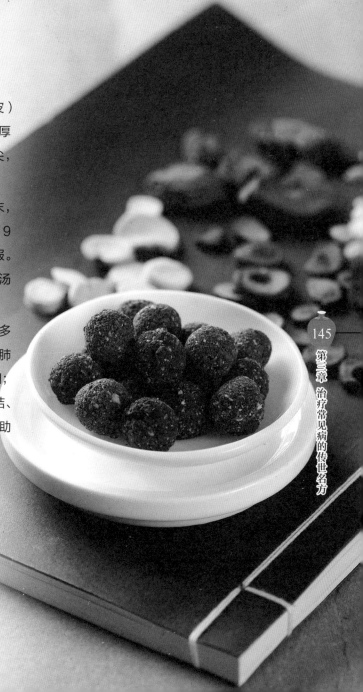

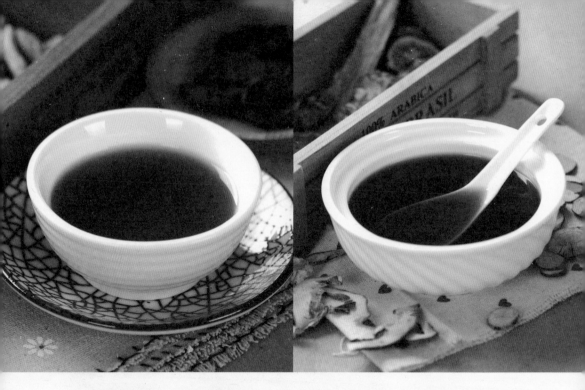

增液汤 阴虚便秘

　　增液汤，顾名思义可养阴增液，使肠燥得润、大便得下，是《温病条辨》中治疗阴虚便秘的重要方剂。阴虚便秘需要长期调理，可将药方与食物搭配做成药膳，或搭配肉类炖汤，或用来煮粥。

【名方组成】玄参30克，麦冬（连心）、生地黄各24克。

【名方用法】水煎服。

【名方医解】方中玄参可滋阴润燥；生地黄可清热养阴，生津止咳，又能增强玄参滋阴润燥的功效；麦冬滋养肺胃阴津以润肠燥。三药合用，咸寒苦甘同用，可使大便通畅。

六磨汤 气机郁滞便秘

　　便秘是大肠传导功能失司的主要表现之一，其生理功能与脏腑关系非常密切，其中忧思恼怒，使肝郁气滞，可使气机通降失常，从而影响大肠功能出现便秘。这一类型的便秘，治疗上应疏肝行气以助排便。《世医得效方》中的六磨汤具有行气通便的功效，是治疗肝郁气滞便秘的良方。

【名方组成】槟榔、沉香、木香、乌药、大黄、枳壳等各6克。

【名方用法】上述6味药分别加水磨取药汁75毫升，然后将6种药汁和匀，温服。

【名方医解】方中木香调气，乌药疏肝行气、理气导滞，沉香降气，配伍实用可增加行气通便的作用；大黄、枳壳、槟榔三药合用以攻积导滞、通腑泻泄。

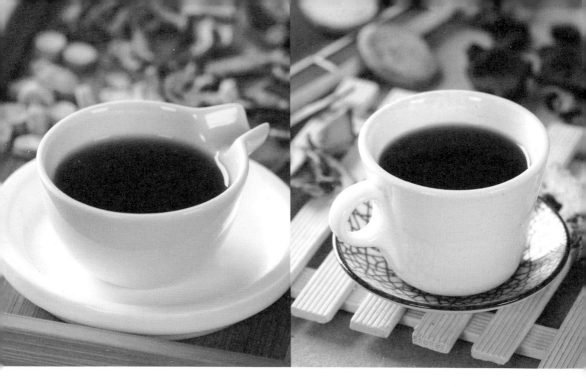

黄芪汤 气虚便秘

大肠的传导功能有赖于人体气机的正常运行，如果身体气虚，就会影响到大肠的传导功能而出现便秘的情况。因此，气血便秘的人要改善便秘，首先要补气。黄芪是"补气第一要药"，以黄芪为主药的黄芪汤有补气润肠的功效，非常适合气虚便秘的人服用。

【名方组成】黄芪、麻仁、白蜜、陈皮各6克。

【名方用法】黄芪、麻仁、陈皮水煎取汁，加白蜜调味。

【名方医解】方中黄芪补脾肺之气，脾的气机影响大肠的传导功能，而肺和大肠相表里，因此脾肺气足有助于大肠的传导；麻仁、白蜜润肠通便；陈皮理气宽中，助黄芪补气。

【名方活用】气虚严重者，可加人参、白术以补气养血。

济川煎 阳虚便秘

济川煎是张景岳创制的治疗阳虚便秘的经典名方，收录于《景岳全书》。川指津液。肾主五液司二便，肾气虚，则不能主五液，则大便秘结。本方补肾而主津液有通便的功效，故名济川煎。

【名方组成】当归9~15克，牛膝6克，肉苁蓉（酒洗）6~9克，泽泻4.5克，升麻1.5~3克，枳壳3克。

【名方用法】水煎服。

【名方医解】方中肉苁蓉性温，味甘咸，具有温肾益精、暖腰润肠的功效；当归补血润燥，润肠通便；牛膝补益肝肾，壮腰膝；枳壳下气宽肠而助通便，泽泻渗利小便而泄肾浊；升麻可升清阳，清阳升则助通便。诸药合用，既可温肾益精治其本，又能润肠通便以治标。

食欲不振

食欲不振，简单地说就是没有胃口。生理性食欲不振多是因情绪不佳、睡眠不足、疲倦、食物单调等引起，大多持续时间较短，当以上原因消除后可很快恢复食欲。如果近期突然出现无明显诱因且持续时间较长、不易恢复的食欲不振，且伴有其他症状则需要提高警惕，因为这类食欲不振有可能是某些疾病的早期信号之一。

中医认为，脾胃将食物分解、消化、吸收再运送至其他器官组织，如果出现食欲不振，说明是脾胃功能出现了问题，应消食导滞、健脾养胃，使脾胃功能恢复正常。中医有不少处方是用来健脾益气、调中和胃、消食化积的，如保和丸、人参健脾丸、枳术丸等。虽然都是健脾胃的处方，但在功效及治疗重点上还是有所差异，因此使用时要"具体情况具体分析"，如脾胃虚弱引起的消化不良、食欲不振，则在消食导滞的同时注重健脾养胃；脾胃虚寒者则需要温中补脾等。

中医治病的智慧：
传世名方家庭使用全书

大山楂丸

大山楂丸源自《通行方》，具有消食化积的作用，临床上常用于食积停滞、嗳腐臭秽、脘腹胀满、消化不良等，成人和儿童均可使用。

【名方组成】 干山楂 50 克，麦芽（炒）、神曲（炒）各 20 克。

【名方用法】 制成大蜜丸，每丸重 9 克，每服 1 丸，日服 1~3 次。

【名方医解】 方中的 3 味药均为消食药，其中山楂善消油腻肉食积滞，麦芽善消米面食积，神曲消食积兼能醒脾和胃。这 3 味药相配，助消化，除油腻，健脾胃，适用于肉、米、面等食物积滞。

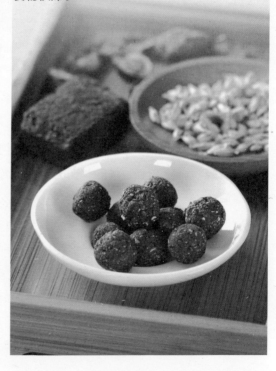

保和丸

　　保和丸出自《丹溪心法》，是治疗儿童消化不良、食欲不振的经典名方。保，即保护人的胃气；和是调和的意思。儿童消化功能不强，暴饮暴食之后经常出现不想吃饭、大便酸臭或燥结等症状，这都是食积的表现。食用保和丸能起到消积、健胃、化食的作用。

【名方组成】山楂 18 克，神曲 6 克，半夏、茯苓各 9 克，连翘、陈皮、莱菔子各 3 克。

【名方用法】上述药物研为细末，水泛为丸，每次服用 6~9 克，温开水送下。

【名方医解】方中山楂性温、味酸，能消一切饮食积滞，特别擅长消肉食油腻积滞；神曲味甘辛、性温，消食健胃，擅长化酒食陈腐积滞；莱菔子味辛甘、性平，下气消食、除腹胀，擅长消面食积滞。三药配伍，能消各种食物积滞。食积容易阻气、生湿、化热，方中使用半夏、陈皮，可理气化食、和胃止呕；茯苓甘淡，可健脾利湿、和中止泻；连翘味苦微寒，能散结助消积及清解食积之热。诸药配伍，有消食积、和胃气的作用。

越鞠丸

　　越鞠丸又名芎术丸，出自《丹溪心法》，有行气解郁的功效。肝的疏泄功能可以促进脾胃的运化，但如果长期心情不好，抑郁伤肝，肝气郁结，疏泄功能出现了问题，就会横逆犯胃，使胃失和降，出现时常叹气、心情郁结、食欲不振、消化不良、胸胁胃脘胀满疼痛等症状。服用越鞠丸可行气解郁，使肝条达，疏泄功能正常，这样食欲不振、消化不良、胸胁胃脘胀满疼痛的症状就自然消失了。

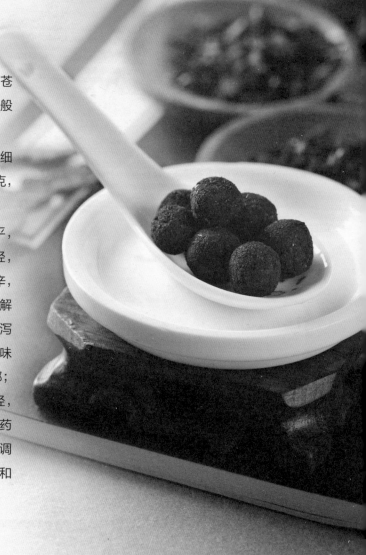

【名方组成】香附、川芎、苍术、栀子、神曲各等分（一般6~10克）。

【名方用法】上述药物研为细末，水泛小丸，每次服6~9克，温开水送服。

【名方医解】方中香附性平，味辛、微苦、微甘，入肝经，可行气解郁；川芎性温、味辛，入肝胆经，可增强香附行气解郁功效；栀子苦寒，可清热泻火，能治火郁；苍术性温、味辛苦，可燥湿运脾，治湿郁；神曲性温、味甘，入脾胃经，可消食导滞，治食郁。诸药合用，能助人体解肝郁，调理气机，使肝与其他脏腑"和平相处"。

人参健脾丸

　　人参健脾丸出自《中药制剂手册》，具有健脾消食的功效，临床上常用于脾胃虚弱所致的胸膈痞闷、食欲不振、便溏腹泻、体倦少气等。经过实践证明，的确可促进消化，提高食欲。

【名方组成】山楂 45 克，枳实 90 克，鸡内金（炒）15 克，人参、白术、陈皮、麦芽（炒）各 60 克。

【名方用法】上述药物一同研为细末，用神曲煮糊将诸药调和为丸。每服 9 克，日服 2 次。

【名方医解】方中人参、白术益气健脾；陈皮、枳实健脾和胃；麦芽、山楂、鸡内金健胃消食，促进消化；制作时使用神曲，取其健脾消食。诸药合用，可健脾益气、促进消化。

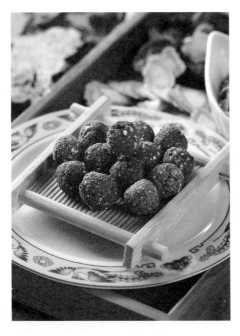

附子理中丸

　　理中丸又叫"人参汤"，最早见于张仲景《伤寒论》，是中医治疗中焦虚寒证的经典名方。在此基础上加入附子，为"附子理中丸"，其具有温中祛寒、补虚健脾的作用，是治疗虚寒腹痛、脾胃虚寒所致的食积、食欲不振的常用方剂，因为方中有附子的加入，所以温中散寒的效果比理中丸更强。

【名方组成】附子（炮，去皮、脐）、人参（去芦）、干姜（炮）、甘草（炙）、白术各 9 克。

【名方用法】上述药物研为细末，炼蜜为丸，每次 6 克，饭前空腹温开水服用。

【名方医解】方中附子、干姜大辛大热，可温中散寒；人参甘温入脾，大补健脾；白术健脾燥湿；甘草缓急止痛，调和诸药。上述 5 味药合用，有温中祛寒，补气健脾的功效。

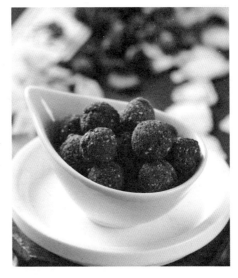

枳术丸

枳术丸出自《脾胃论》，具有健脾消痞的功效。因为组方简单、效果显著而被历代医家所推崇。方中虽然只有两味药，但却对脾胃虚弱所致的饮食停滞、腹部胀满等有很好的改善作用。

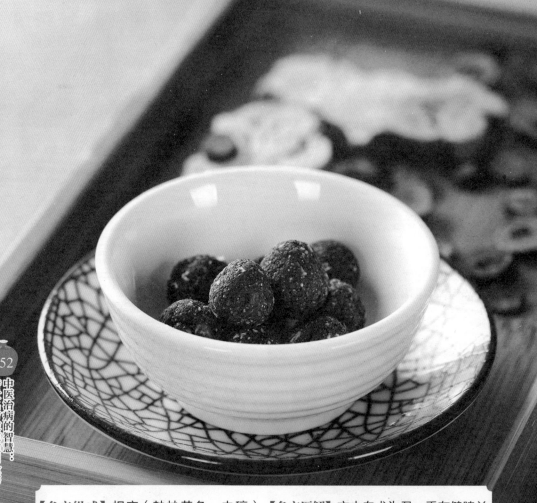

中医治病的智慧：传世名方家庭使用全书

【名方组成】枳实（麸炒黄色，去穰）30克，白术60克。

【名方用法】上述药物一同研为极细末，荷叶裹米加水煮饭，将药物放入米饭中拌匀捣泥，做成如梧桐子大的药丸。每服6~9克，每日2~3次。

【名方医解】方中白术为君，重在健脾益气，以助脾之运化；枳实为臣，破气化滞，消痞除满。白术用量是枳实的一倍，意在以补为主，寓消于补之中。更以荷叶烧饭为丸，取其能升清阳，以助白术健脾益胃之功。

糖尿病

糖尿病以高血糖为特点，主要症状为"三多一少"，即多尿、多饮、多食和体重减轻，还可伴有疲乏、倦怠以及各种并发症。糖尿病在中医里属于"消渴"范畴，多由内热化燥、伤津耗液、阴虚火旺所致。糖尿病主要有以下几种类型：

肺热津伤型糖尿病

以口渴多饮为主，并伴有口干舌燥，随饮随渴，尿频量多等。

胃热炽盛型糖尿病

以多食易饥为主，且伴有口渴、尿多、形体消瘦、大便燥结等。

肾阴亏损型糖尿病

以尿频量多为主，并伴有尿浊如脂膏，或尿有甜味，伴腰膝酸软、乏力、头晕耳鸣、口唇干燥、大便干结、皮肤瘙痒等。

阴阳两虚型糖尿病

主要症状为尿频量多且混浊，同时伴有腰膝酸软、畏寒怕冷、形体消瘦、手脚冰凉、面容憔悴等。

玉女煎

胃热炽盛型伴肾阴亏虚型糖尿病

玉女煎源自《景岳全书》，因为以状如"玉女"的石膏为主，既补肾水之不足，又泻胃火之有余，宛若观音大士用柳枝蘸净瓶之水洒于大地一样，从而使阴虚火亢之证迅速得以平息，所以得名"玉女煎"。玉女煎可清胃热、滋肾阴，对胃热阴虚所致的糖尿病有效。

【名方组成】石膏 9~15 克，熟地黄 9~30 克，麦冬 6 克，知母、牛膝各 5 克。

【名方用法】水煎服。

【名方医解】方中石膏辛甘大寒，清胃火；熟地黄甘而微温，滋肾水之不足；知母苦寒质润、滋清兼备，既助石膏清胃热而止烦渴，又能助熟地黄滋养肾阴；麦冬微苦甘寒，助熟地黄滋肾而润胃燥，又能清心除烦；牛膝清热滋阴，滋补肝肾。诸药合用，清热与滋阴共进，虚实兼治，对胃热阴虚证有疗效。

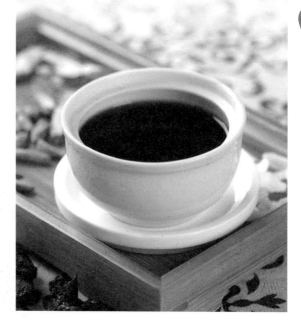

六味地黄丸合生脉散

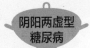

六味地黄丸最早见于《小儿药证直诀》,是钱乙在《金匮要略》"肾气丸"的基础上,减去桂枝、附子而成,原名"地黄丸",用来治疗肝肾阴虚证。生脉散出自《医学启源》,具有益气生津、敛阴止汗的功效,可用于气阴两虚证。两方合用,对阴阳两虚型糖尿病之口渴多饮、汗多等有良好疗效。

【名方组成】

【六味地黄丸】熟地黄 24 克,山萸肉、山药各 12 克,泽泻、牡丹皮、茯苓(去皮)各 9 克。

【生脉散】五味子 6 克,人参、麦冬各 9 克。

【名方用法】六味地黄丸所有药物研为细末,炼蜜为丸,如梧桐子大。生脉散水煎取药汁,然后用药汁送服 3 丸六味地黄丸。

【名方医解】六味地黄丸以滋补肾阴为主,方中熟地黄可以补肾阴,山茱萸肝肾同补,山药能健脾益肾,牡丹皮清热凉血,茯苓、泽泻健脾利湿。生脉散益气养阴、生津止渴,方中人参甘温,益元气,补肺气,生津液;麦冬甘寒,养阴清热,润肺生津;五味子酸温,敛肺止汗,生津止渴。

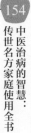

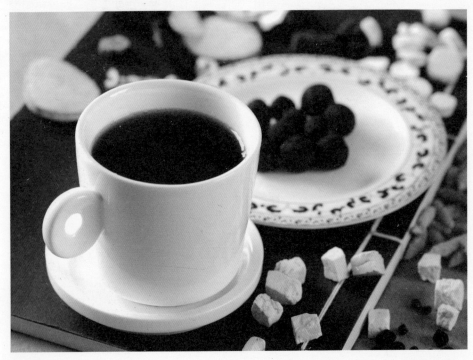

高血压

高血压是以体循环动脉压增高为主要表现的临床综合征，是最常见的心血管疾病之一。判断高血压的标准：收缩压≥140毫米汞柱和（或）舒张压≥90毫米汞柱（1毫米汞柱=0.133千帕）。高血压早期多无症状，中、晚期以头痛头晕、耳鸣健忘、失眠多梦、血压升高等为基本特点，晚期患者常伴有脑、心、肾等脏器病变。

高血压主要有以下几种类型：

冲任失调型高血压

多见于更年期前后，以血压升高兼有头晕头痛、心烦易怒为特点。

肝阳上亢型高血压

表现为血压升高兼有眩晕，伴头目胀痛、面红耳赤、烦躁易怒。

瘀血阻滞型高血压

表现为血压升高兼有头晕头痛如刺、痛有定处、胸闷心悸等。

肝肾阴虚型高血压

表现为血压升高兼有眩晕，伴头痛耳鸣、腰膝酸软。

痰浊中阻型高血压

多见于肥胖型高血压病患者，表现为血压升高兼有头晕等。

阴阳两虚型高血压

表现为血压升高兼有头晕目眩、心悸失眠、腰腿酸软等。

二仙汤

冲任失调型
高血压

二仙汤因以仙茅、仙灵脾为主药而得名，出自梁颂名《中医方剂临床手册》，具有温肾阳、补肾精、泻肾火、调冲任的功效，临床实践证明其对更年期综合征引起的高血压有显著的疗效。

【名方组成】 黄柏、知母各6克，仙茅、仙灵脾、巴戟天、当归各9克。

【名方用法】 水煎取汁，每日1剂，分2次服用。

【名方医解】 方中仙茅、仙灵脾、巴戟天温肾阳，补肾精；黄柏、知母泻肾火、滋肾阴；当归温润养血，调理冲任。诸药合用，温阳、滋阴两不相误，适用于更年期肾精不足和相火旺之证，对更年期综合征、高血压、闭经等有效。

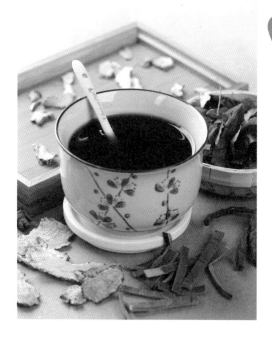

第三章 治疗常见病的传世名方

天麻钩藤饮 肝阳上亢型
高血压

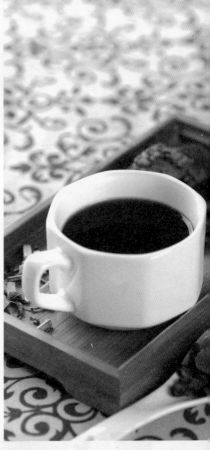

天麻钩藤饮出自《中医内科杂病证治新义》，具有平肝熄风、清热活血、补益肝肾的功效，是治疗肝阳偏亢、肝风上扰的常用方，现代中医常用来治疗属于肝阳上亢、肝风上扰的高血压。

【名方组成】生决明 18 克，牛膝、钩藤各 12 克，天麻、栀子、杜仲、黄芩、益母草、桑寄生、夜交藤、茯神各 9 克。

【名方用法】水煎，分 2~3 次服用。

【名方医解】方中天麻、钩藤平肝熄风；石决明平肝潜阳，除热明目；牛膝、益母草活血利水，有利于平降肝阳；杜仲、寄生补益肝肾；栀子、黄芩清肝降火；夜交藤、茯神宁心安神。诸药合用，对肝阳上亢型高血压等有效。

桃核承气汤 瘀血阻滞
型高血压

中医治病的智慧：
传世名方家庭使用全书

高血压多伴动脉粥样硬化症状，管腔变窄，血液黏稠度增高，导致血管内血流不畅，出现气滞血瘀、气血上逆。气滞则血滞，气行则血行。因此，在治疗上应配以行气活血的药物。《伤寒论》中的"桃核承气汤"是著名的活血祛瘀方剂，对于瘀血阻滞型高血压有较好的疗效。

【名方组成】桃仁（去皮尖）、大黄、甘草（炙）各 6 克，桂枝（去皮）、芒硝各 3 克。

【名方用法】水煎前 4 味药，芒硝冲服。

【名方医解】方中桃仁活血破瘀；大黄下瘀泻热；芒硝泻热软坚；桂枝通行血脉，既助桃仁活血祛瘀，又防芒硝、大黄寒凉凝血；桂枝与芒硝、大黄同用，可温通经脉且不助热；甘草护胃安中，调和诸药。

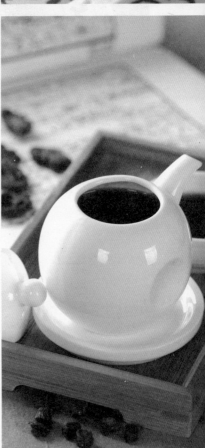

杞菊地黄丸

肝肾阴虚型
高血压

　　杞菊地黄丸出自《麻疹全书》，即在六味地黄丸的基础上加枸杞子、菊花而成。与六味地黄丸相比，杞菊地黄丸偏于养肝明目，适用于肝肾阴虚、两目昏花、视物模糊等症。现代研究证实，杞菊地黄丸对高血压有较好的疗效。

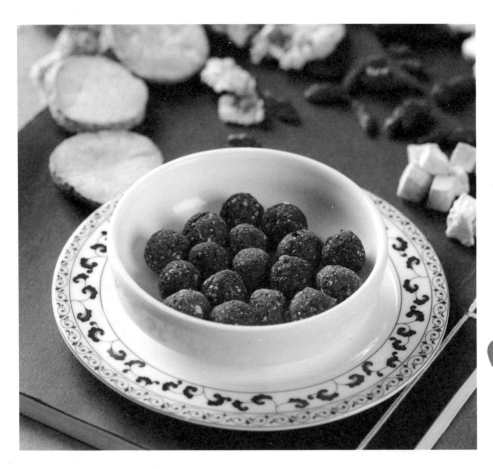

【名方组成】熟地黄 24 克，山茱萸、干山药各 12 克，泽泻、牡丹皮、茯苓（去皮）、枸杞子、菊花各 9 克。

【名方用法】上述药物研为细末，蜜炼为丸，如梧桐子大小，每次服 9 克，空腹服用。

【名方医解】方中熟地黄滋阴补肾，填精益髓；山茱萸补养肝肾；山药补益脾阴，益肾固精；泽泻利湿泄浊，防熟地黄之滋腻；牡丹皮清热泻火，并制山茱萸之温涩；茯苓淡渗脾湿，并助山药之健运；枸杞子补肾益精，养肝明日；菊花善清利头目，宣散肝经之热。

第三章　治疗常见病的传世名方

一贯煎 肝肾阴虚型
高血压

中药方剂"一贯煎"出自《续名医类案》,为养阴柔肝的代表方剂,主治肝肾阴虚、肝气郁滞证。临床主要用于治疗高血压、慢性肝炎、消化性溃疡、肋间神经痛、神经症等属肝肾阴虚者。

【名方组成】北沙参、麦冬、当归各9克,生地黄18~30克,枸杞子9~18克,川楝子4.5克。

【名方用法】水煎服。

【名方医解】方中生地黄滋阴养血、补益肝肾;当归、枸杞子养血滋阴柔肝;北沙参、麦冬滋养肺胃,养阴生津;川楝子疏肝泄热,理气止痛。上述药物配伍使用,可养肝疏肝,滋补肾阴,从根本上缓解肝肾阴虚型高血压。

【名方禁忌】痰浊中阻型高血压不宜用本方。

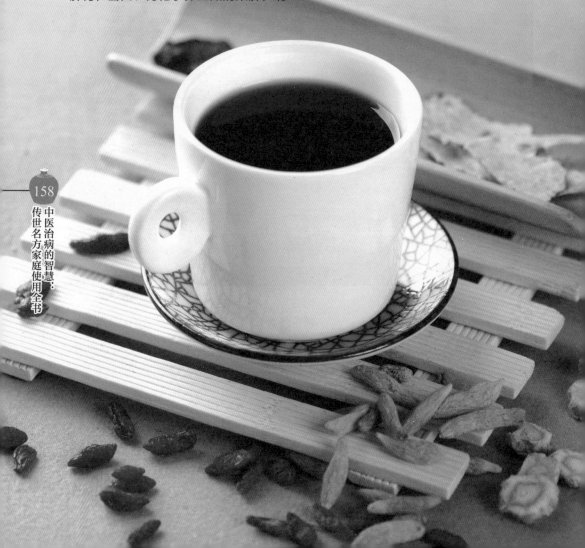

半夏白术天麻汤

痰浊中阻型
高血压

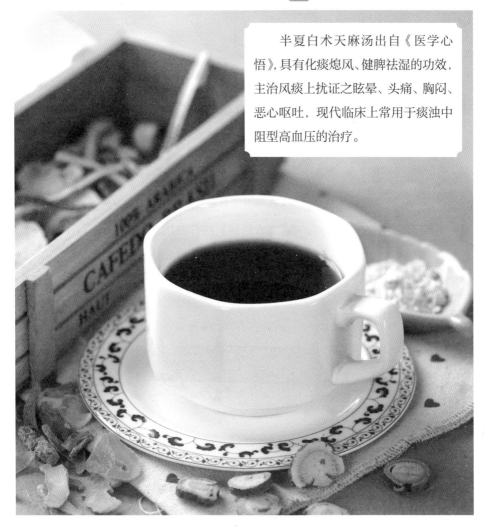

半夏白术天麻汤出自《医学心悟》,具有化痰熄风、健脾祛湿的功效,主治风痰上扰证之眩晕、头痛、胸闷、恶心呕吐,现代临床上常用于痰浊中阻型高血压的治疗。

【名方组成】白术9克,甘草1.5克,半夏4.5克,天麻、茯苓、橘红各3克。

【名方用法】加生姜1片、大枣2枚,水煎服。

【名方医解】方中半夏燥湿化痰,降逆止呕;天麻平肝熄风,可缓解高血压引起的头晕头痛;白术、茯苓健脾祛湿,杜绝生痰,从根本上防治痰浊中阻;橘红理气化痰;甘草益气和中,调和诸药;煎时加姜、枣调和脾胃,另外生姜还可制半夏之毒。全方风痰并治,标本兼顾,故能治风痰诸证。

【名方禁忌】阴虚阳亢、气血不足所致之眩晕,不宜使用。

冠心病

冠心病是冠状动脉粥样硬化性心脏病的简称，指冠状动脉粥样硬化使血管腔阻塞导致心肌缺血缺氧而引起的心脏病。冠心病的症状表现为胸腔中央发生一种压榨性的疼痛，并可前延至颈、下颌、手臂、后背及胃部。发作的时候，还有可能出现眩晕、气促、出汗、恶心及昏厥等症状。严重者还有可能因为心力衰竭而死亡。

在中医里并没有"冠心病"这一具体的说法，但从其症状来看，冠心病属"胸痹心痛""厥心痛""真心痛"等范畴。中医认为，冠心病的病因为七情内伤、饮食不节、年老体衰而使心、肝、肾、脾等脏腑亏损，胸中阳气不足，导致气机不畅，血瘀不通，继而出现疼痛。因此，在选用名方治疗冠心病时，应以行气活血、宽胸理气为主。桃红四物汤、血府逐瘀汤等具有行气、活血、祛瘀的功效，对冠心病有较好的疗效。

桃红四物汤

桃红四物汤为调经要方之一，始于见《医宗金鉴》。现代研究表明，桃红四物汤不仅可以调经，还具有扩张血管、抗炎、抗疲劳等多种作用，对冠心病、高脂血症等心脑血管疾病有良好的治疗效果。

【名方组成】熟地黄 12 克，红花、川芎各 6 克，当归（去芦，酒浸炒）、白芍、桃仁各 9 克。

【名方用法】水煎服。

【名方医解】桃红四物汤以祛瘀为主，辅以养血、行气。方中桃仁、红花活血化瘀；熟地黄、当归滋阴补肝，养血调经；白芍滋阴养血；川芎活血行气，调畅气血。上述药物配伍使用，可很好地发挥活血祛瘀的功效，使身体气血通畅。

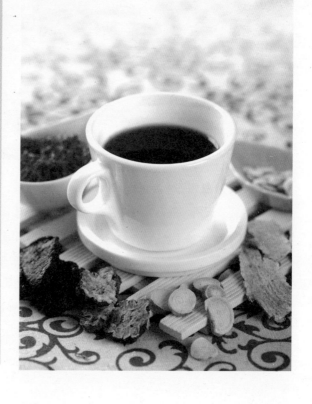

中医治病的智慧：传世名方家庭使用全书

血府逐瘀汤

血府逐瘀汤来源于《医林改错》,具有活血化瘀、行气止痛的功效,主治胸中血瘀证,如胸痛、头痛、心悸怔忡、失眠多梦等。临床常用于治疗冠心病、心绞痛、风湿性心脏病以及脑血栓、高血压病、高脂血症、脑震荡后遗症之头痛、头晕等属瘀阻气滞者。

【名方组成】柴胡3克,桃仁12克,川芎、桔梗各4.5克,赤芍、枳壳、甘草各6克,红花、当归、生地黄、牛膝各9克。

【名方用法】水煎服。

【名方医解】方中桃仁、红花、赤芍、川芎、牛膝活血祛瘀,行气止痛;生地黄、当归滋阴养血;桔梗、枳壳行气宽胸;柴胡疏肝解郁、升达清阳,与桔梗、枳壳同用,可理气行滞,使气行则血行;甘草调和诸药。诸药合用,使血活、瘀化、气行,因气滞血瘀而引起的胸中痹痛自然痊愈。

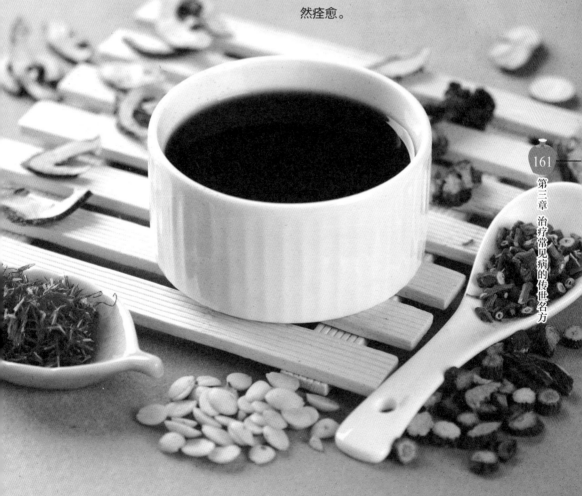

生脉散合人参养荣汤

　　生脉散出自《医学启源》，具有益气生津、敛阴止汗的功效，可用于气阴两虚证。人参养荣汤来源于《太平惠民和剂局方》，是著名的气血双补药方。两方中都含有人参，合用之后人参的用量增加，补气效果更显著。现代中医临床常用生脉散合人参养荣汤来治疗冠心病之心绞痛。

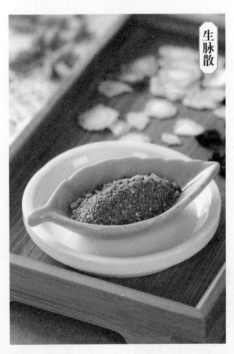

生脉散

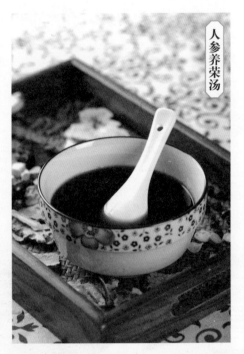

人参养荣汤

【名方组成】

【生脉散】 五味子6克，人参、麦冬各9克。

【人参养荣汤】 桂心（去粗皮）3克，甘草（炙）5克，陈皮、五味子、远志（炒，去心）6克，人参、白术（煨）、白芍、当归、熟地黄（制）各9克，黄芪、茯苓各12克。

【名方用法】 生脉散上述药物研为细末，人生养荣汤加生姜2片、大枣3枚水煎取汁，每次取生脉散6克，用药汁送服。

【名方医解】 生脉散益气养阴、生津止渴，方中人参益元气，补肺气，生津液；麦冬养阴清热，润肺生津；五味子敛肺止汗，生津止渴。人参养荣汤补气养血，其中熟地黄、当归、白芍滋阴养血，人参、黄芪、五味子补肺气，甘草、陈皮、茯苓、白术健脾，当归、白芍养血柔肝，远志交通心肾，五脏交养互益，所以能统治五脏六腑各种疾病，并使身体恢复健康。

左归饮

　　左归饮由张景岳创制，收录于《景岳全书》。左归饮是在左归丸的基础上，减去鹿角胶、龟板胶、菟丝子、牛膝，加入茯苓而成。跟左归丸滋阴之中配有助阳之品不同，左归饮的组成方药都是滋阴填精之品，补力较缓，适用于肾阴不足较轻之证。心阴不足，血不养心则心胸闷痛、夜寐不安；精血亏少，不能上行营养头目则头晕耳鸣、目眩、口干咽燥。使用左归饮，对冠心病属真阴不足者有较好的疗效。

【名方组成】熟地黄9~30克，山药、枸杞子各6克，甘草（炙）3克，茯苓4.5克，山茱萸3~6克。

【名方用法】以水2盅，煎至七分，饭后服用。

【名方医解】方中重用熟地黄滋肾填精，大补肾阴；山茱萸养肝滋肾，涩精敛汗；山药补脾益阴，滋肾固精；枸杞子补肾益精，养肝明目；茯苓健脾渗湿。诸药合用，肝肾脾得以滋补，则身体阴阳平衡，疾病自然痊愈。

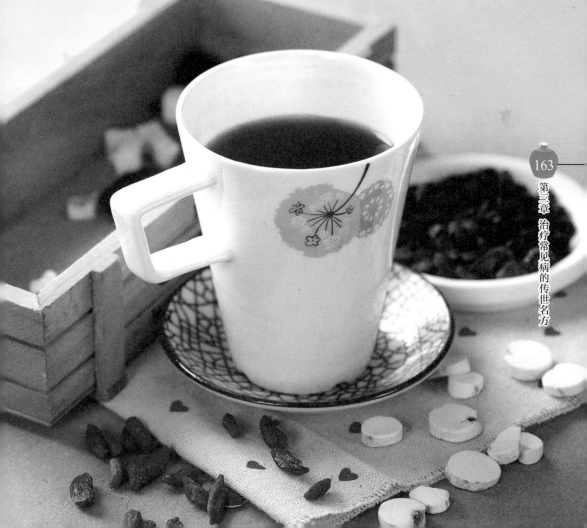

第三章 治疗常见病的传世名方

低血糖

低血糖是指因某种原因引起血糖浓度过低，并由此导致的交感神经过度兴奋和脑功能障碍为主的综合征。低血糖主要表现为感觉饥饿、脸色苍白、心悸、冷汗、四肢麻木或震颤，甚则晕厥等。导致低血糖症的原因有很多，如过度饥饿、出血过多、内分泌失调及各种疾病等。

中医认为，禀赋素弱，或病后体虚，脾胃不健，气血乏源，致心肝失养，元神失主，故而出现低血糖。因此，在选择名方时，应补气养血、益气健脾、荣养心肝。大补阴丸、人参荣汤、参附汤是治疗低血糖的常用方剂，可在医生的指导下使用。

大补阴丸

大补阴丸源自《丹溪心法》，因滋阴降火功效显著，可大力滋阴而得名。人体肝肾亏虚，阴血不足，则会出现面色苍白、心悸、四肢麻木或震颤甚则抽搐等低血糖的症状，故肝肾亏虚的低血糖者宜用大补阴丸滋阴降火。

【名方组成】知母（酒浸，炒）、黄柏（炒褐色）各120克，熟地黄（酒蒸）、龟板（酥制）各180克。

【名方用法】上述药物研为细末，猪脊髓适量蒸熟，捣如泥状；炼蜜，混合拌匀和药粉为丸，每丸约重15克，每日早晚各服1丸，淡盐水送服。

【名方医解】方中熟地黄益髓填精；龟板填补精血，又可潜阳；黄柏、知母清热泻火，滋阴凉血；再以猪脊髓、蜂蜜为丸，可助熟地黄滋补精髓，兼制黄柏的苦燥。诸药合用，可滋阴凉血。

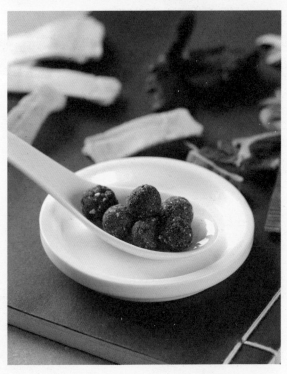

中医治病的智慧：传世名方家庭使用全书

参附汤

参附汤首见于《正体类要》,是在《伤寒论》"四逆汤"的基础上,去掉干姜、甘草,加入人参而配成,是补益阳气的经典名方。人体阳气不足则出现冷汗频出、精神疲乏,甚至昏厥等低血糖症状。

【名方组成】人参9克,附子(炮,去皮)6克。

【名方用法】水煎服。

【名方医解】方中人参甘温大补元气;附子大辛大热,温壮元阳。二药相配,补阳效果极佳。

另外,还可选择人参养荣汤,来源于《太平惠民和剂局方》,是著名的气血双补药方。人体气血不足,心肝失去濡养,则可出现低血糖,因此对于低血糖者来说,补气养血尤为重要,可选择人参养荣汤进行滋补。(药方内容见162页)

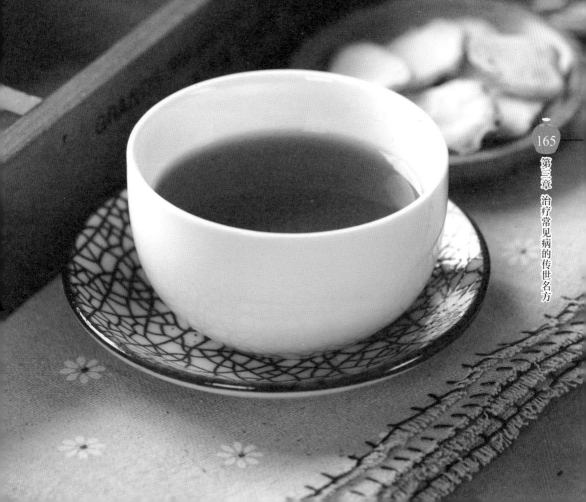

八珍汤

　　八珍汤，出自于《正体类要》，从名字就可看出有8味药材，由当归、川芎、白芍、熟地（四物汤）和人参、白术、茯苓、炙甘草（四君子汤），为了增强功效又佐以生姜和大枣组合而成。

【名方组成】人参3克，熟地黄（酒拌）15克，当归（酒拌）、白术（炒）各10克，白芍、茯苓各8克，川芎、甘草（炙）各5克。

【名方用法】上述药物加生姜3片，大枣2枚，水煎服。饭前服用，日服2~3次。

【名方医解】本方由四君子汤和四物汤构成，方中人参、白术、茯苓、炙甘草用来补气，当归、熟地黄、芍药、川芎用以补血，加上生姜、大枣调和，可以达到气血双补的目的。

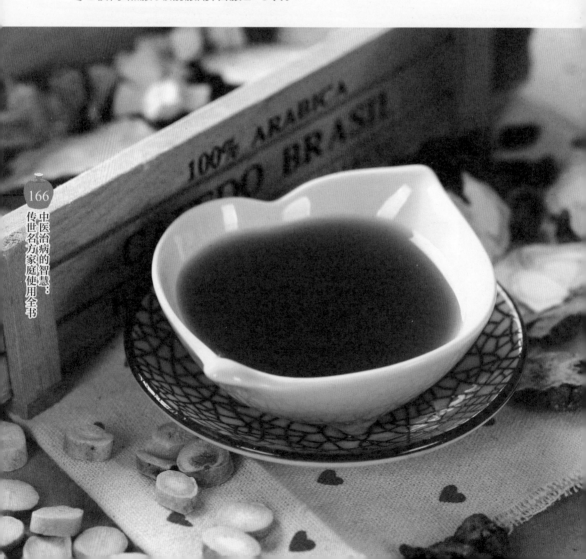

低血压

低血压是指体循环动脉压力低于正常的状态。由于高血压在临床上常常引起心、脑、肾等重要脏器的损害而备受重视，世界卫生组织也对高血压的诊断标准有明确规定，但低血压的诊断尚无统一标准。一般认为成年人上肢动脉血压低于90/60毫米汞柱（1毫米汞柱=0.133千帕）即为低血压。根据病因，低血压可分为生理性低血压和病理性低血压，根据起病形式则可分为急性和慢性低血压。

低血压属中医"眩晕""虚劳"范畴，临床主要表现为头晕头痛、体倦乏力、心慌、气短懒言、记忆力减退，易患感冒，劳累后病情加重等症状。女性低血压者通常还伴有月经不调、经量少、经色淡红等情况。

中医认为，低血压多为禀赋不足，气血亏虚，加之劳伤而发。因此，在低血压的治疗和调理上，要选用益气健脾、补气养血的药方。

归脾汤

归脾汤原载于宋朝严用和《济生方》，原方中没有当归、远志，后来明朝名医薛己在使用时补充了这2味药物，使方药的养血宁神效果更加显著。现代研究表明，归脾汤对心脾气血两虚所导致的失眠、食欲不振、便血、低血压、低血糖、贫血、心脏病等有较好的疗效。

【名方组成】人参6克，木香1.5克，甘草（炙）1克，白术、当归、白茯苓、黄芪（炒）、龙眼肉、远志、酸枣仁（炒）各3克。

【名方用法】加生姜、大枣，水煎服。

【名方医解】低血压的发生与心脾劳伤、气血亏虚有关。方中人参、黄芪、白术、甘草补脾益气，身体气足可促进生血；当归、龙眼肉补血养心；白茯苓、酸枣仁、远志宁心安神；木香辛香而散，理气醒脾，调和药性；用法中姜、枣可调和脾胃，促进药物的吸收。

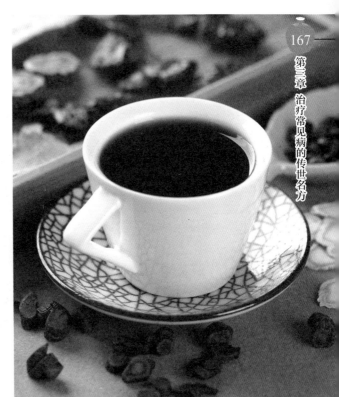

炙甘草汤

炙甘草汤是《伤寒论》中治疗心动悸、脉结代的名方。阴血不足，血脉无以充盈，加之阳气不振，无力鼓动血脉，脉气不相接续，故脉结代；阴血不足，心体失养，或心阳虚弱，不能温养心脉，故心动悸。这两种症状都是低血压的表现，因此炙甘草汤在现代临床中常用于低血压的调理。

【名方组成】甘草（炙）12克，生地黄30克，人参、阿胶各6克，生姜（切）、桂枝（去皮）各9克，麦冬（去心）、麻仁各10克，大枣10枚。

【名方用法】水煎服，阿胶烊化，冲服。

【名方医解】方中生地黄滋阴养血，配伍甘草、人参、大枣益心气，补脾气；阿胶、麦冬、麻仁滋心阴，养心血，充血脉；桂枝、生姜辛行温通，温心阳，通血脉。

大补元煎

大补元煎是张景岳创制的大补气血的经典名方，它具有很强的气血双补作用，对于气血两虚所致的病症有着显著的疗效。低血压严重者可在医生的指导下用本方调理。因为本方补益效果极佳，切不可盲目使用。

【名方组成】山茱萸3克，甘草（炙）3~6克，人参10克，山药（炒）、杜仲6克，熟地黄、当归、枸杞子各6~9克。

【名方用法】水煎服。

【名方医解】方中人参大补元气，熟地黄、当归滋阴补血，人参与熟地黄相配，可治精气大耗之证；枸杞子、山茱萸补肝肾，杜仲温肾阳，甘草助补益而和诸药。诸药配合，功能大补真元，益气养血，故景岳曾称此方为"救本培元第一要方"。

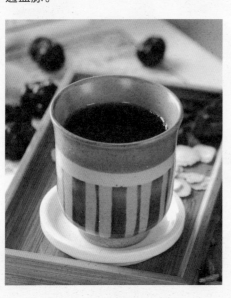

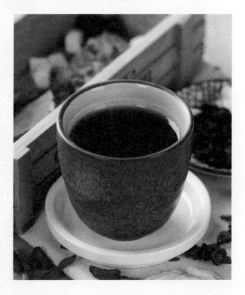

保元汤

保元汤出自《博爱心鉴》。"元"即元气，人体元气足则身体暖、精神旺，元气不足则畏寒怕冷、神疲乏力。保元汤，顾名思义具有保护元气的功效，是补气的经典方剂，对低血压及气虚所致的身体畏寒、四肢冰冷、倦怠乏力等有较好的疗效。

【名方组成】黄芪9克，肉桂1.5克，人参、甘草（炙）各3克。

【名方用法】上述药物加生姜1片，水煎，不拘时服。

【名方医解】方中以人参、黄芪为主药，有大补元气、扶助阳气的功效；甘草炙用，甘温益气，通经利脉，行血气；肉桂辛热补阳，温通血脉；煎药时加生姜，可温中健脾，既能温阳又可促进身体吸收药物。上述药物合用，能益气温阳，适用于元气不足之证。

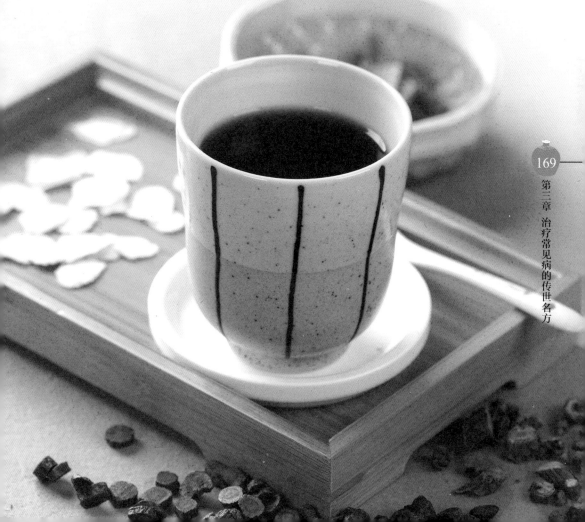

第三章 治疗常见病的传世名方

补中益气汤

补中益气汤源自《内外伤辨惑论》，是著名的补益名方。它有两个作用：一个是补气健脾，使后天生化有源，主治食欲不振、身体疲倦、四肢酸软、少气懒言、面色萎黄等脾胃气虚证；二则能升提中气，恢复中焦升降的功能，主治自汗、发热、口渴喜热饮、气短乏力等气虚发热证。因为低血压而觉得身体疲劳乏力的，可以根据需要适当服用补中益气汤。也可以在补中益气汤中添加鸡肉、猪肉等肉类做成药膳，补益效果也不错。

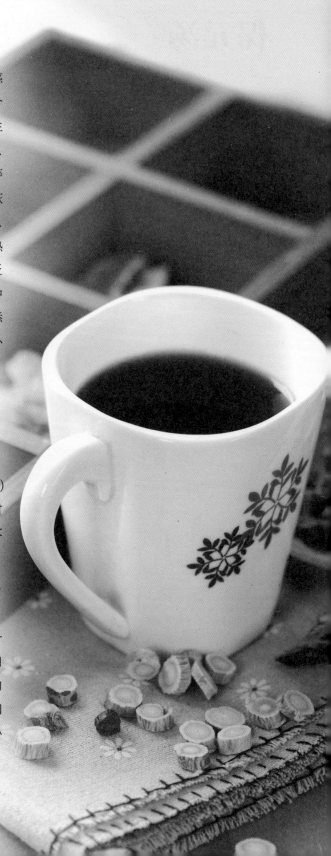

中医治病的智慧：
传世名方家庭使用全书

【名方组成】当归（酒焙干或晒干）3克，白术9克，黄芪15克，甘草（炙）、人参（去芦）、橘皮（不去白）、升麻、柴胡各6克。

【名方用法】用水2盏，煎至1盏，去滓，空腹时温服。

【名方医解】方中黄芪补中益气，升阳固表，为主药；人参、甘草、白术补气健脾；当归养血和营，协助人参、黄芪补气养血；橘皮理气和胃；升麻、柴胡疏肝理气升阳，协助黄芪升阳固表；甘草调和诸药。

痛风

白虎加桂枝汤

痛风也叫高尿酸血症，由嘌呤代谢紊乱引起，主要症状是大脚趾疼痛肿胀，尤其是畸形发作时，往往会出现剧烈的疼痛症状，也可以引起其他关节的疼痛肿胀，急性痛风发作部位出现红、肿、热、剧烈疼痛等症状。痛风反复发作可导致急性痛风性关节炎、慢性痛风性关节炎和关节畸形等，而且常常累及肾脏而引起慢性间质性肾炎和尿酸性肾结石。

中医认为，痛风多因平时饮食不当，以致湿热内蕴，兼因外感风邪，侵袭经络，气血不能通畅，以致局部灼热红肿，甚至气滞血瘀，经络阻塞，而致关节畸形。因此，对于痛风的治疗，应清热除湿、活血化瘀、祛风通络。中医里的名方白虎桂枝汤、茯苓丸等具有较好的除湿热、化瘀血效果，对痛风有效。

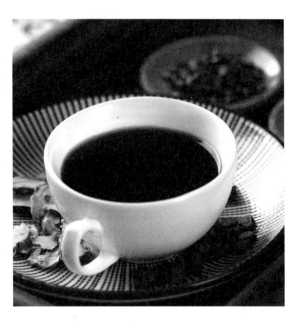

白虎加桂枝汤，又名桂枝白虎汤，载于《金匮要略》。方由白虎汤加桂枝组成，虽然是为"温疟"而设，但此方治疗的病症大多与痛风重合，例如湿热蕴蒸引起的骨节酸痛。因此临床上也常用白虎加桂枝汤来治疗痛风。

【名方组成】知母18克，生石膏30克，甘草（炙）、粳米各6克，桂枝（去皮）5~9克。

【名方用法】上述药物研为粗末，每次服1.5克，用水1盏半，煎至八分，去滓温服。

【名方医解】方中知母苦寒，可滋阴降火，润燥滑肠，主治烦热消渴、骨蒸劳热等；生石膏清热泻火，除烦止渴，与知母相须为用，可增强清热生津的功效；桂枝辛温，可温通经络；粳米、甘草益胃生津，可防知母、石膏的大寒伤脾胃，甘草还可调和诸药。

虎潜丸

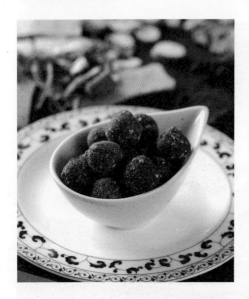

虎潜丸出自《丹溪心法》，是滋阴降火、强壮筋骨的经典名方。"虎"，阴兽；"潜"，伏藏也。虎潜丸的意思是服用后可以补肾滋阴，体内阴足而去虚火。痛风发作时常关节疼痛，服用本方可使筋骨强壮而缓解疼痛。

【名方组成】锁阳 4.5 克，虎骨（用狗骨代替）3 克，干姜 1.5 克，黄柏（酒炒）24 克，龟板（酒炙）12 克，知母（酒炒）、生地黄、陈皮、白芍各 6 克。

【名方用法】上述药物研为细末，炼蜜为丸，每丸重 9 克，每次 1 丸，日服 2 次，淡盐水或温开水送下。

【名方医解】方中重用黄柏，配合知母可泻火清热；生地黄、龟板、白芍滋阴养血；虎骨强壮筋骨；锁阳温阳益精；干姜、陈皮温中健脾，理气和胃。诸药合用，可滋阴降火、强壮筋骨。

茯苓丸

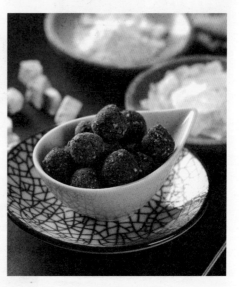

茯苓丸也称治痰茯苓丸，载于《是斋百一选方》，具有燥湿行气、软坚消痰的功效。现代中医常用来治疗肩周炎、颈椎病、痛风属湿痰者。

【名方组成】朴硝（风化）0.3 克，枳壳（麸炒，去瓤）5 克，茯苓、半夏各 10 克。

【名方用法】上述药物研为细末，用生姜汁煮糊为丸，如梧桐子大，每服 30 丸，生姜汤送下。

【名方医解】方中半夏燥湿化痰，和中化浊；茯苓健脾渗湿；枳壳理气宽中，使气顺则痰消；风化朴硝软坚润下；用姜汁糊丸，可制半夏之毒，又可化痰散结。诸药合用，燥湿涤痰之力较强，痰消之后，因湿痰而引起的痛风自然痊愈。

肩周炎/颈椎病

肩周炎多发于50岁左右的人群，又称"五十肩"。肩周炎多由肩部感受风寒所致，早期肩关节呈阵发性疼痛，以后逐渐发展为持续性疼痛，并逐渐加重，昼轻夜重。肩部受到牵拉时，可引起剧烈疼痛。

颈椎病多由风寒侵袭、气血不和、经络不通所致，主要表现为疼痛，包括颈部、头部、胸背部、上臂部、肩胛骨内侧有持续性或间歇性疼痛。有的患者还伴有头晕、眼花、耳鸣等症状。原来颈椎病是老年人的常见病，随着电脑的普及以及现代人工作压力大，颈椎病越来越年轻化。

肩周炎、颈椎病虽然不是危急重症，但也需要积极治疗。在治疗上，宜温经散寒、活血祛瘀。羌活胜湿汤、三痹汤等对肩周炎、颈椎病有较好的疗效，可在医生指导下使用。

程氏蠲痹汤

程氏蠲痹汤是程钟龄独创的治疗风痹的著名方剂。风痹，指风寒湿邪侵袭肢节、经络，其中又以风邪为甚的痹证。"蠲"者，有免除之意，去之疾速也。本方有益气活血的功效，气通则血活，血活则风散，服之可使风痹之证得以迅速免除，故名"蠲痹汤"。现代研究表明，蠲痹汤对风湿性关节炎、肩周炎、颈椎病等有良好的效果。

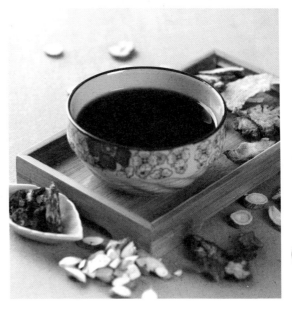

【名方组成】川芎3.5克，海风藤10克，桂心、甘草各2.5克，羌活、独活、秦艽各5克，乳香、木香各4克，桑枝、当归各15克。

【名方用法】水煎服。

【名方医解】方中川芎、当归活血化瘀通脉；桂心、甘草、木香、桑枝行气温阳，调和营卫，助川芎、当归化瘀通脉；羌活、独活、海风藤、秦艽祛风散寒，温经通脉，止风湿痹痛。诸药合用，可活血化瘀、调和营卫，肩部活动受限或阴雨天肩部疼痛加重，活动稍舒，时有手臂麻木等患者均适用。

羌活胜湿汤

羌活胜湿汤出自《脾胃论》，关于它的功效，原书记载："如肩背痛，不可回顾……如背痛项强，腰似折，项似拔，上冲头痛者……以羌活胜湿汤主之。"现代医学实践表明，羌活胜湿汤对颈椎病、肩周炎、风湿性关节炎、风湿头痛等有效。

【名方组成】蔓荆子2克，川芎1.5克，羌活、独活各6克，藁本、防风、甘草（炙）各3克。

【名方用法】水煎服。

【名方医解】方中羌活、独活辛苦温燥，可祛风散寒湿、通利关节，其中羌活善祛上部风湿，独活善祛下部风湿，两药相合，能散一身上下之风湿，通利关节而止痹痛；防风、藁本祛风胜湿，且能止头痛；川芎活血行气，祛风止痛；蔓荆子祛风止痛。

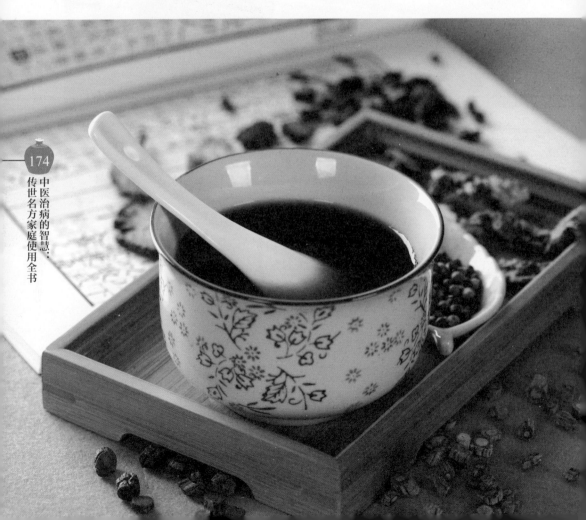

三痹汤

　　三痹汤最早见于《妇人大全良方》，具有益气活血、补肾散寒、祛风除湿的功效，主治肝肾气血不足、风寒湿痹导致的手足拘挛或肢节屈伸不利、颈部疼痛等。

【名方组成】秦艽、生地黄、川芎、独活各5克，续断、杜仲（去皮；切，姜汁炒）、防风、桂心、细辛、人参、白茯苓、当归、白芍、甘草、黄芪、牛膝各10克。

【名方用法】加生姜3片、大枣1枚，水煎，去滓，空腹时热服。

【名方医解】方中断续、杜仲、防风、细辛、独活、秦艽、牛膝等药物祛风除湿，茯苓健脾渗湿，白芍和血养血，黄芪、川芎行气活血，桂心温经散寒、活血通络，甘草益气和中、调和诸药。上述药物合用，既除湿散寒、通络经脉，又行气活血、养血补血，除湿、养血双管齐下，以起到治疗风湿寒痹的功效。

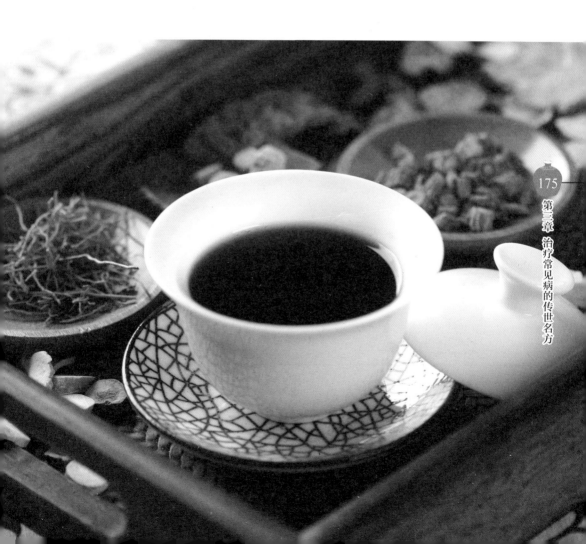

腰椎间盘突出症

腰椎间盘突出症指腰椎间盘各部分有不同程度的退行性改变后，在外力因素的作用下，椎间盘的纤维环破裂，髓核组织从破裂之处突出（或脱出）于后方或椎管内，导致相邻脊神经根遭受刺激或压迫，从而产生腰部疼痛，一侧下肢或双下肢麻木、疼痛等一系列临床症状。根据腰椎间盘突出症的症状，中医将其分为以下类型：

湿热型

症见腰部疼痛，经常腿软无力，痛处伴有热感，遇热或雨天疼痛增加，活动后疼痛减轻。另外，还伴有恶热口渴、小便短赤等。

血瘀型

症见腰腿刺痛，疼痛的位置比较固定，日轻夜重，腰部板硬，俯仰旋转受限，痛处拒按。

寒湿型

症见腰腿冷痛，转身时不利，静卧疼痛不减，受寒及阴雨加重，且肢体发凉。

肾着汤

寒湿型腰椎间盘突出症

肾着汤又名甘草干姜茯苓白术汤，出自《金匮要略》，具有温脾胜湿的功效。寒湿下侵，可导致腰部冷痛沉重，使用肾着汤可散寒祛湿，缓解腰重冷痛。腰间盘突出症患者感受寒湿常出现腰部冷痛沉重的症状，可在医生的指导下使用。

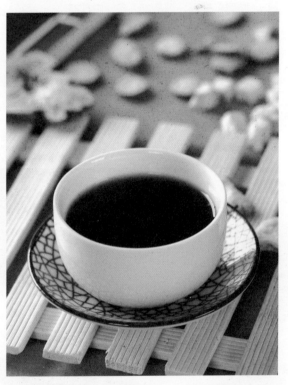

【名方组成】甘草、白术各6克，干姜、茯苓各12克。

【名方用法】上述4味药，以水5升，煮取3升，分3次温服。

【名方医解】方中茯苓健脾利水，渗湿化饮；白术健脾燥湿，与茯苓配伍祛湿效果更加显著；干姜辛热，温中散寒，与茯苓、白术配伍可祛身体寒湿；甘草合白术益气健脾，以及调和诸药。诸药合用，以祛寒湿为要，主治寒湿下侵所致的腰重冷痛。

宣痹汤

湿热型腰椎
间盘突出症

　　宣痹汤是《温病条辨》中的名方，可清化湿热、宣痹通络、止痛，主治湿热痹证。湿热型腰椎间盘突出症的治疗关键在于清热除湿、通络止痛，宣痹汤是不错的选择。

【名方组成】防己、杏仁、滑石、薏苡仁各 15 克，连翘、栀子、半夏（醋炒）、蚕砂、赤小豆皮（凉水浸取皮用）各 9 克。

【名方用法】以水 8 杯，煮取 3 杯，每次 1 杯，分 3 次温服。

【名方医解】方中防己可祛经络内水湿，起到通痹止痛的作用；杏仁有开宣肺气、通调水道的功效，可助水湿下行；滑石利湿清热；赤小豆皮、薏苡仁健脾利湿，使湿热从小便排出；半夏、蚕砂祛风除湿，行痹止痛；栀子、连翘泻火、清热、解毒。

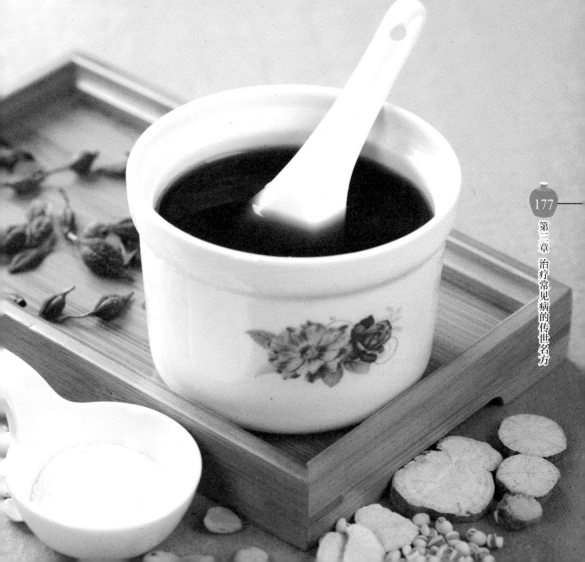

第三章　治疗常见病的传世名方

身痛逐瘀汤

血瘀型腰椎间盘突出症

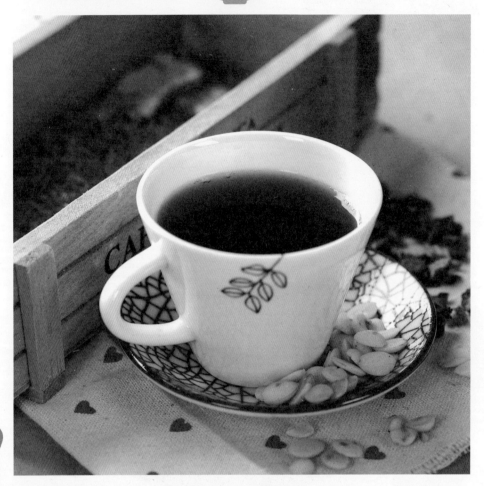

　　身痛逐瘀汤与血府逐瘀汤、膈下逐瘀汤、少腹逐瘀汤、通窍活血汤合称"五逐瘀汤"，是王清任创制的活血化瘀名方，后收录于其著作《医林改错》。身痛逐瘀汤，顾名思义活血化瘀使身上疼痛随瘀而去，对血瘀型腰椎间盘突出症有效。

【名方组成】秦艽、羌活、香附各3克，甘草、川芎、没药、灵脂（炒）、地龙（去土）各6克，桃仁、红花、当归、牛膝各9克。

【名方用法】水煎服。

【名方医解】方中桃仁、红花活血祛瘀；赤芍、川芎行气活血；牛膝活血通经，祛瘀止痛；当归养血益阴，清热活血；香附疏肝解郁，宽中理气，调经止痛；秦艽、羌活、地龙、没药、灵脂通络、宣痹、止痛。诸药合用，可活血行气、祛风除湿、宣痹止痛，主治瘀血阻滞经脉所致的肢体痹痛或周身各种疼痛。

【名方禁忌】孕妇禁用。

肝、胆结石

肝胆结石是指发生于肝胆系统内任何部位的结石，包括胆囊结石、胆总管结石、肝总管结石、肝内胆管结石、复合部位结石等。感染细菌和寄生虫、长期摄入高胆固醇高糖食物、长期不吃早餐、长期精神紧张抑郁，以及患有糖尿病、肝硬化等，都有可能导致肝胆结石。

根据发病原因和病理机制，肝胆结石主要分为肝郁气滞型、湿热内蕴型、热毒炽盛型等类型，在治疗上应以疏肝解郁、清热化湿、活血祛瘀为主。

大柴胡汤

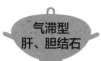

气滞型
肝、胆结石

气滞型肝、胆结石的人常心情一烦躁就暴饮暴食或猛吃甜食，对于这一类型的肝、胆结石患者，治疗的关键在于疏肝解郁、理气健脾。《金匮要略》的大柴胡汤，具有疏肝利胆的功效，非常适合气滞型肝、胆结石患者。

【名方组成】 大枣 4 枚,大黄 6 克,柴胡、生姜（切）各 15 克，黄芩、芍药、半夏（洗）、枳实各 9 克。

【名方用法】 水煎服，每日 1 剂，分 3 次温服。

【名方医解】 方中柴胡疏肝解郁；黄芩、大黄、枳实清热泻火，行气消痞；芍药养血柔肝；半夏和胃降逆；大枣和生姜配伍，调和药性，补益脾胃。上药合用，能内泻热结，疏肝利胆。

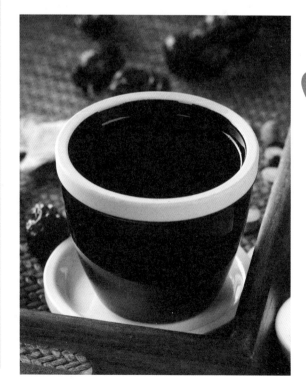

第三章 治疗常见病的传世名方

四逆散加味

热毒炽盛型
肝、胆结石

四逆散是《伤寒论》中的经典名方，具有疏肝解郁、理气健脾的功效。四逆散加味就是在四逆散的基础上，增加黄芩、黄连、蒲公英而成。因为这3味药的加入，使四逆散的功效发生了改变，除了疏肝解郁，还可清热泻火，主治热毒炽盛所致的消化性溃疡、肝胆疾病等。

【名方组成】 甘草6克，蒲公英20克，柴胡、白芍、枳实、黄芩、黄连各10克。

【名方用法】 分2次煎，分别取汁，混合2次药液，分2次于饭前服用。

【名方医解】 方中柴胡疏肝解郁；白芍敛阴养血柔肝；枳实理气解郁，泄热破结；黄芩、黄连、蒲公英都是清热解毒的常用药，配伍使用，清热效果显著；甘草调和诸药，益脾和中。诸药合用，可疏肝理气、泄热和胃。

另外，还可选用著名方剂一贯煎，其载于《续名医类案》，具有滋阴疏肝的功效，对肝肾阴虚、肝气瘀滞都有较好的疗效。在前文中，已经详细论述其对高血压的治疗作用，其实它还可以治疗肝胆结石。肝气久郁，可影响胆汁的分泌而形成结石，即可用一贯煎疏肝解郁，使气机通畅，气机通畅了就有利于结石的消除。（药方内容见158页）

大柴胡汤合茵陈蒿汤加减

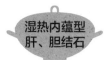

　　大柴胡汤合茵陈蒿汤加减，即在大柴胡汤和茵陈蒿汤的基础上，调整一些药物的用量。大柴胡汤出自《金匮要略》，具有疏肝利胆的功效，而茵陈蒿汤载于《伤寒论》，是清热、利湿、退黄的经典名方，两方合用，可起到疏肝利胆、清热利湿的功效。湿热内蕴型肝胆结石因湿热内蕴而成，使用大柴胡汤合茵陈蒿汤加减对病情的改善有益。

【名方组成】茵陈 24 克，大枣 4 枚，黄芩、芍药、生姜（切）、枳实、大黄、栀子各 10 克，柴胡、半夏（洗）各 12 克。

【名方用法】水煎服。

【名方医解】方中茵陈苦泻下降，清热利湿；柴胡疏肝升阳；黄芩性寒味苦，清热泻火；大黄配枳实，可清热泻火、行气消痞；芍药养血柔肝止痛；半夏和胃降逆；芍药配大黄可止腹痛，配枳实可理气和血，除肝、胃、胆疼痛之症；栀子清热降火，通利三焦，可助茵陈引导湿热由小便排出体外；大枣和生姜配伍，调和药性，补益脾胃。

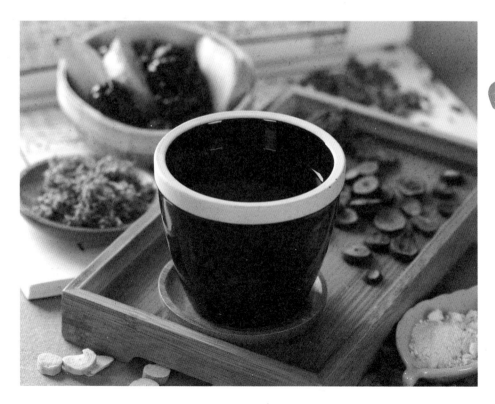

第三章　治疗常见病的传世名方

病毒性肝炎

病毒性肝炎是由多种肝炎病毒引起的常见传染病，具有传染性强、传播途径复杂、传播范围广、发病率较高等特点，主要症状有食欲不振、厌油、恶心、呕吐、胃肠胀气、腹泻或便秘等。通常患者会有肝脏区域不适或疼痛的症状，有些患者可能有黄疸，多见于眼球结膜。

中医认为，病毒性肝炎主要分为以下类型：

湿热型

多为急性黄疸性肝炎，症见身体、眼睛蜡黄，发热口渴，恶心呕吐，胁痛腹胀，大便秘结，小便黄赤，肝脏肿大，触痛明显。

脾虚型

多见于慢性迁延性或活动性肝炎，症见疲乏无力，肢体困倦，胁下隐痛，饮食减少，大便溏薄，面色萎黄。

肝郁型

多见于急性无黄疸型肝炎或慢性迁延性肝炎复发，症见神情抑郁，胁肋胀满或疼痛，经常叹气，烦躁易怒等。

茵陈蒿汤 湿热型肝炎

茵陈蒿汤是流传千年的中医名方之一，最早载于《伤寒论》，是张仲景创制的用于治疗湿热黄疸的经典方剂。病毒性肝炎临床上的表现之一即为黄疸，茵陈蒿汤是退黄的名方，同样对病毒性肝炎有改善作用。

【名方组成】茵陈 6 克，栀子 4 克，大黄（去皮）2 克。

【名方用法】水煎服。

【名方医解】方中茵陈苦泄下降，能清热利湿，为治黄疸要药；栀子清热降火，通利三焦，可助茵陈引导湿热从小便排出体外；大黄泻热逐瘀，通利大便，导瘀热从大便排出体外。诸药合用，利湿与泄热并进，通利二便，使湿邪得除，瘀热得去，黄疸自退。

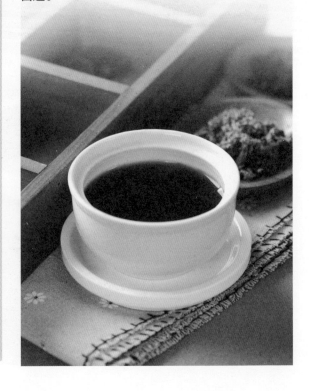

茵陈四逆汤 脾虚型肝炎

茵陈四逆汤出自《伤寒微旨论》，是治疗寒湿内阻之阴黄的经典方剂。脾胃虚弱，运化失健，寒邪入侵停滞，湿从寒化而致寒湿瘀滞肝胆，使肝胆失常而出现黄疸，即为脾虚型阴黄。茵陈四逆散温阳助阳、利湿退黄，对脾虚型阴黄有较好的疗效。

【名方组成】干姜4.5克,附子（破八片）1枚，甘草、茵陈各6克。

【名方用法】水煎服。

【名方医解】方中茵陈清热利湿，是治疗黄疸的要药；干姜、附子辛温，温阳助阳、散寒止痛，与茵陈配伍，可温阳、利湿、退黄，且对病毒性肝炎引起的腹痛有缓解作用；甘草调和诸药。

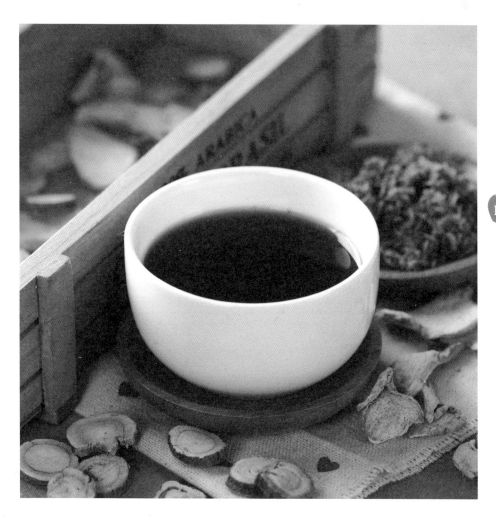

柴胡疏肝散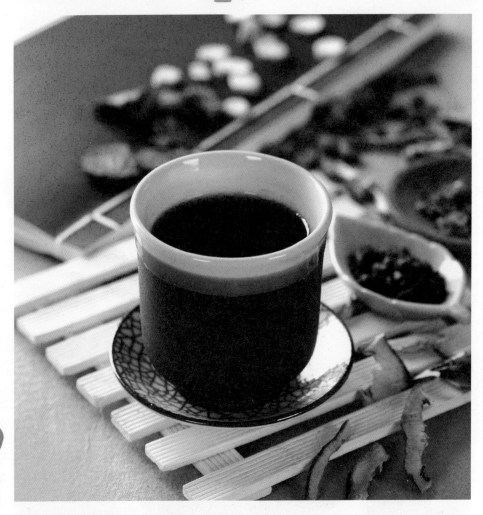

肝郁型肝炎

病毒性肝炎属肝郁气滞者，因肝气郁结而常出现神情抑郁、胁肋胀满或疼痛、烦躁易怒等症状，在治疗上应疏肝理气、活血止痛，可选用《医学统旨》中的柴胡疏肝散进行调理。

【名方组成】甘草（炙）1.5克，陈皮（醋炒）、柴胡各6克，川芎、香附、枳壳（麸炒）、芍药各4.5克。

【名方用法】水煎，饭前服用。

【名方医解】方中柴胡疏肝解郁；香附理气疏肝而止痛，川芎活血行气以止痛，二药相互配伍，既能助柴胡疏肝解郁，又能增加行气活血、止痛的功效；陈皮、枳壳理气行滞，芍药、甘草养血柔肝，缓急止痛；甘草调和诸药。诸药合用，可疏肝行气、活血止痛。

慢性肾炎

慢性肾炎是慢性肾小球肾炎的简称，大多数是由急性肾炎转变而来。少数患者起病缓慢没有明确的急性肾炎病史，一经发现即为慢性。慢性肾炎主要症状为腰酸腿肿、神疲乏力、小便清长或少尿、胸脘胀满、食欲不振、尿中蛋白增多等。

慢性肾炎主要分为以下类型：

脾虚湿困型

多见于慢性肾炎早期，症见面色浮黄、晨起眼睑浮肿、神疲肢倦、腹胀便溏，下肢浮肿、按之凹陷等。

脾肾阳虚型

症见面色苍白，身体浮肿明显或腹胀如鼓，伴畏寒肢冷、腰脊酸痛、尿少便溏、遗精、阳痿、早泄或月经失调等。

肝肾阴虚型

症见眼睛干涩、视物模糊、头晕耳鸣、口干咽燥、腰酸腿软、遗精或月经不调、肢体轻度浮肿等。

苓桂术甘汤
脾虚湿困型
慢性肾炎

脾虚湿困型慢性肾炎常因脾失健运而导致水湿内停，引起头晕目眩、心悸、胸胁胀满、水肿等不适，在治疗上应以温阳化饮、健脾利湿为主。《金匮要略》中的苓桂术甘汤可缓解以上症状。现代中医临床上常用苓桂术甘汤治疗慢性支气管炎、心源性水肿、慢性肾炎水肿等脾虚湿困型证型。

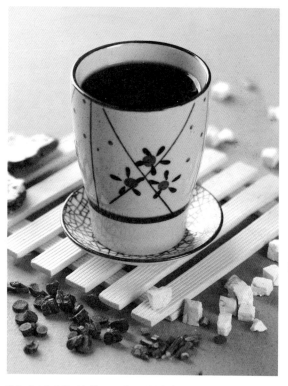

【名方组成】茯苓12克，桂枝（去皮）9克，白术、甘草（炙）各6克。

【名方用法】水煎服。

【名方医解】方中茯苓健脾利水，渗湿化饮，为主药；桂枝与茯苓的配伍是温阳化气的常用组合；白术健脾燥湿，与茯苓组合健脾祛湿，与桂枝组合温阳健脾；甘草益气健脾，调和诸药。

第三章 治疗常见病的传世名方

五苓散 脾虚湿困型 慢性肾炎

　　五苓散同名方剂约有十五首，其中最常用的为《伤寒论》中记载的方剂，由猪苓、泽泻、白术、茯苓、桂枝组成，有利水渗湿、温阳化气的功效。现代常用五苓散治疗慢性肾炎、早期肾功能不全、尿潴留、肾积水、脑积水等。

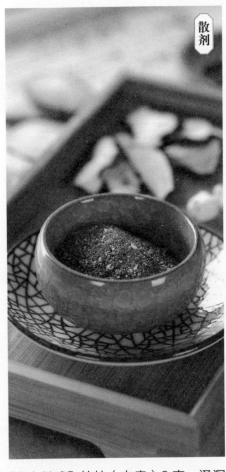

散剂

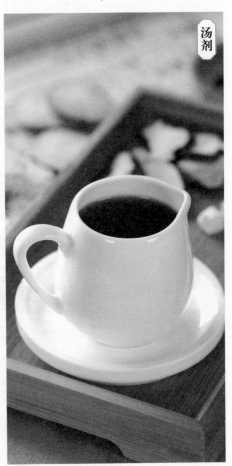

汤剂

中医治病的智慧：传世名方家庭使用全书

【名方组成】桂枝（去皮）6克，泽泻15克，猪苓（去皮）、白术、茯苓各9克。

【名方用法】散剂，每服6~10克；汤剂，水煎服。

【名方医解】方中泽泻甘淡，具有利水渗湿的功效；茯苓、猪苓健脾渗湿，与泽泻配伍可增强利水渗湿功效；白术健脾燥湿，与茯苓搭配可健脾以运化水湿；桂枝温阳化气以助泽泻利水功效，同时又能解表散寒取表证邪气。《伤寒论》中说服用本方时要多喝温热的开水，以助发汗，使表邪从汗出。诸药合用，利水渗湿为主，温阳化气为辅，从而使水湿之邪排出体外。

四苓散

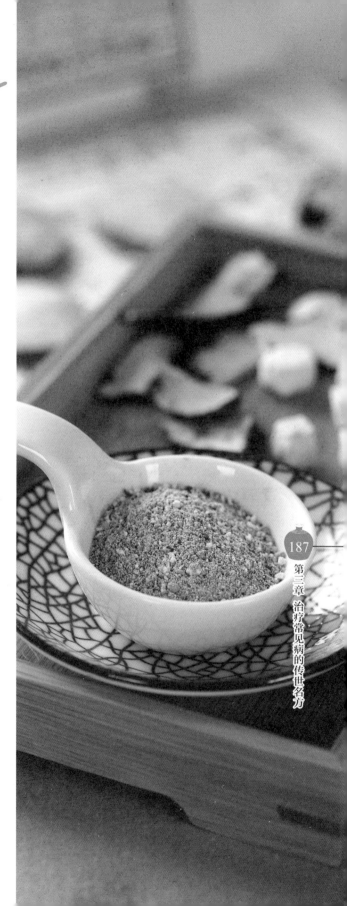

脾虚湿困型
慢性肾炎

四苓散出自《丹溪心法》，是在张仲景《伤寒论》"五苓散"的基础上去掉桂枝而成，具有健脾渗湿的功效，是专攻水湿内停的经典名方。治疗脾虚湿困型慢性胃炎，四苓散就是不错的选择。

【名方组成】泽泻75克，白术、茯苓、猪苓各45克。

【名方用法】上述药物研为细末，每次12克，水煎服。

【名方医解】方中泽泻性味甘淡，利水渗湿；茯苓健脾利湿，猪苓利水渗湿，与泽泻配伍使用可增强利湿功效；白术健脾益气、燥湿利水，配伍茯苓，可增强脾运化水湿的功能。4味药物合用，可健脾渗湿。

越婢汤

脾肾阳虚型慢性肾炎

来源于《金匮要略》的越婢汤是现代治疗急性肾炎、慢性肾炎急性发作、肾盂肾炎初期、不明原因之水肿、变应性皮肤病的常用方剂。

【名方组成】麻黄6克，石膏8克，生姜3克，大枣5枚，甘草2克。

【名方用法】以水6升，先煮麻黄，去上沫，纳诸药，煮取3升，分3次温服。

【名方医解】方中麻黄发汗解表，宣肺行水；生姜、大枣可助力麻黄行水之力，使水湿通过小便排出体外；石膏可清除肺胃积热；甘草与大枣配伍，不仅能调和脾胃，促进脾的运化功能，而且能调和诸药。上述药物合用，可补脾益肾。

实脾散 脾肾阳虚型慢性肾炎

实脾散源自《重订严氏济生方》，原书记载它主治"阴水"（即脾肾阳虚导致的水肿），现代临床上也常用它来治疗慢性肾炎、心源性水肿、肝硬化腹水等属脾肾阳虚气滞者。

【名方组成】甘草（炙）5克,厚朴（去皮,姜制,炒）、白术、木瓜（去瓤）、木香（不见火）、草果仁、槟榔、附子（炮,去皮脐）、白茯苓（去皮）、生姜（炮）各10克。

【名方用法】加生姜、大枣,水煎服。

【名方医解】方中附子温补肾阳；干姜温脾阳而助运化水湿；白茯苓、白术健脾渗湿，可使水湿从小便中排出；木瓜除湿、醒脾、和中；厚朴、木香、槟榔、草果仁行气导滞、利水燥湿；甘草、生姜、大枣益脾和中，生姜兼能温散水气，甘草还可调和诸药。

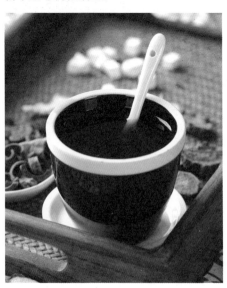

猪苓汤 肝肾阴虚型慢性肾炎

肝肾阴虚型慢性肾炎主要症状是小便不利、发热、烦渴、小腹满痛等，治疗上宜养阴、清热、利水。《伤寒论》中所载的名方"猪苓汤"可治上述各种症状，现在中医临床上常用猪苓汤治疗泌尿系统感染、慢性肾炎、膀胱炎、产后尿潴留等。

【名方组成】猪苓（去皮）、茯苓、泽泻、阿胶、滑石（碎）各10克。

【名方用法】水煎服,阿胶分2次烊化。

【名方医解】方中猪苓具有淡渗利水的功效；泽泻、茯苓性味甘淡，具有健脾渗湿的功效，泽泻性寒兼可泄热；滑石性味甘寒，具有利水、清热的功效；阿胶滋阴润燥，可防诸药渗利而伤耗阴血。诸药合用，利水渗湿为主，清热养阴为辅，从而使邪热清除，阴津得养，病症自然痊愈。

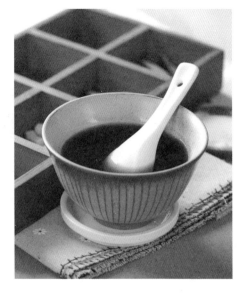

脂肪肝

脂肪肝是指由于各种原因引起的肝细胞脂肪堆积过多的病变。早期，脂肪肝患者并无自觉症状，有的可能仅有轻度的疲乏、食欲不振、腹胀、泛酸、肝区胀满等感觉，但通常被忽略。如果脂肪肝早期得不到治疗并且比较严重，肝细胞会发生慢性纤维化，进而发展成肝硬化。

引起脂肪肝的常见原因是营养过剩，最主要的是脂肪和糖类摄入过量，再者就是长期大量饮酒或者患有糖尿病和其他肝脏方面的疾病。脂肪肝主要有以下类型。

气滞型

症见胁肋胀痛，肝区不适，情志抑郁。

血瘀型

症见肝区刺痛，舌紫暗或兼见瘀斑、瘀点。

湿热型

症见胁胀腹满、腹部胀闷。

痰瘀型

形体肥胖，肝功能异常。

清热平肝汤

清热平肝汤出自《中医原著选读》引关幼波方，具有清热平肝、凉血解毒、利湿消肿的功效，临床上常用来治疗肝胆湿热引起的慢性肝炎、脂肪肝或合并胆道感染等疾病。

【名方组成】 白矾 3 克，泽兰 4.5 克，郁金、醋柴胡、酒胆草各 9 克，茵陈、小蓟、石见穿各 15 克，赤芍、丹皮各 12 克。

【名方用法】 水煎服。

【名方医解】 方中柴胡辛凉解表，疏肝解郁；茵陈清热利湿；赤芍滋阴养血、清热除烦；郁金疏肝解郁；丹皮滋阴降火；酒胆草（即龙胆草）清热燥湿，泻肝胆火；小蓟凉血解毒；泽兰利水消肿，活血祛瘀；石见穿利水渗湿，常用于肝炎的治疗；白矾祛风除痰。诸药合用，既清热利湿祛火，又行气活血，主治肝经湿热证。

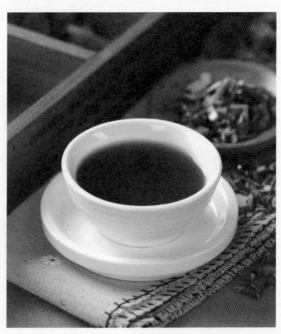

降脂益肝汤 血瘀型脂肪肝

　　降脂益肝汤源自《肝胆病实用方》，临床上用于脂肪肝的治疗，对身体肥胖肝大、肝区不适、腹胀乏力、小便色黄等有缓解作用。脂肪肝患者可在医生的指导下使用本方作为日常的调理。

【名方组成】泽泻 20~30 克，生山楂 20 克，虎杖 12~15 克，大荷叶 15 克，生何首乌、草决明、丹参、黄精各 15~20 克。

【名方用法】水煎服，每日 1 剂。连服 4 个月为 1 个疗程。

【名方医解】方中重用泽泻以清热利湿；大荷叶升清降浊、清热利湿；草决明、虎杖清肝经之热；丹参、生山楂具有活血化瘀的功效，可祛除肝经之血瘀；何首乌、黄精滋阴养血，使全方利湿而不伤阴、活血而不耗血。诸药合用，可清热利湿、活血化瘀。

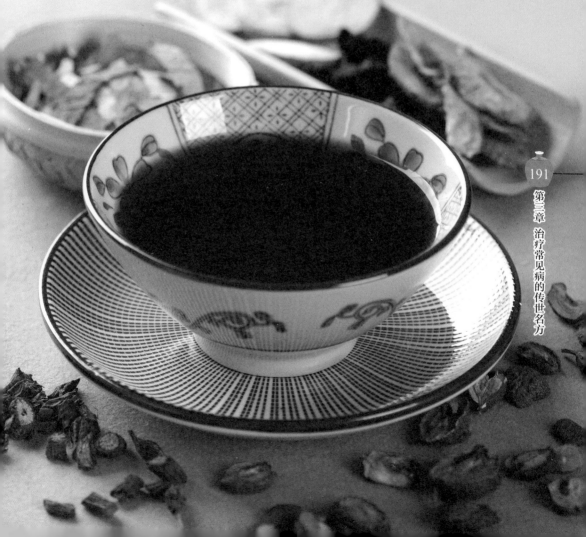

第三章 治疗常见病的传世名方

形体肥胖消肥散

　　肥胖者多痰瘀，而相关资料表明肥胖者发生脂肪肝的概率很高，故对于形体肥胖的脂肪肝患者，治疗上应消食化痰、减肥瘦身。《肝胆病实用方》中收录的形体肥胖消肥散是经过临床实践证明切实有效的方剂。

【名方组成】山楂片 40 克，生薏苡仁 50 克，玉米 30 克，玉米须 8 克，何首乌 10 克，槐花、草决明各 20 克。

【名方用法】上述药物共磨为细面，加入适量水做成熟食，分 15 日服完。

【名方医解】方中山楂具有活血化瘀、健胃消食的功效；生薏苡仁健脾利湿祛痰，可帮助身体排出多余水分；玉米健胃消食，促进肠胃蠕动；玉米须利水消肿；槐花清热利湿祛痰；草决明润肠通便，降脂明目，是便秘、高血脂、高血压的常用药；何首乌滋阴养血。诸药合用，具有健脾胃、消食积、祛痰湿、除脂肪、消水肿的功效。

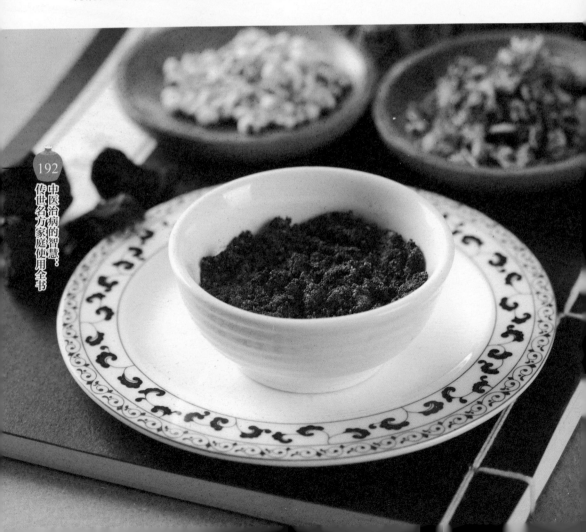

六郁汤 气滞型 脂肪肝

六郁汤，顾名思义可解气、血、火、食、湿、痰六郁之证，对郁证之胸闷、腹胀、肝痛、食欲不振、泛酸呕吐等有效，现代中医临床也常用六郁汤治疗慢性肝炎、脂肪肝等肝郁气滞证。

【名方组成】香附6克，陈皮（去白）、半夏（汤泡七次）、苍术（米泔浸），川芎各3克，赤茯苓、栀子（炒）各2克，甘草（炙）、砂仁（研细）各1.5克。

【名方用法】加生姜3片，水煎温服。

【名方医解】方中陈皮理气宽中；半夏燥湿化痰；苍术健脾燥湿，祛风散寒；川芎行气活血；茯苓健脾渗湿；栀子清热利湿；香附疏肝解郁，理气宽中；砂仁理气健脾；甘草益气和中，调和诸药。诸药合用，疏肝理气，气行则血活，肝郁之证自然消除；又健脾利湿，防脾受湿困及肝经湿热。

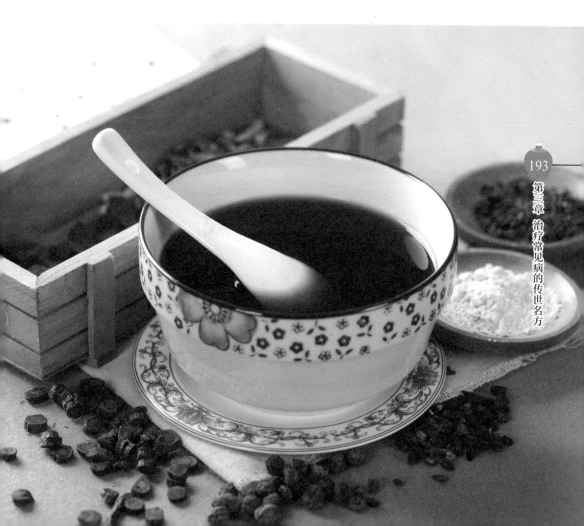

痤疮

痤疮，俗称粉刺，是青少年常见的皮肤病，多发于15~24岁。痤疮的主要症状就是面部长痘痘、丘疹、脓包、结节，同时伴有面部皮质溢出、毛孔扩大，青春期后大多数可以自然痊愈或症状减轻。

痤疮多与内分泌紊乱有关，消化不良、便秘、精神紧张、焦虑失眠、郁闷恼怒、生活环境差、微量元素缺乏和食用过多高脂肪食物及甜食等也可诱发或加重痤疮症状。

从中医角度看，痤疮主要分为以下类型：

肺经热蕴型

主要表现为粉刺初起，红肿疼痛，面部瘙痒，口干，小便黄，大便干燥等。

脾胃湿热型

主要表现为粉刺此起彼伏，连绵不断，可以挤出黄白色碎米粒样脂栓，或有脓液，颜面出油光亮，伴口臭口苦，食欲时好时坏，大便黏滞不爽等。

四妙勇安汤 肺经热蕴型痤疮

四妙勇安汤是治疗热毒疮疡的名方，具有清热解毒、活血通络的功效，最早见于华佗《神秘密传》，后清代医家鲍相璈将此方命名为"四妙勇安汤"。

【名方组成】 甘草3克，当归6克，金银花、玄参各9克。

【名方用法】 水煎服，一连10剂。药味不可少，减则无效，并忌抓擦伤口。

【名方医解】 方中金银花甘寒入心，善于清热解毒，故重用为主药；当归活血散瘀，玄参泻火解毒，甘草清解百毒，配金银花可加强清热解毒的功效。

【名方活用】 湿热严重者，加川柏、苍术、知母、泽泻；血瘀明显者，加桃仁、红花、虎杖；气血两虚者，加党参、炙黄芪、生地黄、白术、鸡血藤。

【名方禁忌】 脾胃虚弱、大便溏薄者慎用。

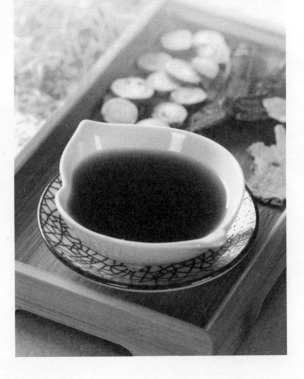

平胃散 脾胃湿热型痤疮

平胃散出自《简要济众方》，有治脾胃湿滞的功效。湿滞脾胃，影响气机的升降，湿生热，热邪上达头面而生痤疮，这时治疗宜以燥湿运脾，行气和胃，用平胃散最为合适。

【名方组成】苍术（去黑皮，捣为粗末，炒黄色）12克，厚朴（去粗皮，涂生姜汁，炙熟）9克，陈皮（洗净，焙干）6克，甘草（炙黄）3克。

【名方用法】上述药物研为细末，每服4~6克，姜枣煎汤送下；或做汤剂，水煎服，用量按原方比例酌减。

【名方医解】方中苍术辛香苦温，能燥湿健脾；厚朴芳化苦燥，擅长行气、除满、化湿，与苍术配伍，行气以除湿，燥湿以运脾；陈皮理气和胃，燥湿醒脾；甘草调和诸药，且能益气、健脾、和中。煎药时加姜、枣，其中生姜温散水湿，大枣补脾益气。诸药合用，燥湿与行气并用，燥湿以健脾，行气以祛湿，使湿去脾健，气机调畅，脾胃自和。

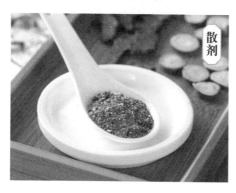

散剂

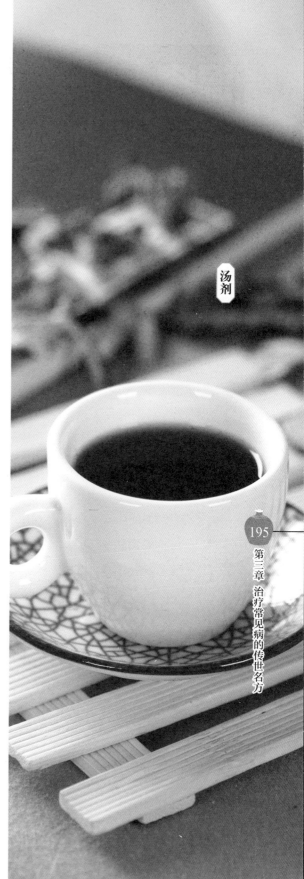

汤剂

第三章 治疗常见病的传世名方

湿疹

湿疹是一种常见的皮肤病，以患处皮肤瘙痒剧烈、急性期长丘疱疹并有渗出倾向、慢性期长苔藓样并反复发作为主要症状。中医认为，湿疹的发生内因与体质、情志、脏腑功能失调有关，外因与外感风、湿、热邪及饮食不当等相关。湿疹主要分为以下证型。

热毒型湿疹

发病急，病程短，初起皮肤锨红潮热，轻度肿胀，继而栗疹成片或水疱密集，瘙痒难忍，抓破后有痛感。

湿热型湿疹

起病较缓，多为丘疱疹及小水疱，皮肤轻度潮红，瘙痒，抓破后糜烂渗出液较多等。

血虚型湿疹

病情迁延反复，瘙痒无度，局部糜烂流少量黄水，皮损多呈对称性分布，皮损处有血痂、鳞屑。

湿阻型湿疹

病程日久，缠绵不已，皮肤粗糙肥厚，伴明显瘙痒，局部皮损处搔痕、糜烂，抓后津水淋漓。

萆薢渗湿汤

湿热型湿疹

萆薢渗湿汤源自《疡科心得集》，是清代外科名医高秉钧创制用于丹毒、湿疹治疗的著名方剂。现代研究表明，萆薢渗湿汤具有清热渗湿、凉血活血的功效，对湿热下注所致的丹毒、湿疹等有显著的效果。

【名方组成】通草6克，萆薢、薏苡仁、滑石各30克，赤茯苓、黄柏、丹皮、泽泻各15克。

【名方用法】水煎服，每日1剂。

【名方医解】方中以萆薢、薏苡仁为主药，萆薢性平味苦，具有利湿去浊、祛风除痹的功效，而薏苡仁被视为健脾除湿的佳品，其还有清热祛火的作用；茯苓健脾渗湿；黄柏有清热燥湿、泻火除蒸、解毒疗疮的功效；泽泻利水、渗湿、泄热；丹皮清热凉血、活血散瘀，是治疗温热病的常用药；滑石甘淡，性寒，具有清热祛湿的功效；通草有清热利尿的功效。诸药合用，可清热利湿。

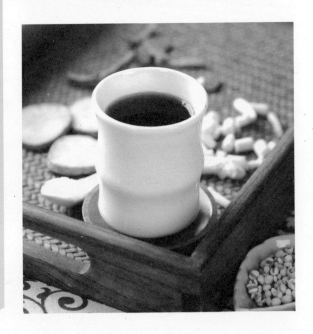

柴胡白虎汤 热毒型 湿疹

柴胡白虎汤源自《重订通俗伤寒论》，是在《伤寒论》"白虎汤"的基础上加柴胡、黄芩等而成。现代临床上常用此方治疗热毒型湿疹，以清热解毒。

【名方组成】柴胡 3 克，生石膏 24 克（研），黄芩 4.5 克，知母 12 克，生甘草 2.4 克，鲜荷叶 1 片，天花粉、生粳米各 9 克。

【名方用法】水煎服。

【名方医解】方中石膏清解透热；知母滋阴润燥，助石膏清肺胃热；粳米、甘草益胃生津。柴胡疏肝升阳，可解表散热；黄芩清热泻火；鲜荷叶清凉透表；天花粉清热泻火、生津止渴。诸药合用，可有效祛除身体热毒。

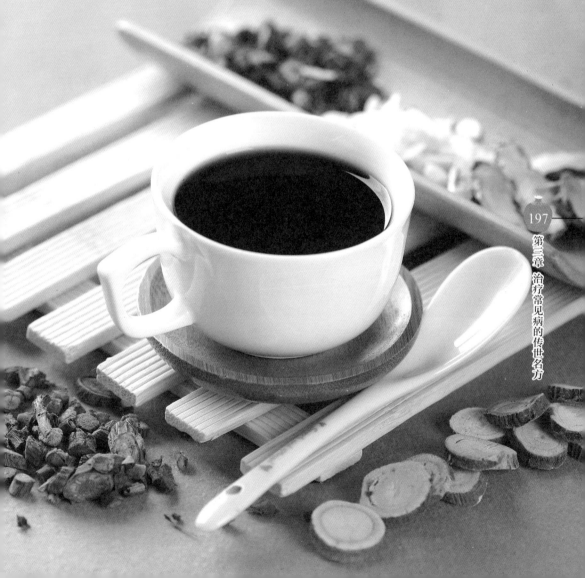

第三章 治疗常见病的传世名方

四物消风汤 血虚型湿疹

四物消风散出自《外伤科学》，具有养血祛风的功效，现代中医临床上常用于治疗血虚引起的慢性湿疹、神经性皮炎、荨麻疹等。四物消风散是在四物汤和消风散的基础上加减而配成，既能滋阴养血，又有祛风除湿的功效，可治疗血虚型湿疹，达到标本兼治的目的。

【名方组成】当归9克，赤芍12克，生薏苡仁18克，川芎、防风、荆芥穗各6克，干地黄、白鲜皮各15克。

【名方用法】水煎服。

【名方医解】方中干地黄、白芍滋阴养血柔肝；川芎、当归行气活血养血。四药合用，组成四物汤。白鲜皮具有清热燥湿、祛风止痒、解毒的功效，是风热湿毒所致的风疹、湿疹、黄疸等疾病的常用药；生薏苡仁健脾除湿；防风祛风解表，胜湿止痛；荆芥穗气味芳香，可发汗解表，祛风凉血。上述药物合用，补血、祛风、除湿并进，对血虚、风湿、湿热等引起的湿疹、风疹有效。

消风散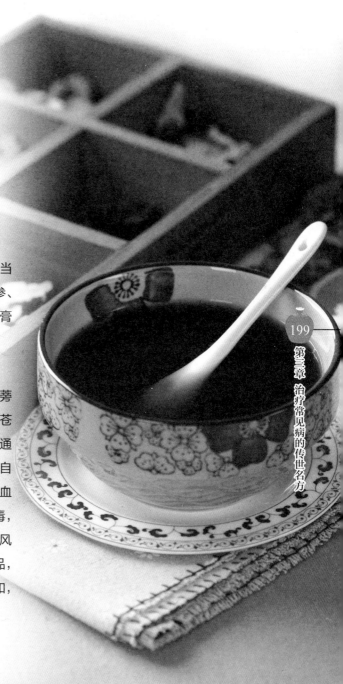
湿阻型
湿疹

　　消风散，从方名上不难看出，本方有消除风热或风湿的功效，源自《外科正宗》。风湿或风热侵袭人体，阻滞于内，内不得疏泄，外不得透达，在皮肤腠理之间"流窜"而使皮肤出疹、瘙痒，治疗时宜以疏风为主，辅以清热除湿，消风散可清除风湿、风热，故能治疗风疹、湿疹。

【名方组成】甘草、木通各3克，当归、生地黄、防风、蝉蜕、知母、苦参、胡麻、荆芥、苍术、牛蒡子、石膏各6克。

【名方用法】水煎服。

【名方医解】方中荆芥、防风、牛蒡子、蝉蜕辛散通达，疏风散邪；苍术祛风燥湿；苦参清热燥湿；木通渗利水湿；"治风先治血，血行风自灭"，当归、生地黄、胡麻仁养血活血，有助于消风；甘草清热解毒，调和诸药。上述药物合用，以祛风为主，配伍祛湿、清热、养血之品，使风邪得散、湿热得清、血脉调和，则风疹、湿疹自然痊愈。

黄褐斑

中医认为，肝气郁结，久郁化火而灼伤阴血，瘀血阻络从而导致颜面气血失和，所以出现黄褐斑；脾气虚弱、运化失健，气血生化不足而不能润泽颜面，以及肾阴不足、肾精亏虚时湿浊、瘀毒阻滞络脉等，都有可能导致黄褐斑的发生。黄褐斑主要分为以下类型。

肝郁内热型

经常伴有烦躁不安、胸闷不舒、面部发热等。

肝肾不足型

肌肤易干燥而不润泽，并经常有头昏耳鸣、腰膝酸软等。

气滞血瘀型

多伴有其他慢性疾病，或常见胸胁闷痛、舌部瘀斑等现象。

脾虚湿热型

皮肤除有黄褐斑外，还常见胃口差、消化不良、便秘、小便赤黄等。

逍遥散
肝郁内热型
黄褐斑

肝郁内热型黄褐斑者平时的调理应以疏肝理气为主，可选择《太平惠民和剂局方》中记载的"逍遥散"。逍遥散，顾名思义就是服之能令人轻松逍遥，具有疏肝解郁、养血健脾的功效。

【名方组成】甘草（微炙赤）15克，当归（去苗，锉，微炒）、茯苓（去皮、白者）、白芍、白术、柴胡（去苗）各30克。

【名方用法】共为粗末，每服6~9克，煨姜、薄荷少许，共煎汤温服，一日3次。亦可做汤剂，水煎服，用量按原方比例酌减。亦有丸剂，每服6~9克，一日服2次。

【名方医解】方中柴胡疏肝解郁，当归养血和血，白芍养血敛阴、柔肝缓急，与茯苓配伍，可健脾去湿；甘草益气补中，缓肝之急。用法中加入薄荷、生姜，薄荷可解肝郁之热，生姜可温胃和中。

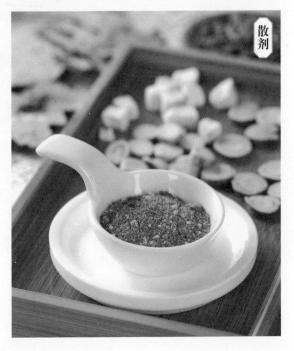

散剂

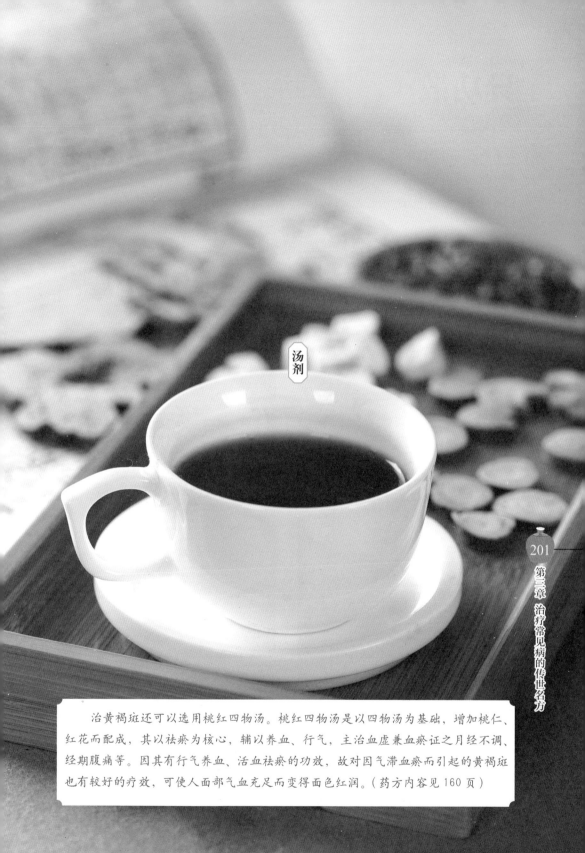

汤剂

　　治黄褐斑还可以选用桃红四物汤。桃红四物汤是以四物汤为基础，增加桃仁、红花而配成，其以祛瘀为核心，辅以养血、行气，主治血虚兼血瘀证之月经不调、经期腹痛等。因其有行气养血、活血祛瘀的功效，故对因气滞血瘀而引起的黄褐斑也有较好的疗效，可使人面部气血充足而变得面色红润。（药方内容见 160 页）

异功散 脾虚湿热型黄褐斑

　　异功散是钱乙在四君子汤的基础上，加入陈皮而成，后收录于《小儿药证直诀》。异功散最初用于治疗小儿脾胃虚弱所导致的不思饮食、呕吐或腹泻等。随着历代医家的临床使用和不断变化，异功散不仅用于儿科，其对脾胃虚弱所导致的其他症状如黄褐斑、神疲乏力、腹胀腹满等也有疗效。故脾胃虚弱型黄褐斑者可用异功散进行调理。

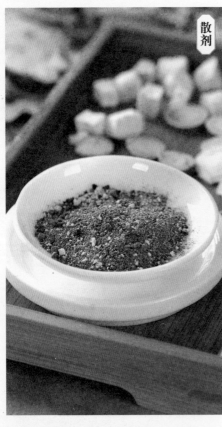

散剂

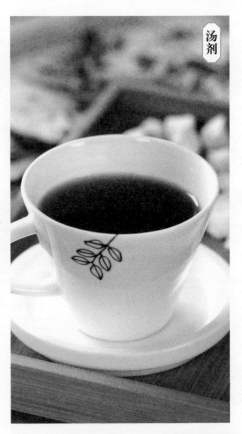

汤剂

【名方组成】人参（切，去顶）、茯苓（去皮）、白术、陈皮（锉）、甘草各等分。

【名方用法】上述药物研为细末。每服6克，用水1盏，加生姜5片、大枣2个，同煎至七分，空腹时温服。

【名方医解】方中人参甘温益气，健脾养胃；白术健脾燥湿，可加强人参益气功效；茯苓健脾渗湿，与白术相配，健脾祛湿的功效更加显著；陈皮理气宽中，可助人参益气；甘草益气和中，调和诸药。诸药合用，益气健脾、行气化滞，脾健运功能正常则水湿不停，斑点自然就无法形成。

知柏地黄丸 肝肾不足型 黄褐斑

知柏地黄丸源自《医方考》，是在钱乙《小儿药证直诀》"六味地黄丸"的基础上，加入黄柏和知母而成。跟六味地黄丸相比，知柏地黄丸偏于滋阴降火。肝肾阴虚也可导致虚火上炎而生黄褐斑，因此黄褐斑者也需要调理肾阴，可选用知柏地黄丸。

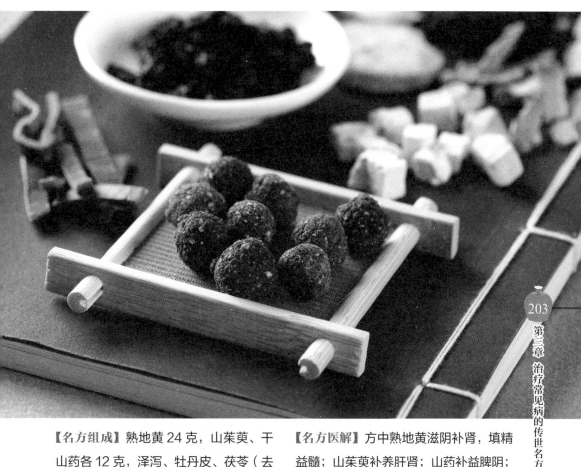

第三章 治疗常见病的传世名方

【名方组成】熟地黄 24 克，山茱萸、干山药各 12 克，泽泻、牡丹皮、茯苓（去皮）各 9 克，知母（盐炒）、黄柏（盐炒）各 6 克。

【名方用法】上述药物研为细末，炼蜜为丸，如梧桐子大，每次服 6 克，温开水送下。

【名方医解】方中熟地黄滋阴补肾，填精益髓；山茱萸补养肝肾；山药补益脾阴；泽泻利湿泄浊，使熟地黄补而不腻；牡丹皮清泄相火，并制山茱萸之温涩；茯苓淡渗脾湿，并助山药之健运；知母滋阴降火，润燥滑肠；黄柏清热燥湿。

失眠烦躁

失眠在中医里称为不寐，主要表现为入睡困难、夜间多醒、凌晨早醒、夜寐多梦等。失眠虽然不是什么大病，但却给人们的工作和生活带来困扰，失眠严重的人还常感到头昏脑胀、精神萎靡、倦怠无力、烦躁易怒、头晕头痛、注意力不集中、记忆力减退等。偶尔的失眠经过自我调整后得到改善，就不必太紧张，如果长期失眠就需要引起重视了。

中医认为，失眠多因思虑劳倦、内伤心脾、阴虚火旺、肝胆扰动、心胆气虚以及胃中不和等所致。甘麦大枣汤、酸枣仁汤、柏子养心丸等都是中医里宁心安神、治疗失眠烦躁的良方，而且每个方子除有重点病症外，还对其他类型的失眠有效，因此在使用时可根据具体的病症灵活选择。需要提醒大家的是，失眠的调理是需要时间的，不可能吃一两剂药就能痊愈，需要在医生的指导下服用。

甘麦大枣汤

甘麦大枣汤是张仲景《金匮要略》中的一首名方，由甘草、小麦、大枣3味药组成，能治疗"妇人脏躁，喜悲伤欲哭，象如神灵所作，数欠伸（打呵欠）"。甘麦大枣汤具有益气和中、养血安神的功效，现代常用来治疗更年期综合征、肝血不足或心血不足所致的失眠。

【名方组成】甘草9克，小麦15克，大枣10枚。

【名方用法】上述3味药用水6升，煮取3升，一次服1升，分3次温服。

【名方医解】方中重用小麦以补心养肝；大枣补脾胃，益气血，安心神；甘草润燥缓急，补养心气。三药合用，甘润平补，养心调肝，可养心安神、和中缓急。

【名方活用】如果伴有心烦不宁、失眠多梦，加太子参、麦冬、柏子仁、夜交藤；如果伴有头晕耳鸣、腰膝酸软、手足心热，则加枸杞子、莲子心和二至丸。

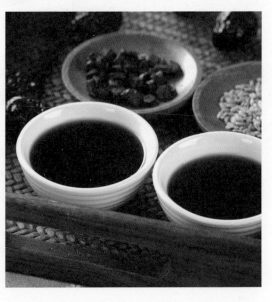

中医治病的智慧：
传世名方家庭使用全书

酸枣仁汤

　　酸枣仁汤最早叫做"酸枣汤"，见于张仲景《金匮要略》，到了清代才由喻嘉言在《医门法律》中改称为"酸枣仁汤"。《金匮要略》中说："虚劳虚烦不得眠，酸枣仁汤主之。"酸枣仁汤具有养血安神、清热除烦的功效，被历代医家视为治疗失眠的经典名方，尤其对肝血不足所致的失眠烦躁有非常好的疗效。

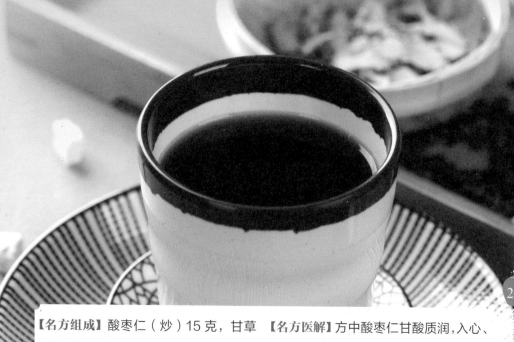

【名方组成】酸枣仁（炒）15 克，甘草3 克，知母、茯苓、川芎各 6 克。

【名方用法】上述 5 味药，用水 8 升煮酸枣仁得 6 升，放入其他诸药，煮取 3 升，分 3 次温服。

【名方医解】方中酸枣仁甘酸质润，入心、肝经，有补血养肝、宁心安神的功效；茯苓宁心安神；知母滋阴润燥，清热除烦；川芎辛散，可调肝血，疏肝气；甘草和中缓急，调和诸药。上药合用，可滋阴养血、清热降火、调血疏肝、安神除烦。

柏子养心丸

　　柏子养心丸是常用的养心安神经典名方，出自明代彭用光编著的医学丛书《体仁汇编》。柏子养心丸的组成药物大部分与天王补心丹"撞车"，如都有使用柏子仁、当归、玄参、麦冬等，但天王补心丹重用生地黄，重滋阴清热，而柏子仁养心丸重用柏子仁和枸杞子，配以熟地黄，以治心肾两虚为主，滋阴清热力较弱。不论是心脾两虚还是肾阴亏虚，都可用柏子养心丸治疗。

【名方组成】柏子仁120克，枸杞子90克，甘草15克，麦冬、当归、石菖蒲、茯神各30克，玄参、熟地黄各60克。

【名方用法】上述药物研为细末，炼蜜为丸，如梧桐子大，每次服40~50丸（9克左右）。

【名方医解】方中柏子仁有滋阴润燥、养心安神的功效；枸杞子能滋肾补肝；熟地黄滋阴补血，益精填髓；麦冬性甘微苦，可养阴清心；玄参清热凉血，滋阴降火；茯神有渗湿、健脾、宁心等功效；当归补血和血；石菖蒲化湿开胃，醒神益智，使方药补而不滞；甘草调和诸药。

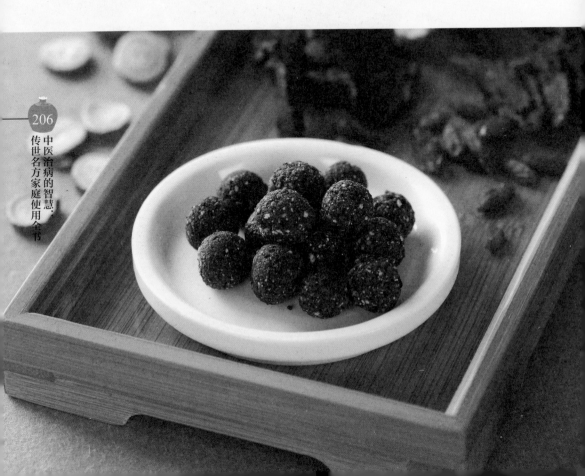

神经衰弱

过度地烦劳忧心，或是没让大脑得到足够的休息与营养补充，都会造成神经衰弱症状的出现。神经衰弱的主要症状是脑力和体力不足，容易出现疲劳、头痛、头昏、失眠、多梦、注意力不集中、工作效率低下、烦躁易怒、记忆力减退等。

中医认为，神经衰弱是由情绪内伤导致的脏腑气血阴阳失调，从而出现的一系列临床症状，主要有以下3种类型。

阴虚火旺型

症见心悸而烦、急躁易怒、失眠多梦。

气血两虚型

症见心悸失眠、多梦易醒、头晕健忘、食欲不振、精神倦怠等。

心肾不交型

症见心悸不宁、虚烦不眠、健忘、盗汗、腰酸膝软、遗精等。

神经衰弱的调理需要有一个过程，应在医生的指导下正确调理并长期坚持。

黄连阿胶汤

阴虚火旺型
神经衰弱

黄连阿胶汤来源于《伤寒论》，原书中记载它主治"少阴病，得之二三日，心中烦，不得卧"，现代常用于阴虚火旺型神经衰弱、失眠的调理。

【名方组成】黄连6克，阿胶、黄芩各9克，白芍12克，鸡子黄2枚。

【名方用法】水煎取汁，阿胶烊化入内，待稍冷，再入鸡子黄搅匀，分2次温服。

【名方医解】方中阿胶补养心血；白芍酸苦，具有滋阴敛血的功效；苦入心，苦味食物具有清心祛火的作用，故用黄芩、黄连清泻心火；鸡子黄即蛋黄，《本草再新》中记载其可"补中益气，养肾益阴……能使心肾交"。诸药合用，可养阴清热。

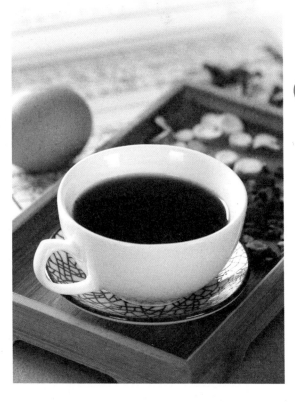

第三章 治疗常见病的传世名方

交泰丸 心肾不交型神经衰弱

交泰丸即让心肾相交，源自《韩氏医通》。现代临床上常用于治疗心肾不交、心火上亢所致的失眠、神经衰弱等。

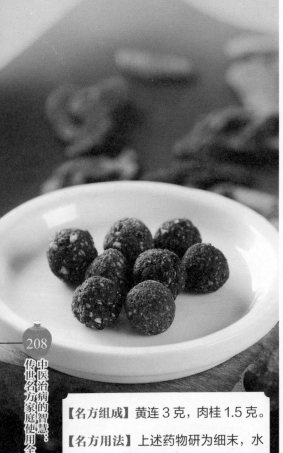

中医治病的智慧：传世名方家庭使用全书

【名方组成】黄连3克，肉桂1.5克。

【名方用法】上述药物研为细末，水泛为丸，每服1.5~2.5克，于睡前半小时温开水送服。或于下午、晚上分2次服。也可以做汤剂，水煎服。

【名方医解】方中以黄连为君药，专治心胃之火，可直降心火，入归于肾；肉桂辛热，可温肾阳使肾水得以上承于心。一寒一热，使心肾相交。

养心汤 气血两虚型神经衰弱

《证治准绳》中记载的"养心汤"具有补气养心、宁心安神的功效，现代临床常用于气血两虚偏血虚型神经衰弱的调理。

【名方组成】黄芪、人参（或党参）各12克，茯苓、茯神、当归、川芎、柏子仁、酸枣仁、远志、半夏曲各9克，肉桂、五味子、甘草各6克。

【名方用法】加生姜2片、大枣5枚，水煎服。

【名方医解】方中人参、黄芪补益心气；当归、川芎养心补血；茯苓、茯神、酸枣仁宁心安神；五味子具有收摄作用，可固摄耗散的心气；半夏曲有祛痰作用，以防痰涎扰心；肉桂辛散，引导诸药入心经；甘草益气和中，调和诸药。煎时加生姜、大枣以健脾益气，可促进人体对药物的吸收。

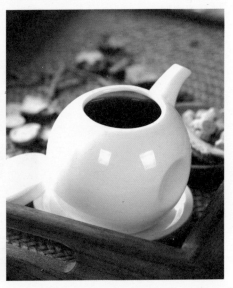

类风湿关节炎

中医有关类风湿的记载最早见于《黄帝内经》，称之为"痹"。中医认为，类风湿是在肝肾亏虚的内因基础上，遭受风寒湿邪侵袭而致病，治疗上应以健脾燥湿、祛风散寒、清热除湿、补益肝肾气血为主。类风湿主要有以下类型。

湿兼风寒型

症见四肢关节肿痛不红，从手足指趾掌趾关节开始，逐步发展至腕踝肘膝肩髋等大关节，晨间关节僵硬，遇冷时疼痛加剧，畏寒畏风，关节肿大久延不消，逐步形成强直畸形，或伴有皮下结节。

湿兼风热型

症见四肢关节红肿热痛，从小关节延伸至大关节，关节疼痛较剧，强直变形较快，晨僵明显，某些病例伴有发热或长期低热。

温阳通痹汤

**湿兼风寒型
类风湿关节炎**

温阳通痹汤源自《程门雪医案》，是已故名医程门雪先生多年临床经验所得，在治疗类风湿关节炎、寒湿腰痛方面取得良好的疗效。

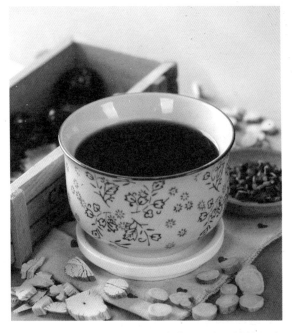

【名方组成】生黄芪15克，当归12克，桂枝、白芍、木通、附子、生白术、木防己、秦艽各9克，甘草（炙）4.5克，细辛3克，煨姜2片，大枣6枚。

【名方用法】水煎服。

【名方医解】方中黄芪、当归行气活血，气通则血活，血活则寒湿自除；桂枝、细辛、附子温阳散寒、通经止痛，既助黄芪、当归行气活血，又散寒湿；木通清心利尿；秦艽有祛风湿、清湿热、止痹痛、退虚热的作用；木防己祛风止痛、利水渗湿消肿；白芍、白术滋阴养血，防除湿伤阴伤血；姜活血散寒，枣益气补脾，助黄芪、当归活血行气；甘草调和诸药。

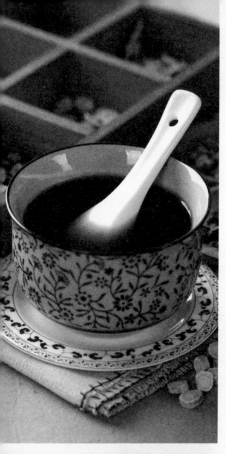

蠲痹汤

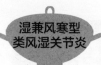

湿兼风寒型
类风湿关节炎

　　蠲痹汤最早由《杨氏家藏方》所载，常用于风寒湿邪痹阻经络之证。后来蠲痹汤被历代医家广泛应用，并逐渐发展出许多同名异药方剂。此处重点阐释《杨氏家藏方》中蠲痹汤的组成、用法和方药组成。

【名方组成】当归（去土，酒浸一宿）、羌活（去芦头）、姜黄、白芍、黄芪（蜜炙）、防风（去芦头）各4.5克，甘草（炙）1.5克。

【名方用法】将上述药物切为小细块。每服15克，用水2盏，加生姜5片，同煎至1盏，去滓温服，不拘时候。

【名方医解】方中防风、羌活能除湿疏风；黄芪、甘草补气益脾，当归、赤芍活血养血，相互配伍可行气活血，气通则血活，血活则风散；姜黄温阳、祛寒湿；煎时加姜、枣，姜能温阳活血，枣能益气补脾。

当归拈痛汤

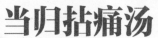

湿兼风热型
类风湿关节炎

　　当归拈痛汤是金元著名医家张元素所创的经典方剂，具有利湿清热、疏风止痛的功效。

【名方组成】羌活、甘草、茵陈（酒炒）各15克，防风、苍术、当归、知母（酒洗）、猪苓、泽泻各9克，升麻、白术、黄芩（炒）各3克，葛根、人参、苦参（酒浸）各6克。

【名方用法】水煎服。

【名方医解】方中羌活辛散祛风，苦燥胜湿，且善通痹止痛；茵陈通关节，去滞热，与羌活配伍，可祛湿疏风、清热止痛；猪苓、泽泻利水渗湿；黄芩、苦参清热燥湿；防风、升麻、葛根解表疏风；白术、苍术燥湿健脾，以运化水湿邪气；人参、当归益气养血，使除湿而不伤正；知母清热养阴，使祛邪不伤正；甘草调和诸药。

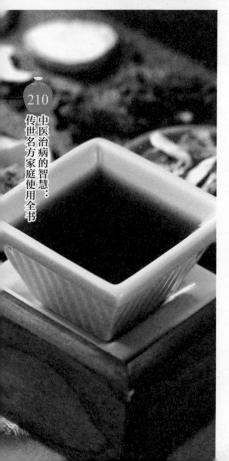

中医治病的智慧：
传世名方家庭使用全书

风湿性关节炎

风湿性关节炎以关节疼痛、酸楚、麻木、活动障碍等为主要症状，好发于冬春两季，以成人多见，女性多于男性。常因为气候变化、寒冷刺激、劳累过度等而诱发，发作时患部疼痛剧烈，有灼热感或自觉烧灼但按之又不热。风湿性关节炎急性发作后一般于2~4周消退，不留后遗症，但常反复发作。

中医认为，在风湿性关节炎的治疗上，应以益气养血、祛风除湿为主。中医方剂中的独活寄生汤、防己黄芪汤等是治疗风湿性关节炎的经典名方，可在医生的指导下正确使用以祛风湿、通经活络。

防己黄芪汤

防己黄芪汤是张仲景创制的治疗风湿证的经典名方，后收录于《金匮要略》。原文中记载："风湿，脉浮身重，汗出恶风者，防己黄芪汤主之。"现代临床上常用防己黄芪汤治疗风湿性关节炎、慢性肾炎。

【名方组成】防己12克，黄芪15克，甘草（炒）6克，白术9克。

【名方用法】加生姜、大枣，水煎服，用量按原方比例酌定。

【名方医解】方中防己、黄芪相配伍，既能祛风除湿又能益气固表；白术补气健脾祛湿，可助力防己、黄芪除风湿、益气；煎药时加入姜、枣，可调和脾胃，促进身体对药物的吸收；甘草和中，兼可调和诸药。诸药合用，祛风与除湿健脾并用，扶正与祛邪兼顾，使风湿俱去，诸症自除。

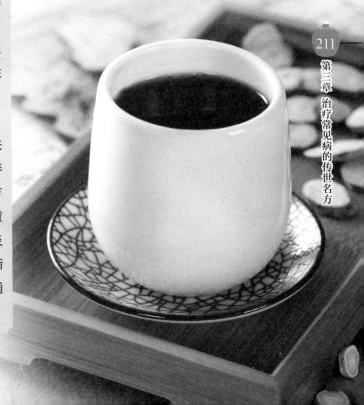

独活寄生汤

独活寄生汤是《备急千金方》中治疗久痹而肝肾两虚、气血不足的经典名方，具有祛风湿、止痹痛、益肝肾、补气血的功效，对风湿痹痛、腰膝疼痛、肢节屈伸不利等有效。现代临床上常用于治疗各种慢性关节炎、肩周炎、风湿性坐骨神经痛、腰肌劳损、小儿麻痹症等。

【名方组成】独活9克，桑寄生、杜仲、牛膝、细辛、秦艽、茯苓、肉桂心、防风、川芎、人参、甘草、当归、芍药、干地黄各6克。

【名方用法】水煎服。

【名方医解】方中独活、细辛祛风寒湿邪；秦艽祛风湿，舒筋络而利关节；肉桂心温经散寒，通利血脉；防风祛风胜湿；桑寄生、杜仲、牛膝补益肝肾而强壮筋骨；当归、川芎、地黄、白芍养血和血；人参、茯苓、甘草健脾益气；甘草还可调和诸药。上述药物合用，以祛风寒湿邪为主，辅以补肝肾、益气血之品，祛邪而不伤正，扶正不留邪，标本兼治。

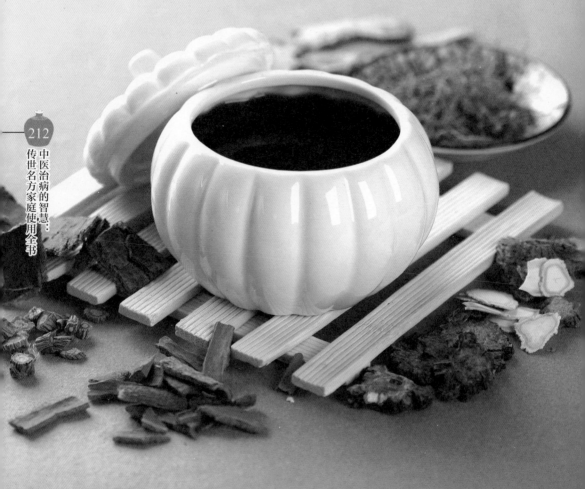

中医治病的智慧：
传世名方家庭使用全书

补阳还五汤

补阳还五汤是著名的理血方剂，初见于王清任的《医林改错》，影响深远，历代医家常用来治疗脑血管病后遗症、冠心病、小儿麻痹症等。补阳还五汤具有补气、活血、通络的作用，对中风后遗症有不错的疗效。

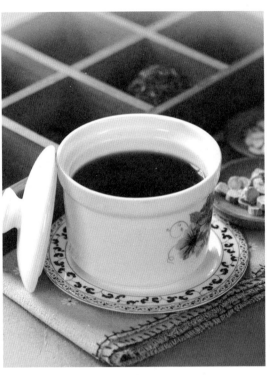

中风是以突然昏倒、意识不清、口渴、偏瘫、不能言语为主要症状的一种疾病，类似于西医里的脑出血、脑血栓、脑栓塞、短暂脑缺血发作等。发生中风后，多数人会留有不同程度的口眼歪斜、语言不利、半身不遂等后遗症，即为中风后遗症。

中医认为，中风后遗症在调理上，应以滋阴健脾、行气活血、化瘀祛痰为主。中医方药中的地黄饮子、补阳还五汤等对中风后遗症有较好的疗效，中风后遗症者可在家属和医生的帮助下使用。

【名方组成】生黄芪 30~120 克，当归尾 6 克，赤芍 5 克，地龙（去土）、川芎、红花、桃仁各 3 克。

【名方用法】水煎服。

【名方医解】本方重用生黄芪补益元气，气生血，气旺则血行，气血通畅则瘀滞自然消除；当归尾活血通络而不伤血；赤芍、川芎、桃仁、红花协同当归以活血祛瘀；地龙通经活络，可助诸药周行全身，以发挥药效。

地黄饮子

地黄饮子又名地黄饮，源自《圣济总录》，具有滋肾阴、补肾阳、开窍化痰的功效，临床常用来治疗高血压病、脑动脉硬化、中风后遗症、脊髓炎等。

中医治病的智慧：传世名方家庭使用全书

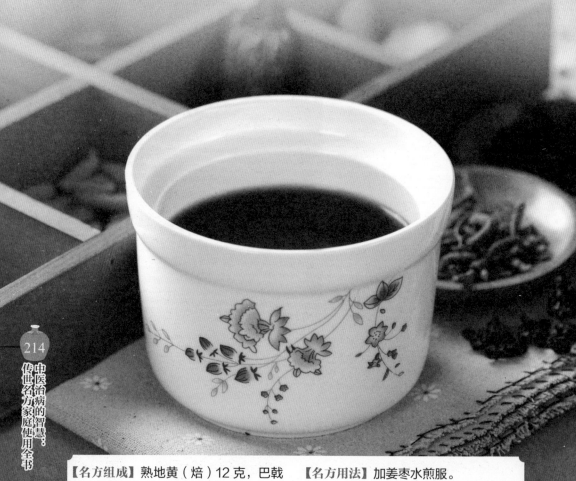

【名方组成】熟地黄（焙）12克，巴戟天（去心）、山茱萸（炒）、石斛（去根）、肉苁蓉（酒浸，切焙）、附子（炮裂，去皮脐）、五味子（炒）、官桂（去粗皮）、白茯苓（去黑皮）、麦冬（去心，焙）、菖蒲、远志（去心）各15克。

【名方用法】加姜枣水煎服。

【名方医解】方中熟地黄、山茱萸滋补肾阴；肉苁蓉、巴戟天温壮肾阳；附子、肉桂性质辛热，可助温养肾元；石斛、麦冬、五味子滋养肺肾；石菖蒲与远志、茯苓合用，是开窍化痰、交通心肾的常用组合；姜、枣调和诸药。

阳痿

阳痿也称勃起功能障碍，是指在有性欲要求时，阴茎不能勃起或勃起不坚，或者虽然有勃起且有一定程度的硬度，但不能保持性交的足够时间，因而妨碍性交或不能完成性交。引起阳痿的原因有很多，除少数生殖系统的器质性病变外，大多数是由心理性和体质性因素引起的。50岁以上的男性出现阳痿多数是生理性的退行性变化所致。

中医认为，阳痿多为积累成疾，切不可以错治错，急于求成，或图一时之快而滥服激素类药物或大补之药，而是应对证慢慢调理。阳痿主要分以下类型。

湿热下注型
症见阴茎痿软，阴囊湿痒臊臭，下肢酸困，小便黄赤等。

肝肾阳虚型
症见阳痿，精子稀薄，阴囊阴茎冰凉冷缩或局部冷湿，腰酸膝软，头晕耳鸣，畏寒肢冷，精神萎靡等。

龙胆泻肝汤
湿热下注型阳痿

肝胆经循经绕过阴部，因而肝经湿热并向下行走时，可出现阴部瘙痒、肿痛和阳痿的症状，治疗上应以清泄肝胆湿热之火、清利肝经湿热为主，可选用《医方集解》中的"龙胆泻肝汤"。

【名方组成】当归（酒炒）3克，泽泻12克，黄芩（酒炒）、栀子（酒炒）、生地黄、车前子各9克，龙胆草（酒炒）、木通、柴胡、生甘草各6克。

【名方用法】水煎服，亦可制成丸剂，每服6~9克，1日2次，温开水送下。

【名方医解】方中龙胆草大苦大寒，既能清利肝胆实火，又能清利肝经湿热；黄芩、栀子苦寒泻火，燥湿清热；泽泻、木通、车前子渗湿泄热，导热下行；当归、生地黄养血滋阴，防苦寒之物伤血；柴胡舒畅肝经之气，引诸药归肝经；甘草调和诸药。

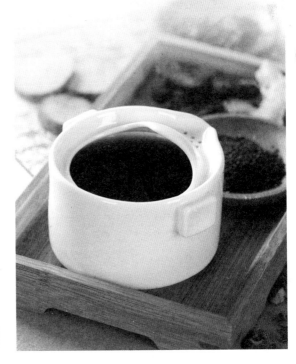

第三章 治疗常见病的传世名方

益肾填精汤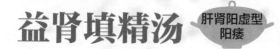

肝肾阳虚型
阳痿

益肾填精汤载于《杨少华医案》，具有益肾填精、养肝和胃的功效，用于阳痿、不育的肝肾两虚者。

【名方组成】远志6克，熟地黄、阳起石各15克，山药、狗脊、覆盆子、淫羊藿各12克，葛根、续断、伸筋草、桑螵蛸、知母、巴戟天、蛇床子各9克。

【名方用法】水煎服。

【名方医解】方中熟地黄、覆盆子滋阴补肾；狗脊、山药补肝肾，强腰膝；阳起石温肾壮阳，是治疗阳痿、早泄、遗精的常用药；覆盆子、淫羊藿、桑螵蛸益肾固精，养肝明目；葛根生津止渴，滋阴而助阳；蛇床子、巴戟天温肾壮腰，祛风燥湿；续断补肝肾，强腰膝；伸筋草通经活络，祛肝经湿热；知母清热滋阴，防过补伤血；远志益精、安神、定志。诸药合用，肝肾同补，以补为主，补中有清，是治疗男性阳痿不育的良方。

右归丸

肝肾阳虚型
阳痿

右归丸即是补肾阳的方剂，最早载于《景岳全书》，是在张仲景"肾气丸"的基础上，减去"三泻"（泽泻、茯苓、丹皮），加鹿角胶、菟丝子、杜仲、枸杞子、当归而成，使药效更专于温补。右归丸能助人恢复藏精功能，继而使人恢复性欲。

【名方组成】熟地黄24克，肉桂、附子（制）各6克，当归、山茱萸（微炒）各9克，山药（炒）、枸杞子（微炒）、菟丝子（制）、鹿角胶（炒珠）、杜仲（姜汁炒）各12克。

【名方用法】上述药物研为细末，先将熟地黄蒸烂杵膏，加其他药物炼蜜为丸，每次服6~9克，用温开水或淡盐水送下。

【名方医解】方中附子、肉桂、鹿角胶温补肾阳，填精补髓；熟地黄、枸杞子、山茱萸、山药滋阴益肾，养肝补脾；菟丝子补阳益阴，固精缩尿；杜仲补益肝肾，强筋壮骨；当归养血和血，助鹿角胶以补养精血。

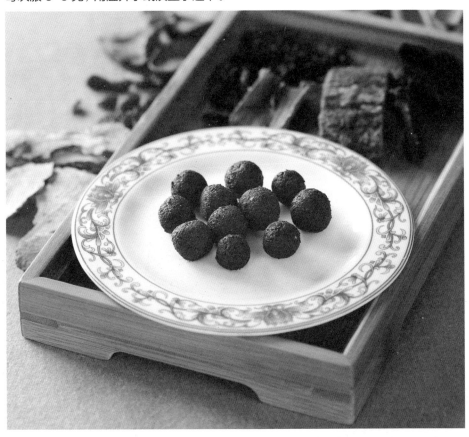

第三章 治疗常见病的传世名方

右归饮

右归饮源自《景岳全书》，是张景岳创制的温补肾阳的名方。它跟右归丸只有一字之差，一个是"丸"，一个是"饮"，不仅最后制成的药剂形式不一样，组成的药物也不一样，右归丸比右归饮多出鹿角胶、菟丝子、当归，而不用甘草（右归饮用甘草），所以相对来说，右归丸的温补之力更强，而右归饮更趋向缓补。对于身体虚弱的人来说，采取缓补更合适。因此，性欲减退、便溏阳痿者可根据自己的具体情况选择右归丸或右归饮。

【名方组成】山茱萸3克，熟地黄6~9克，制附子3~9克，甘草（炙）、肉桂各3~6克，山药（炒）、枸杞子、杜仲（姜制）各6克。

【名方用法】上药以水2盅，煎至七分，空腹温服。

【名方医解】方中附子、肉桂温补肾阳；山药、山茱萸、熟地黄滋阴，以阴补阳；枸杞子滋补肝肾；杜仲益肾、强腰脊；甘草补中和肾，调和诸药。上述药物合用，可温肾壮阳。

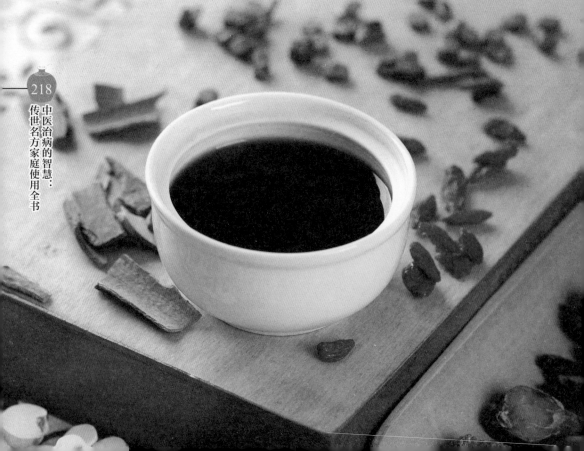

尿路结石

尿路结石是泌尿系统各部位结石病的总称，是最常见的外科疾病之一。尿路结石临床表现差异大，轻者可无明显症状。典型表现为腰痛和血尿，部分患者可出现尿频、尿急、尿痛等尿路感染的症状，严重者会导致尿路梗阻和肾功能损伤。

中医认为，尿路结石的发生主要与湿热蓄积下焦和气火郁于下焦有关，有以下类型。

下焦湿热型
突然出现腰部或侧腹部绞痛或剧痛，向阴部扩散，尿频、尿急、尿痛、尿热，口苦、心烦。

热伤血络型
大量血尿，肉眼可见，或尿检红细胞超标。

脾肾亏虚型
腰腹隐痛或绞痛，遇劳加重，小便淋沥不净，精神疲乏，面色无华，腰酸腿软。

五淋散
热伤血络型
尿路结石

五淋散出自《太平惠民和剂局方》，其方名体现了两层意思：一是药方由 5 味药物组成，二是本方具有通淋的功效。现代临床上常用五淋散治疗尿血或尿中夹血，这是尿路结石热伤血络型的常见症状。

【名方组成】茯苓 18 克，当归（去芦）、甘草（生用）各 15 克，赤芍（去芦，锉）、栀子各 60 克。

【名方用法】上述药物研为细末，每服 6 克，水 1 盏，煎至八分，饭前空腹食用。

【名方医解】方中栀子清热凉血，赤芍清热滋阴，两者配伍使用，可解血络之热；茯苓健脾渗湿利水；当归行气以通利水道；甘草益气和中，助当归行气，同时调和诸药。这 5 味药物合用，清热凉血，利水通淋，主治湿热血淋。

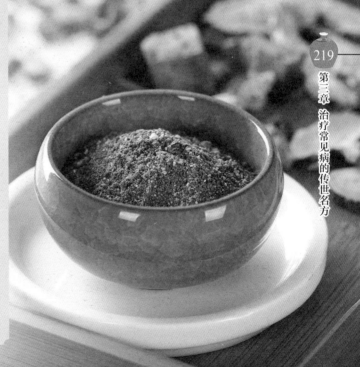

第三章 治疗常见病的传世名方

三金汤

**下焦湿热型
尿路结石**

　　三金汤载于《中医症状鉴别诊断学》，具有清热利湿、通淋排石的功效，常用于尿路结石的治疗和调理。

【名方组成】金钱草 30~60 克，海金沙 15~30 克，鸡内金（研粉吞）6~9 克，冬葵子、石韦、瞿麦各 9~12 克。

【名方用法】水煎服。

【名方医解】方中金钱草性平，味微咸，入肝、肾、膀胱经，具有利水通淋、清热消肿的功效，治疗石淋有特效；海金沙性味甘寒，入小肠、膀胱经，有利水通淋作用，可助金钱草排石；鸡内金性味甘平，入脾、胃、小肠、膀胱经，具有健脾理肠的作用；冬葵子、石韦、瞿麦均具有通淋的功效。

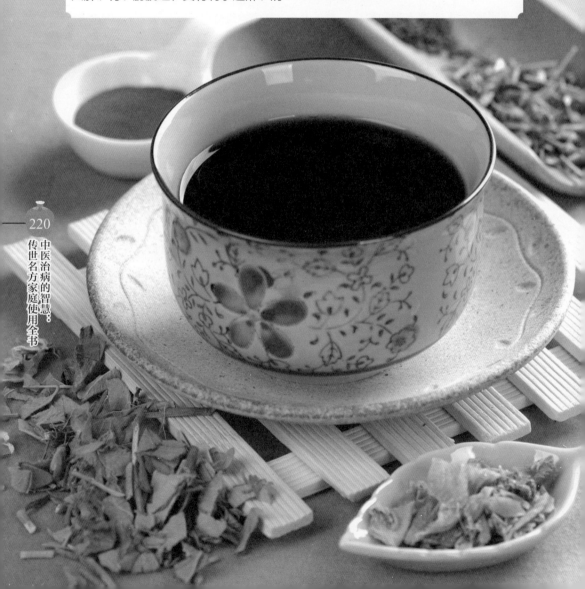

中医治病的智慧：
传世名方家庭使用全书

慢性前列腺炎

慢性前列腺炎是一种常见的泌尿生殖疾病，可见尿道疼痛、尿频、尿急、尿痛、性功能障碍、心情忧郁烦闷、神疲乏力、失眠等。慢性前列腺炎可导致性欲降低、性能力减弱、内分泌失调、相邻器官受到感染等不利后果，因此要引起重视。

中医认为，在调理慢性前列腺炎时，应以活血化瘀、通经活络、清热解毒、疏肝理气、渗湿利尿为主。

八正散

八正散源自宋《太平惠民和剂局方》，原文中记载："治大人、小儿心经邪热，一切蕴毒……又治小便赤涩，或癃闭不通，及热淋、血淋，并宜服之。"现代临床常用于膀胱炎、尿道炎、急慢性前列腺炎、尿路结石等。

【名方组成】车前子、瞿麦、扁蓄、滑石、栀子仁、甘草（炙）、木通、大黄（面裹，煨，去面，切，焙）各25克。

【名方用法】散剂，每服6~10克，灯心煎汤送服；汤剂，加灯心，水煎服，用量根据病情酌定。

【名方医解】方中滑石清热渗湿，利水通淋；木通上清心火，下利湿热，使湿热之邪从小便排出；扁蓄、瞿麦、车前子清热、利水、通淋；栀子仁清泄三焦，通利水道；大黄清热泻火，并能使湿热从大便中排出；甘草调和诸药，兼能清热、缓急止痛。煎加灯心草可增利水通淋之力。

第三章 治疗常见病的传世名方

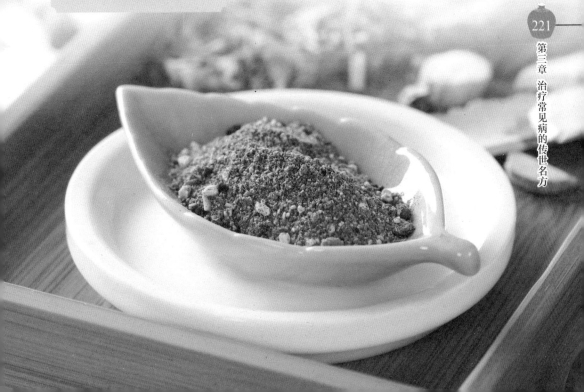

六味地黄丸

　　六味地黄丸出自钱乙《小儿药证直诀》，是在《金匮要略》"肾气丸"的基础上减掉附子、桂枝而成，具有滋补肝肾的功效，现代医学常用其治疗慢性肾炎、慢性前列腺炎、高血压、糖尿病、肾结核等疾病。

【名方组成】熟地黄 24 克，山萸肉、山药各 12 克，泽泻、牡丹皮、茯苓（去皮）各 9 克。

【名方用法】上述药物研为细末，炼蜜为丸，如梧桐子大。空腹温开水送下 3 丸。

【名方医解】方中熟地黄，滋阴补肾，填精益髓；山萸肉补养肝肾，并能涩精；山药补益脾阴，亦能固精；泽泻利湿泄浊，并防熟地黄之滋腻；牡丹皮清泄相火，并制山萸肉之温涩；茯苓淡渗脾湿，并助山药之健运。

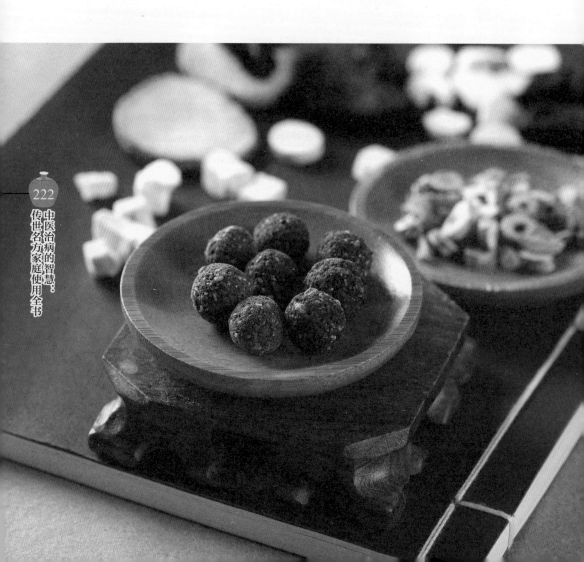

金锁固精丸

　　金锁固精丸源自《医方集解》，秘肾气、固精关，效如"金锁"之固，因此得名。金锁固精丸主治肾虚不固导致的遗精、神疲乏力、腰痛耳鸣等，现代临床上常用于性神经功能紊乱、慢性前列腺炎以及带下、崩漏等。

【名方组成】沙苑子（炒）、芡实（蒸）、莲须各30克，龙骨（酥制）、牡蛎（盐水煮一日一夜，煅粉）各15克。

【名方用法】上述药物研为细末，以莲子粉糊丸，每服9克，每日2~3次，空腹淡盐水送下；亦可做汤剂，用量按原方比例酌减，加莲子肉适量，水煎服。

【名方医解】方中沙苑子补肾固精；芡实、莲须助沙苑子增强固肾涩精之力；龙骨、牡蛎煅用，可涩精止遗；用莲子粉糊丸，既能补肾固精，又能养心清心。诸药相伍，标本兼顾，可补肾涩精。

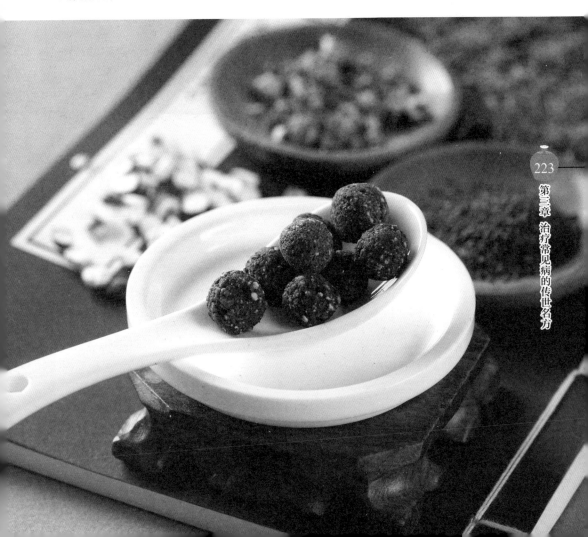

第三章　治疗常见病的传世名方

加味肾气丸

加味肾气丸出自《济生方》，是在张仲景《金匮要略》"肾气丸"的基础上，加入牛膝、车前子而配成。加味肾气丸不仅能补肾助阳，还有利水渗湿的作用，对脾肾两虚引起的阳痿遗精、慢性前列腺炎等有不错的疗效。

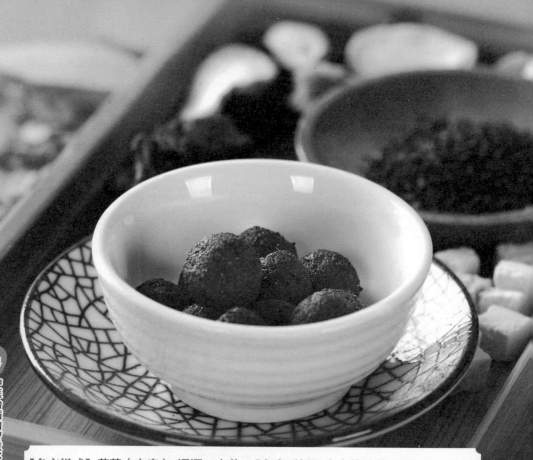

【名方组成】茯苓（去皮）、泽泻、山茱萸（取肉）、山药（炒）、车前子（酒蒸）、牡丹皮（去木）各30克，附子（炮，二枚）、官桂（不见火）、牛膝（去芦、酒浸）、熟地黄各15克。

【名方用法】上述药物研为细末，炼蜜为丸，如梧桐子大，每次服9克，空腹用米汤送下。

【名方医解】方中熟地黄滋阴补肾；山茱萸、山药补肝脾、益精血；泽泻、茯苓、牛膝、车前子利水渗湿；牡丹皮性寒、味苦辛，既有利水渗湿的功效，又能滋补脾肾；用米汤送服，可促进身体对药物的吸收。

痛经

痛经是指女性在经期及其前后，出现小腹或腰部疼痛，每次都随月经周期而发作，常伴有头晕、恶心、呕吐、乳胀等症状。中医认为，痛经病变在子宫，变化在气血，表现为痛证，多因气血运行不畅，不通则痛，或子宫失于濡养，不荣则痛。痛经常见的类型有：

气血虚弱型

经期或经后小腹隐痛，喜按，月经量少，色淡质稀，神疲乏力，头晕心悸，失眠多梦，面色苍白等。

气滞血瘀型

经前或经期小腹胀痛，拒按，胸胁、乳房胀痛，经行不畅，经色紫黯有块，块下痛减等。

寒凝血瘀型

经前或经期小腹冷痛，拒按，得热则痛减，经血量少，色黯有块，畏寒肢冷，面色青白等。

湿热蕴结型

经前或经期小腹灼痛，拒按，痛连腰骶，或平时小腹痛，至经前疼痛加剧，经量多或经期长等。

小建中汤

气血虚弱型
痛经

小建中汤最早见于《伤寒论》，是张仲景创制的温中补虚、和里缓急的经典名方，常用于气血亏虚所致的痛经。本方可使中气强健，故而以"建中"命名。

【名方组成】 白芍 18 克，饴糖 30 克，甘草（炙）6 克，大枣 6 枚，桂枝（去皮）、生姜（切）各 9 克。

【名方用法】 水煎取汁，兑入饴糖，文火加热溶化，分 2 次温服。

【名方医解】 方中饴糖性质甘温，能温补中焦，缓急止痛，为主药；桂枝温阳气，祛寒邪；白芍养营阴，缓肝急，止腹痛；生姜温胃散寒；大枣补脾益气；甘草益气和中，调和诸药。上述药物合用，可柔肝理脾，益阴和阳，温中补虚，缓急止痛。

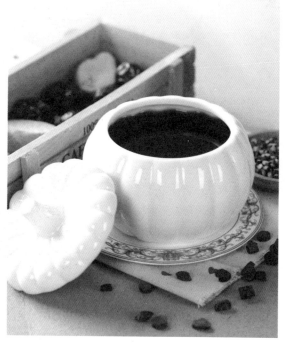

第三章　治疗常见病的传世名方

失笑散 气滞血瘀型痛经

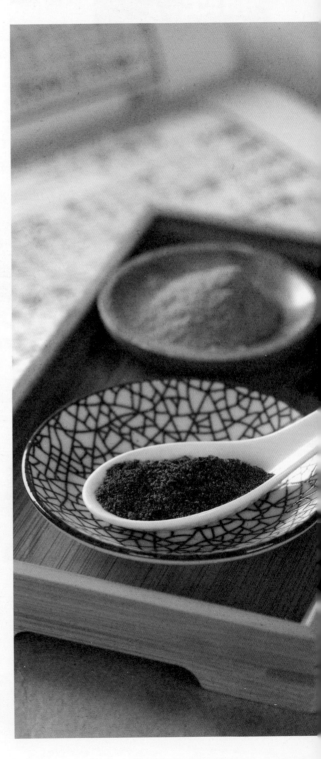

失笑散出自宋《太平惠民和剂局方》，是活血祛瘀、散结止痛的经典方剂，常用于月经不调、小腹急痛、产后恶露不畅等。

【名方组成】五灵脂（酒研，淘去沙土）、蒲黄（炒香）各6克。

【名方用法】上述药物研为细末，每次服6克，用黄酒或醋冲服，亦可每天取8~12克，用纱布包煎，做汤剂服。

【名方医解】方中五灵脂苦咸甘温，可通利血脉，散瘀止痛；蒲黄甘平，行血消瘀止痛。调以米醋，或用黄酒冲服，可加强五灵脂、蒲黄活血止痛的作用，且制五灵脂腥臊气味。

【名方溯源】相传北宋钱员外嫁女，但在花轿到来之时钱小姐突发腹痛。钱员外请来一位姓杜的医生，他给钱小姐诊治后从随身带的葫芦里取出些黄褐色的粉末让小姐服下，没过多久小姐疼痛全消，嫣然一笑，乐滋滋地上了花轿。在场的人无不惊奇，纷纷向医生请教。医生答道："小姐此证乃婚前七情失常而致痛经，我所用之药即中药五灵脂和等量的蒲黄配伍而成，能令痛者破涕为笑，故谓'失笑散'也。"

当归四逆汤

寒凝血瘀型痛经

当归四逆汤首见于《伤寒论》，以桂枝汤为基础，减去生姜，并将大枣用量加倍，再加当归、通草、细辛组成。本方可养血散寒、温经通脉，是治疗血虚寒凝的经典方，适用于血虚寒凝所致的痛经、四肢冰冷、肩颈腰痛等。

【名方组成】当归12克，细辛3克，桂枝、白芍（去皮）各9克，甘草（炙）、通草各6克，大枣8枚。

【名方用法】上述7味药，以水8升，煎成3升，去滓，每次温服1升，一日3次。

【名方医解】方中以当归为主药，用于养血和血，可改善血虚症状；桂枝性温，味辛，温经散寒、温通血脉，可祛寒邪、散血瘀；细辛温经散寒，可助力桂枝温通血脉；白芍益阴和营，既能助当归补益营血，又能养阴，防桂枝、细辛之燥烈；通草通经脉，以使血行通畅；大枣、甘草益气健脾养血。七者配伍，温经散寒、养血通脉的效果倍增，而又温而不燥、补而不滞。

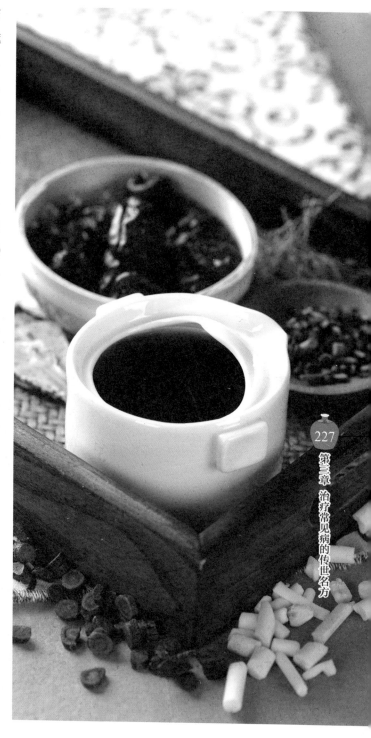

第三章 治疗常见病的传世名方

易黄汤合清热调血汤

　　易黄汤源自《傅青主女科》，是固肾止带、清热祛湿的经典方剂。肾与任脉相通，肾虚有热可损任脉而出现痛经、带下变异，因此湿热蕴结冲任时除了清热祛湿，还需要固肾。清热调血汤源自《古今医鉴》，具有清热除湿、化瘀止痛的功效，对湿热蕴结型痛经之腹痛、经前或经期小腹灼热等有良好的疗效。两方合用，标本兼治，使痛经无所遁形。

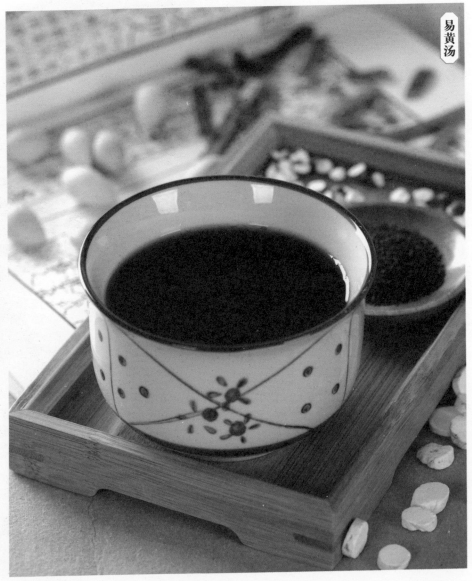

易黄汤

【名方组成】

易黄汤：山药（炒）、芡实（炒）各30克，黄柏（盐水炒）6克，车前子（酒炒）3克、白果（碎，十枚）12克。

清热调血汤：牡丹皮、黄连、生地黄、当归、白芍、川芎、红花、桃仁、莪术、香附、延胡索各适量。

【名方用法】水煎服。

【名方医解】方中山药、芡实补脾益肾，固涩止带；白果收涩止带，兼除湿热；黄柏、车前子、黄连清热利湿；当归、川芎、桃仁、红花、牡丹皮活血祛瘀通经；莪术、香附、延胡索行气活血止痛；生地、白芍清热凉血，缓急止痛。

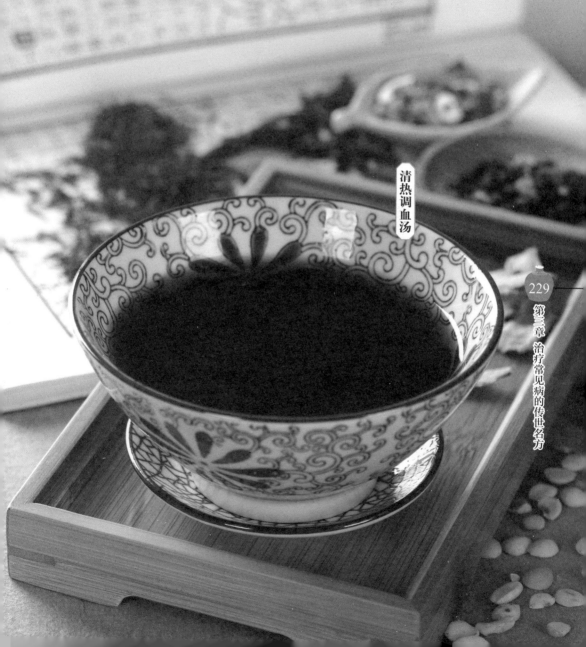

清热调血汤

第三章　治疗常见病的传世名方

少腹逐瘀汤 寒凝血瘀型痛经

　　少腹逐瘀汤源自《医林改错》，是王清任创制的五逐瘀汤之一。因为本方治疗病症集中在小腹部，因而得名"少腹逐瘀汤"。跟其他逐瘀汤不同的是，本方配伍小茴香、官桂、干姜等温经止痛的药物，因而对寒凝血瘀型痛经、腹痛等有效。

【名方组成】 小茴香（炒）1.5克，干姜、延胡索、官桂各3克，当归、蒲黄各9克，没药、川芎、赤芍、五灵脂各6克。

【名方用法】 水煎服。

【名方医解】 方中蒲黄、五灵脂、川芎、延胡索、没药理气活血，使气行则血行，"通则不痛"，气血通畅疼痛自消；当归、赤芍活血祛瘀；小茴香、官桂、干姜味辛而性温热，可理气活血，温通血脉。诸药合用，行气活血，温经散寒，祛瘀止痛。

中医治病的智慧：传世名方家庭使用全书

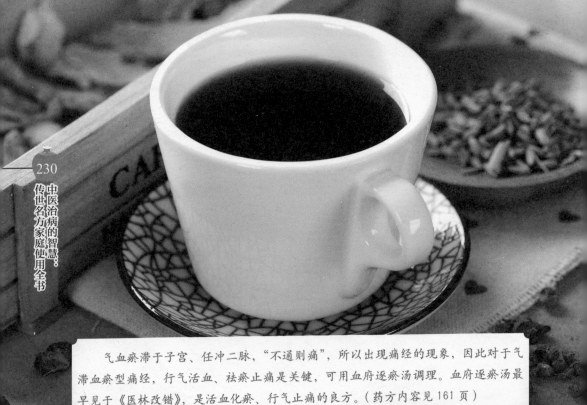

　　气血瘀滞于子宫、任冲二脉，"不通则痛"，所以出现痛经的现象，因此对于气滞血瘀型痛经，行气活血、祛瘀止痛是关键，可用血府逐瘀汤调理。血府逐瘀汤最早见于《医林改错》，是活血化瘀、行气止痛的良方。（药方内容见161页）

桂枝茯苓丸
寒凝血瘀型
痛经

《金匮要略》中的桂枝茯苓丸被历代医家视为活血化瘀的良方，非常适合寒凝血瘀型痛经。尤其是因贪凉吃太多的冰棍、冰激凌等寒凉食物。因寒而致淤血引起痛经，可在医生指导下选用本方。

【名方组成】桂枝、茯苓、丹皮（去心）、桃仁（去皮尖、熬）、白芍各9克。

【名方用法】上述药物研为细末，炼蜜和丸，每日服3~5克。

【名方医解】方中桂枝性温味甘，能温通血脉；桃仁味苦甘平，具有活血祛瘀的功效；丹皮、白芍味苦微寒，都有活血化瘀的功效，而且又能凉血，可清退瘀血久留所化之热；茯苓能祛痰渗湿，可健脾胃、扶正气，又能助消除瘀血所留的症结。

【名方禁忌】孕妇禁用。

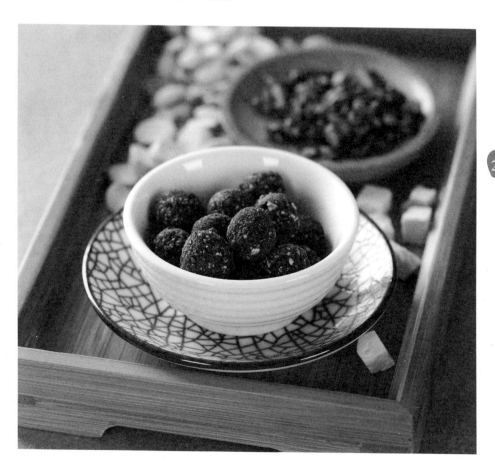

第三章 治疗常见病的传世名方

月经不调

月经不调是女性最常见的一种疾病。中医认为，月经周期的失常多与脏腑功能紊乱有关，经量的多少与气血的虚实有关。月经不调可以分为以下几个类型。

1. 月经先期： 月经周期提前7日以上。

脾气虚型： 月经量多、色淡、质稀，神疲肢倦，心悸气短等。

阴虚血热型： 月经量少或量多、色红、质稠等。

阳盛血热型： 月经量多，色深红或紫，质黏稠，伴面红口干，心胸烦热等。

2. 月经后期： 月经推迟7日以上，甚至40~50日一潮。

血寒型： 量少色黯，有血块，小腹冷痛，得热则减，畏寒。

血虚型： 经期延后，月经色淡红而质稀，量少，小腹隐隐作痛，喜热喜按。

3. 月经先后无定期

气滞型： 月经或提前或错后，经量或多或少，色紫黯有块，经行不畅，胸胁乳房作胀等。

肾虚型： 月经先后不定，量少色淡，腰骶酸痛，头晕耳鸣等。

清经散

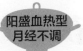

阳盛血热型
月经不调

身体阳盛血热会使月经提前、量多，这时需要清热降火、凉血调经。清经散是《傅青主女科》中治疗月经先期量多的经典名方。

【名方组成】 地骨皮15克，青蒿6克，茯苓3克，黄柏1.5克，丹皮（盐水浸炒）、白芍（酒炒）、熟地黄（酒蒸）各9克。

【名方用法】 水煎服。

【名方医解】 方中黄柏、青蒿、丹皮清热降火凉血；熟地黄、地骨皮清血热而生水；白芍养血敛阴；茯苓健脾行水泄热。全方清热降火，凉血养阴，使热去则阴伤，血安而月经自调。

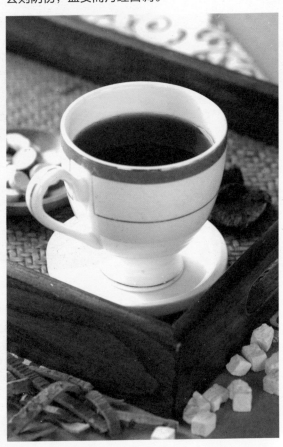

四物汤 血虚型 月经不调

四物汤，在中医临床应用中已有千年历史，最早记载于唐朝的蔺道人著的《仙授理伤续断秘方》，后被载于宋代《太平惠民和剂局方》，被后世医家称为"妇科第一方""调理一切血证是其所长"及"妇女之圣药"。其由熟地黄、白芍、当归及川芎四味中药煎煮而成，具有补血调经的效果。

炖四物汤很简单，所用的药材在一般药店里都能够买到，可以按自己的喜好加排骨或鱼肉，这样炖出来的四物汤味道很好，又不会有很重的中药味。从月经结束那一天起每天喝四物汤，连喝 3 天补血效果最好。

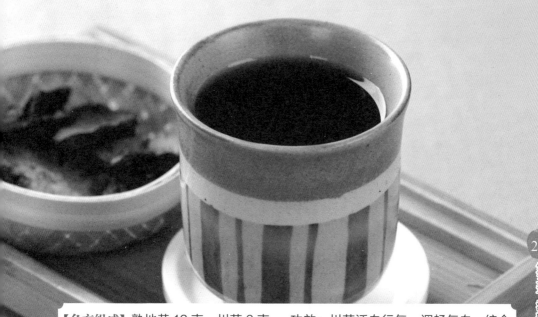

【名方组成】熟地黄 12 克，川芎 6 克，当归、白芍各 9 克。

【名方用法】水煎服，早晚空腹饮用。

【名方医解】本方以甘温味厚的熟地黄为主，滋阴养血；配伍当归补血养肝，和血调经；白芍养血可以增强补血的功效；川芎活血行气，调畅气血。综合全方，补血而不滞血，和血而不伤血，因此，血虚者可用之以补血，血瘀者可用之以活血，是既能补血养血，又能活血调经的常用方剂，非常适合长期服用调养。

第三章 治疗常见病的传世名方

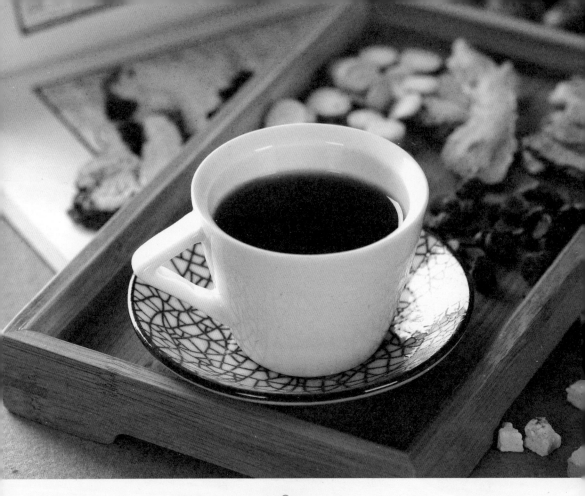

归芍异功汤 血虚型 月经不调

归芍异功汤源自《医宗金鉴》，是益气健脾的常用方剂。脾为气血生化之源，脾强则气血充足，脾弱则血虚。因此，现代临床上常用归芍异功汤治疗血虚引起的月经不调等。

【名方组成】人参、白术（土炒）、陈皮、白芍（酒炒）、当归各3克，茯苓6克，甘草（炙）1.5克，灯心草1.5克。

【名方用法】水煎，空腹时服。

【名方医解】方中人参益气健脾；陈皮理气宽中，可助人参益气；茯苓、白术相互配伍，健脾利湿，防水湿困脾而影响脾生化气血的功能；当归行气活血，与人参、白术配伍，有补气养血的功效；白芍养阴敛血；灯心草清心降火，健脾利湿，可调和人参性质，使之补而不滞；甘草益气和中，调和诸药。

还可以选用归脾汤，原载于宋朝严用和所著的《济生方》，对心脾气血两虚所导致的月经超前、月经量大、面色萎黄、健忘失眠等有较好的疗效。（药方内容见167页）

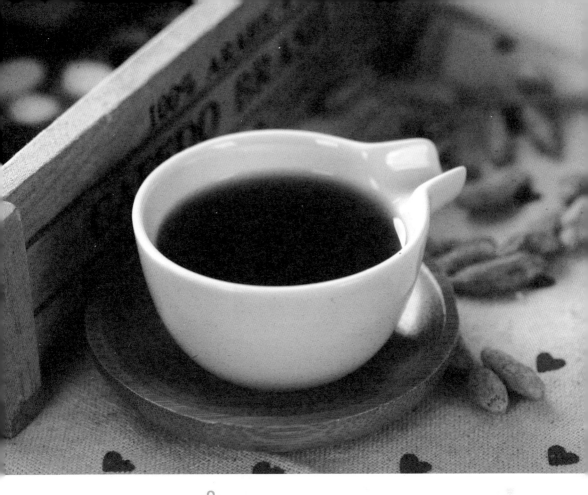

两地汤 阴虚血热型 月经不调

两地汤是《傅青主女科》中的经典名方，具有滋阴清热的作用，对肾水不足、虚热内炽所致的月经先期、量少色红、潮热、盗汗、咽干口燥等有效。

【名方组成】生地黄（酒炒）、玄参各30克，白芍（酒炒）、麦冬各15克，地骨皮、阿胶各9克。

【名方用法】水煎服。

【名方医解】方中生地黄、玄参、麦冬养阴滋液，凉血清热；地骨皮泻肾火，除骨蒸；阿胶、白芍养血益阴。诸药合用，可滋阴补血、凉血清热。

丹栀逍遥散

气滞型
月经不调

丹栀逍遥散出自《医略六书》，具有疏肝清热、养血健脾等功效。肝郁气滞使月经量多或少，还常伴口苦咽干、乳房胀痛等，可用丹栀逍遥散调理。

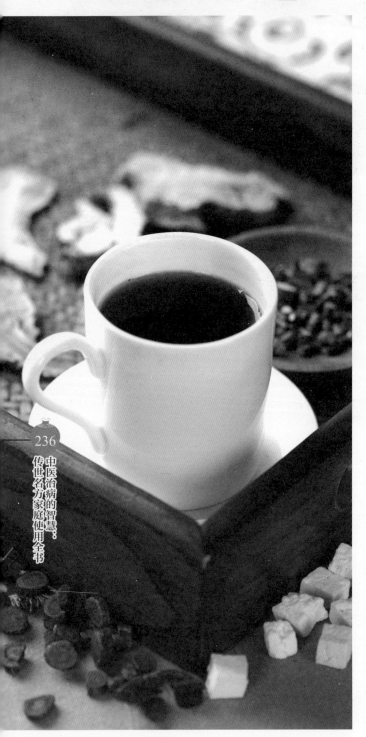

中医治病的智慧：传世名方家庭使用全书

【名方组成】当归、芍药、茯苓、白术（炒）、柴胡各6克，牡丹皮、栀子（炒）、甘草（炙）各3克。

【名方用法】水煎服。

【名方医解】方中柴胡疏肝解郁，当归养血和血，白芍养血敛阴、柔肝缓急，与柴胡配伍，使肝血充足、肝体柔和；白术、茯苓、甘草健脾益气；牡丹皮清热凉血；栀子清肝泄热。上述药物合用，能疏肝健脾，从而解除肝郁对冲任二脉的影响，使血液正常运行，故而月经自调。

固阴煎 肾虚型 月经不调

固阴煎来源于《景岳全书》，由张景岳创制，用于肝肾亏虚引起的各种病症。肾气虚则固摄冲任的力度不够，出现月经不定期的情况；肾气虚还有可能导致腰膝酸软、头晕耳鸣等经期综合征。可用固阴煎进行调理，可补肾益气，固冲调经。

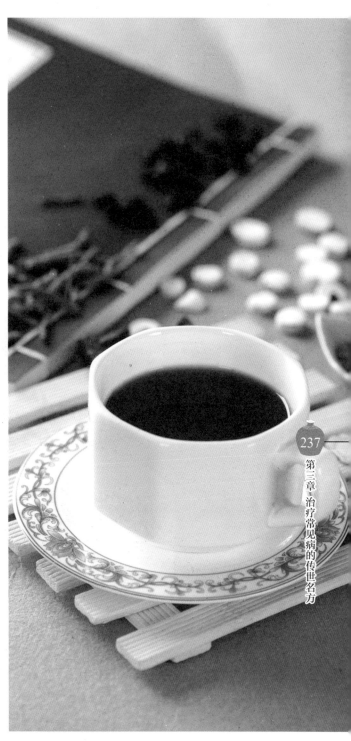

【名方组成】人参适量，熟地黄9~15克，山药（炒）6克，山茱萸4.5克，远志（炒）2克，甘草（炙）3~6克，五味子14粒，菟丝子（炒香）6~9克。

【名方用法】水煎服。

【名方医解】方中人参益气补脾；熟地黄滋阴补血，与人参合用则可既能补肾阴又能和血养血；山茱萸涩精固气，山药理脾固肾，远志交通心肾，菟丝子强阴益精，五味子酸敛肾气，五味药配伍，可固肾补肾，巩固熟地黄补阴作用；甘草调和诸药。

第三章 治疗常见病的传世名方

温经汤

血寒型
月经不调

温经汤因可温经散寒、调理冲任而得名，最早载于张仲景《金匮要略》，具有温经散寒、养血祛瘀的功效，是著名的理血调经方剂，主治血寒型月经不调、小腹冷痛、不孕等。

【名方组成】吴茱萸、麦冬（去心）各9克，当归、芍药、川芎、人参、桂枝、阿胶、牡丹皮（去心）、生姜、甘草、半夏各6克。

【名方用法】水煎服，阿胶烊化。

【名方医解】方中吴茱萸散寒止痛，桂枝温通血脉；当归、川芎活血祛瘀，养血调经；丹皮既助当归、川芎活血散瘀，又能清血分虚热；阿胶甘平，养血止血，滋阴润燥；白芍酸苦微寒，养血敛阴，柔肝止痛；麦冬甘苦微寒，养阴清热；人参、甘草益气健脾，脾是气血生化之源，脾强有利于气血生化；半夏、生姜辛开散结，通降胃气，可助当归、川芎祛瘀调经；生姜可温胃气以助生化，且助吴茱萸、桂枝以温经散寒；甘草调和诸药。

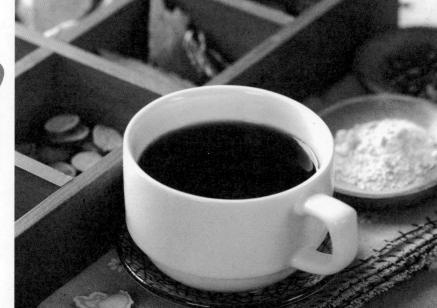

慢性盆腔炎

女性内生殖器（如子宫、输卵管、卵巢等）及其周围的缔结组织、盆腔腹膜发生炎症，即为盆腔炎。盆腔炎分为急性和慢性。急性盆腔炎常表现为高热、寒战、头痛、食欲不振和下腹疼痛。急性盆腔炎如果得不到彻底治疗，很容易转变为慢性盆腔炎。慢性盆腔炎主要症状为月经紊乱、白带增多、腰腹疼痛及不孕等，如已形成慢性附件炎，则可触及肿块。

中医将盆腔炎主要分为以下类型：

湿热蕴结型

常有低热，腰酸腹痛，月经期或劳累时加重，胸闷食少，月经提前，白带多色黄秽臭，大便或干或稀。

寒凝气滞型

小腹胀痛有冷感，月经期或劳累、受凉后加剧，得温则减。经行乳房胀痛，月经期后，量少，色紫有块，带多清稀等。

脾虚肝郁型

腹部持续疼痛拒按，或经行不畅，或量多有块等。

止带汤

湿热蕴结型
慢性盆腔炎

《临证医案医方》中的"止带汤"具有固肾、利湿、收涩的功效，临床上常用于治疗虚寒带下证之白带清稀量多、久而不止以及腰酸腿软等。

【名方组成】莲须6克，白果10克，桑寄生30克，薏苡仁18克，生牡蛎24克，桑螵蛸、海螵蛸、生龙骨、沙苑子各9克，菟丝子、茯苓、续断各12克。

【名方用法】水煎服。

【名方医解】方中菟丝子、沙苑子、桑寄生、续断具有固肾养精的功效，桑螵蛸、海螵蛸、生龙骨、生牡蛎、莲须、白果收涩止带；茯苓、薏苡仁清热利湿，既能清除虚寒久郁之热，又能使湿浊从小便中排出。诸药合用，共奏养肾固精、清热利湿、收涩止带之功。

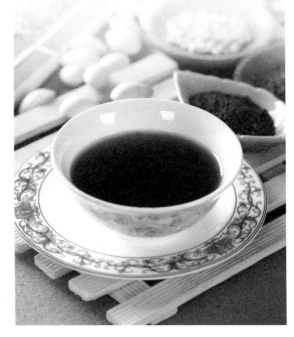

第三章 治疗常见病的传世名方

完带汤 脾虚肝郁型 慢性盆腔炎

对于这一类型的盆腔炎，调理上应以补脾疏肝、化湿止带为主，可选《傅青主女科》中的完带汤。完有还原的意思，完带汤即服用完之后可以使白带恢复正常状态。

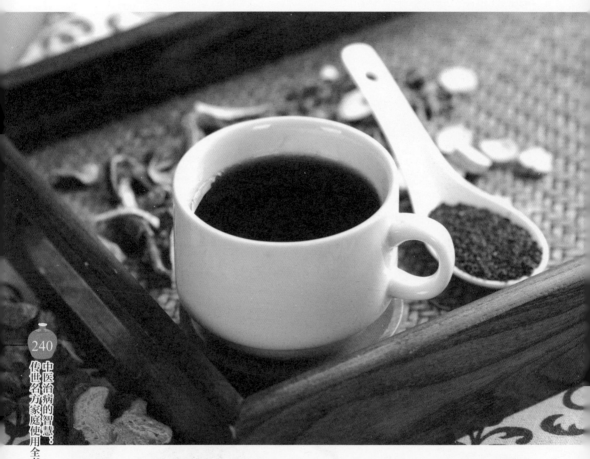

中医治病的智慧·传世名方家庭使用全书

【名方组成】甘草3克，人参6克，白芍（酒炒）15克，白术（土炒）、山药（炒）各30克，车前子（酒炒）、苍术（制）各9克，陈皮、黑芥穗、柴胡各2克。

【名方用法】水煎服。

【名方医解】方中白术、山药补脾祛湿；人参补中益气；苍术燥湿运脾；白芍柔肝理脾；车前子清热利湿；陈皮理气燥湿；柴胡、黑芥穗升阳清浊；甘草调药和中。诸药合用，使脾气健旺，肝气条达，清阳得升，湿浊得化，则白带自然恢复正常。

内补丸

寒凝气滞型
慢性盆腔炎

内补丸来源于《女科切要》，具有温肾益阳的功效，中医常用于"女子白淫，属阳虚者。白带量多稀薄，腰膝酸软，形寒怯冷，乏力气短，虚冷，头昏"。白淫即女子带下病。

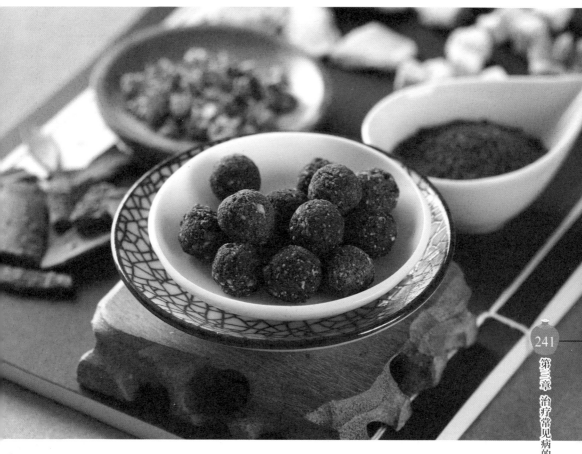

【名方组成】菟丝子12克，鹿茸、附子（制）、肉桂各6克，黄芪、潼蒺藜、紫菀茸、桑螵蛸、茯苓、白蒺藜各9克。

【名方用法】上述药物共研为细末，炼蜜为丸，如绿豆大。每服3~6克，日服2~3次，饭前温酒送福。

【名方医解】方中用附子、鹿茸、菟丝子、桑螵蛸、肉桂、温阳益肾，填精固涩，配以黄芪、茯苓益气健脾，潼蒺藜疏肝平肝。诸药合用，益肾为主，肝脾同调，可止带。

第三章 治疗常见病的传世名方

易黄汤

湿热蕴结型慢性盆腔炎

易黄汤源自《傅青主女科》，是固肾止带、清热祛湿的经典方剂。肾与任脉相通，肾虚有热可损任脉而出现带下黏稠量多、色黄如浓茶汁、腥臭等，因此湿热蕴结型的盆腔炎，在调理时应以清热祛湿、固肾止带为主，可选用易黄汤进行调理。

【名方组成】黄柏（盐水炒）6克，车前子（酒炒）3克，白果（碎）12克，山药（炒）、芡实（炒）各30克。

【名方用法】水煎服。

【名方医解】方中山药、芡实补脾益肾，固涩止带；白果收涩止带，兼除湿热；黄柏苦寒入肾，清热燥湿；车前子甘寒，清热利湿；黄连清热除湿。诸药合用，重在补涩固肾，辅以清热利湿，使肾恢复正常，则带下炎症自然痊愈。

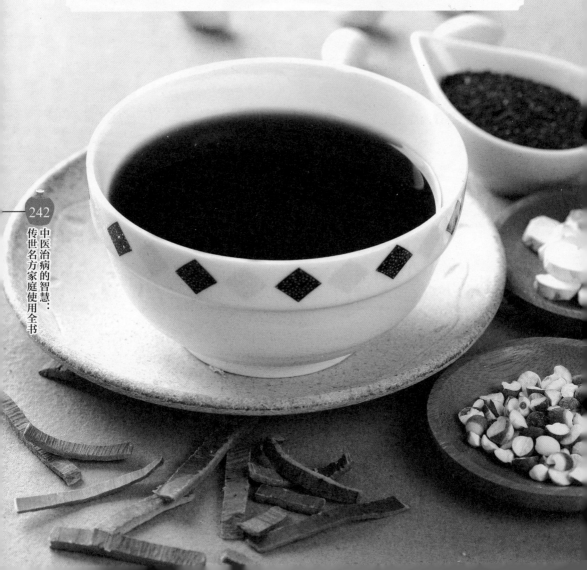

更年期综合征

更年期综合征是指女性在45~55岁，由于生理改变，身体一时不能适应而出现的一系列综合征，如月经紊乱、头晕耳鸣、烘热盗汗、心悸失眠、烦躁易怒、神疲乏力等。主要分以下证型：

肝肾阴虚型

头晕耳鸣，心烦易怒，月经周期紊乱，经量或多或少，月经淋沥不断等。

心肾不交、心肾两虚型

心悸，健忘多梦，咽干，潮热盗汗等。

肝气郁结型

情志抑郁，乳房胀痛或周身刺痛，口干口苦，月经不调、经行不畅，小腹胀痛等。

脾肾阳虚型

月经紊乱，量多色淡，形寒肢冷，倦怠乏力，面色晦暗，面浮肤肿等。

肾阴阳俱虚型

颧红唇赤，潮热盗汗，头昏目眩，耳鸣心悸，敏感易怒，形寒肢冷，月经闭止，性欲减退等。

当归芍药散

肝肾阴虚型
更年期综合征

当归芍药散出自《金匮要略》篇，方由当归、芍药、川芎、茯苓、白术、泽泻组成，原方主治"妇人怀妊、腹中痛"及"妇人腹中诸疾痛"。后世医家在临床应用中不断扩展其范围，广泛运用于妇科、内科、外科等多种疾病的治疗。现代临床上常用当归芍药散调理更年期肝肾阴虚所致的腰痛、腹痛、腹胀、水肿等不适。

【名方组成】泽泻15克，芍药30克，当归、川芎各9克，茯苓、白术各12克。

【名方用法】上述药物研为细末，每服6~9克，一日3次。

【名方医解】方中以当归养血；白芍滋肾阴，养肝血，缓急止痛；茯苓、白术健脾化湿，清热滋阴；泽泻清热泻火、滋阴；川芎辛窜舒达，行气活血。诸药合用，可滋阴养血。

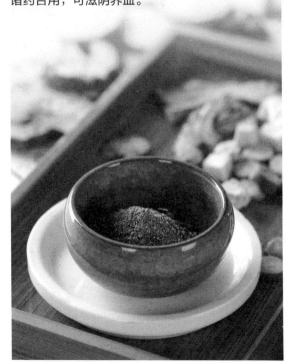

天王补心丹

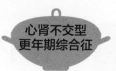
心肾不交型
更年期综合征

　　《世医得效方》中的"天王补心丹"是著名的补血安神药，后世历代医家以此为基础进行化裁，对其进行发展，衍生出众多的天王补心丹加减方，其中以《医钞类编》中的最为常用，是治疗心血虚、心烦口干的常用方。

【名方组成】 熟地黄、人参、茯苓、远志、石菖蒲、玄参、柏子仁、桔梗、天冬、丹参、酸枣仁、甘草（炙）、麦冬、百部、杜仲、茯神、当归、五味子各等分。

【名方用法】 炼蜜为丸。

【名方医解】 方中熟地黄滋阴养血，可治心血虚及虚火上炎诸证；天冬、麦冬滋阴清热；酸枣仁、柏子仁、茯苓、茯神、远志养心安神；当归补血润燥；玄参滋阴降火；人参补气、安神、益智；五味子敛心气、安心神；丹参清心活血；百部、杜仲、石菖蒲清热滋阴，补肾；桔梗可载药上行，使药物更好地发挥药效。上述药物配伍，养心安神、滋阴肾阴并举，有利于心肾相交，主治心肾不交之心火亢盛、虚火上炎等。

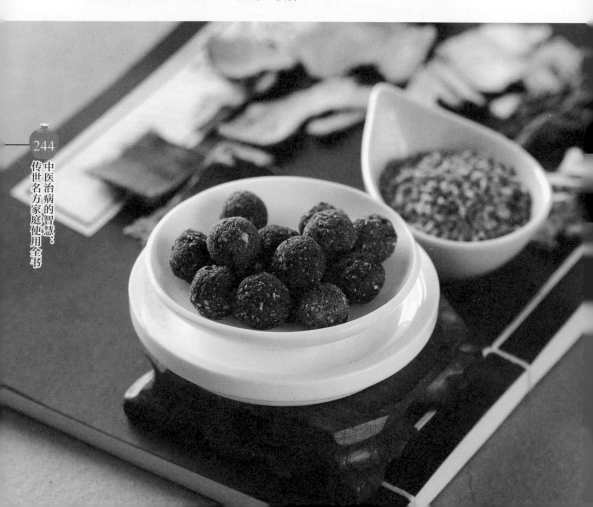

加减右归饮

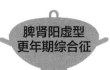

脾肾阳虚型
更年期综合征

右归饮由《景岳全书》"右归丸"化裁而来，而历代医家在使用右归饮时又不断发展，其中就有清代马培之的"加减右归饮"，其在右归饮的基础上去掉山药，加入菟丝子和牛膝，滋补效果比右归饮更强，适用于肝肾阳虚型更年期综合征。

【名方组成】熟地黄12克，枸杞子、当归各6克，肉桂1克，杜仲、菟丝子各9克，山茱萸4.5克，怀牛膝15克。

【名方用法】水煎服。

【名方医解】方中牛膝入肝、肾经，具有滋补肝肾的功效；菟丝子是温补肾阳的常用药；附子、肉桂温补肾阳；山茱萸、熟地黄滋阴清热，可化解补阳药物的辛热，使阳有所依附；枸杞子滋补肝肾；杜仲益肾、强腰脊；甘草补中和肾，调和诸药。上述药物合用，可滋肝补肾，对肝肾阳虚所致的腰膝酸软、手脚冰凉、神疲乏力等有效。

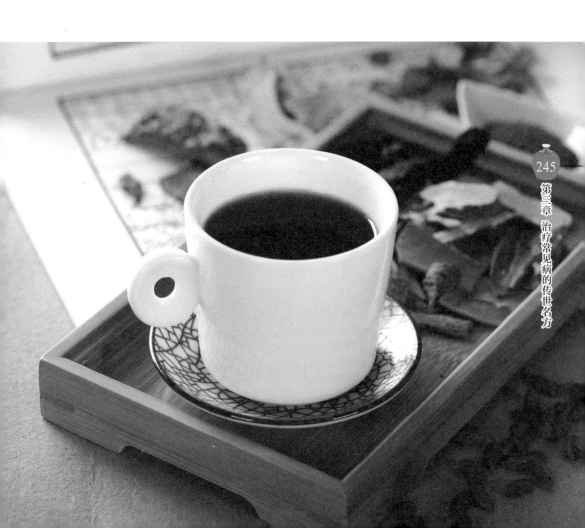

归芍地黄汤

归芍地黄汤实际上是钱乙《小儿药证直诀》中"六味地黄丸"的汤剂形式。即以六味地黄汤为基础，加当归、白芍，以加强滋肾水、养肝血的功效。现代临床上也用归芍地黄汤调节更年期综合征之肾阴亏虚证。

【名方组成】生地黄16克，当归、白芍药（酒炒）各4克，牡丹皮、茯苓、泽泻各6克，山药、山茱萸（制）各8克。（原方并无用量，根据《中国药典》归芍地黄丸比例增加）

【名方用法】水煎服。

【名方医解】方中生地黄、山茱萸、山药滋补肝肾；茯苓、牡丹皮、泽泻清热利湿；当归、白芍养血和血。八味相配，肝肾同补，兼顾养血益阴，可使阴血充足，肝肾阴亏诸证自然痊愈。

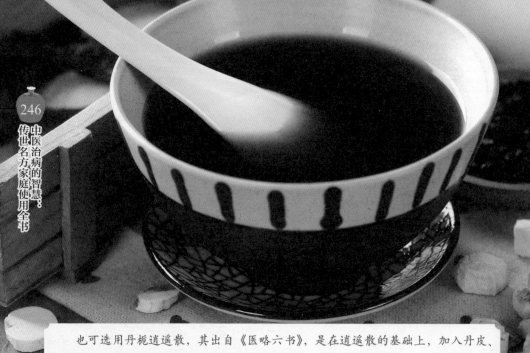

也可选用丹栀逍遥散，其出自《医略六书》，是在逍遥散的基础上，加入丹皮、栀子而成，具有疏肝清热、养血健脾等功效。肝气郁结型更年期综合征可用丹栀逍遥散调理。（药方内容见237页）

产后缺乳

产后缺乳是指产妇在产后乳汁分泌很少或根本没有乳汁分泌，不足以或不能用母乳喂养婴儿。乳汁的分泌与产妇的身体状况、精神、情绪、营养状况、休息和劳动都有关系。任何精神上的刺激如忧虑、惊恐、烦恼、悲伤，都会减少乳汁分泌。

中医认为产后缺乳有虚实之分。虚者是因为气血虚弱，或脾胃虚弱，或分娩失血过多，致使气血不足，从而影响乳汁分泌。实者是因为肝郁气滞、气机不畅、脉道阻滞，致使乳汁运行受阻。总的来说，产后缺乳主要分为以下类型。

气血虚弱型

乳汁量少或者没有乳汁分泌，乳汁清稀，乳房柔软，无胀感，面色苍白，头晕目眩，神疲食少等。

肝郁气滞型

乳汁分泌少，或者没有乳汁分泌，胸胁胀闷，情志抑郁不乐，或有微热，食欲不振等。

通乳四物汤

气血虚弱型
产后缺乳

通乳四物汤源自《女科证治》，是以四物汤为基础，去掉白芍，增加木通、王不留行、制香附、陈皮而配成，具有养血、调气、通乳的功效，主治产后乳汁不行、血虚气滞者。

【名方组成】熟地黄 12 克，当归 9 克，川芎、木通、王不留行各 3 克，香附、陈皮各 6 克。

【名方用法】水煎服。

【名方医解】方中熟地黄、当归滋阴养血；川芎行气活血；木通、王不留行清热通经；陈皮疏肝解郁、理气宽中，助川芎行气活血；香附温通经脉，助木通、王不留行通利经络。

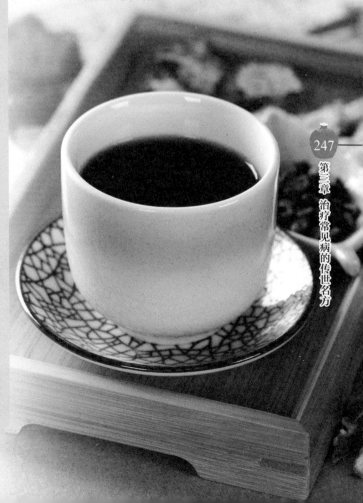

通乳丹

气血虚弱型
产后缺乳

通乳丹又名生乳丹，是《傅青主女科》中的经典通乳方，傅青主在原书中写到，服用通乳丹后，"二剂乳如泉涌"，说明了通乳丹的作用。通乳丹其实就是猪蹄加药物炖成汤。

【名方组成】当归60克（酒洗），麦冬15克（去心），木通3克，桔梗9克，猪蹄2个，人参、生黄芪各30克。

【名方用法】水煎服。

【名方医解】方中猪蹄味甘咸平，能补气血，养虚羸，润肌肤，而且善通经络，可促进乳汁的分泌；人参、黄芪补气，当归养血，三者合用，可起到补养气血作用，身体气血充足有利于乳汁的分泌；麦冬清热滋阴，可防人参等补益药物之燥；木通具有通络的作用，桔梗通利水道。诸药合用，可通络、补气、养血、气血足、脉络通，乳汁自然充足。

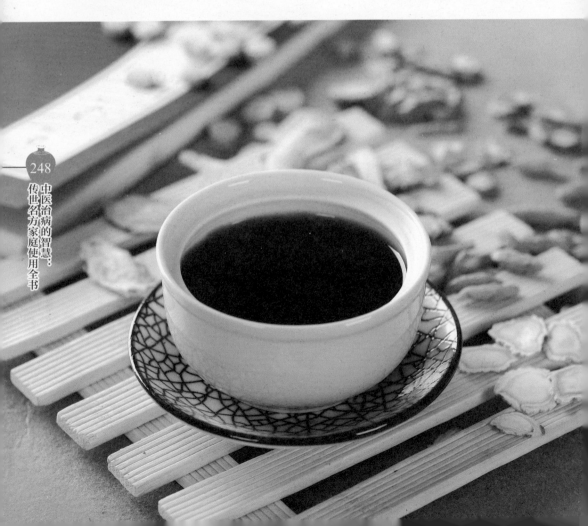

中医治病的智慧：
传世名方家庭使用全书

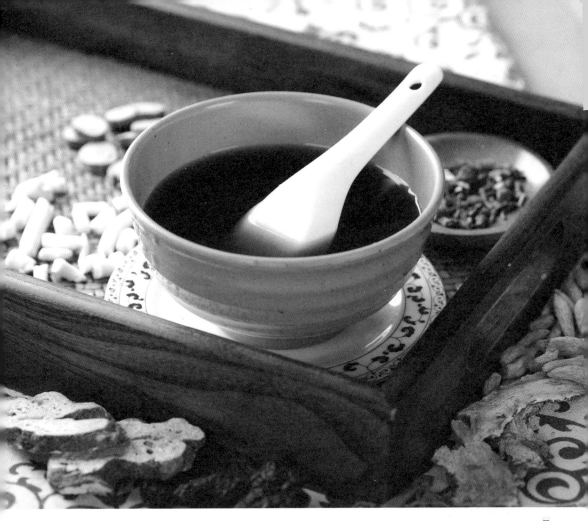

通肝生乳汤

肝郁气滞型
产后缺乳

　　肝郁气滞，经脉壅塞，气血不通，故乳汁不下。通肝生乳汤源自《傅青主女科》，是疏肝解郁、散结通乳的良方，可使气血通而乳汁自下。

【名方组成】白芍（醋炒）、当归（酒洗）、白术（土炒）、麦冬（去心）各15克，熟地黄、甘草各0.9克，通草、柴胡、远志各3克。

【名方用法】水煎服。

【名方医解】方中白芍养阴敛血；当归养血补血；熟地黄滋阴养血；白术、麦冬清热滋阴养血；柴胡疏肝解郁，通草通经活络，甘草益气健脾，三者合用可使乳汁分泌的"通道"变得通畅；远志滋补心肾，肾为先天之本，心主血，心肾协调对气血通行有利。诸药合用，可使产妇气血充足通行，促进乳汁分泌。

生化汤

气血虚弱型
产后缺乳

生化汤来源于《傅青主女科》，是产后调理的经典名方。它不仅对产后恶露不行、小腹冷痛等血虚寒凝、瘀血阻滞的表现有良好的疗效，还能温经通络、养血活血，促进乳汁分泌。

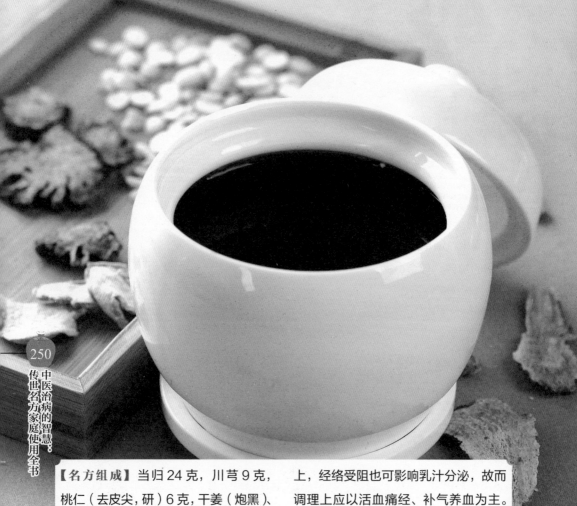

中医治病的智慧：
传世名方家庭使用全书

【名方组成】当归24克，川芎9克，桃仁（去皮尖，研）6克，干姜（炮黑）、甘草（炙）各2克。

【名方用法】水煎服，或酌加黄酒同煎。

【名方医解】精血同源，乳汁其实也是人体阴液的一部分，血为阴，气血虚弱可影响乳汁分泌；乳房在肝经循行路线上，经络受阻也可影响乳汁分泌，故而调理上应以活血痛经、补气养血为主。方中重用全当归补血活血，化瘀生新，行滞止痛，可缓解腹痛、乳房胀痛；川芎活血行气；桃仁活血祛瘀；炮姜入血散寒，温经止痛；黄酒温通血脉；甘草和中缓急，调和诸药。

通乳散结汤

肝郁气滞型
产后缺乳

　　通乳散结汤来源于《中医治法与方剂》，具有疏肝清热、通络散结的功效，是治疗肝气郁结不行，乳络不畅，以致乳汁壅而化热的良方。临床上常用于乳汁不出、急性乳腺炎等的治疗。

【名方组成】橘叶 3 克，蒲公英 15 克，瓜蒌 21 克，青皮、丝瓜络、郁金、蒺藜各 10 克，橘络、通草各 6 克。

【名方用法】水煎服。

【名方医解】方中瓜蒌、丝瓜络、橘络、通草具有通经活络的功效；郁金、橘叶疏肝理气，气行则血活，气血活则瘀血消；青皮、蒺藜、蒲公英具有清热解毒的功效，可解除乳汁不出瘀积乳房内而产生的郁热。诸药合用，使肝气舒、经络通、郁热除、气血活，则乳汁自下。

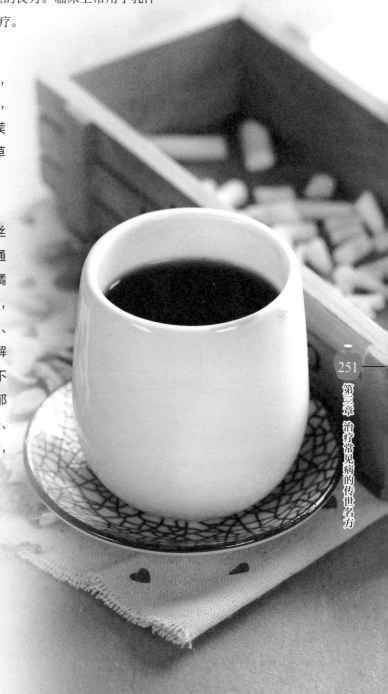

第三章　治疗常见病的传世名方

不孕症

开郁种玉汤

开郁种玉汤是《傅青主女科》中治疗不孕的经典方剂，具有疏肝解郁、调经种子的功效，主治肝气郁结所致的不孕症。

【名方组成】 白芍（酒炒）30克，天花粉6克，当归（酒洗）、白术（土炒）各15克，香附（酒炒）、牡丹皮（酒洗）、茯苓（去皮）各9克。

【名方用法】 水煎服。

【名方医解】 方中白芍、当归养血和血；白术配茯苓益气健脾，促进气血生化；天花粉、牡丹皮滋阴养血；香附辛温，不仅理气宽中解郁，而且助白芍、当归养血和血，与茯苓、白术配伍可促进身体气机畅达。

【名方活用】 乳胀有块，酌加王不留行、橘叶、橘核；梦多而睡眠不安者，加炒枣仁、夜交藤以益肝宁神。

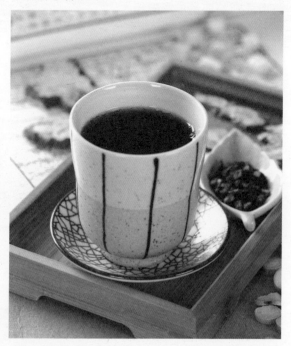

结婚很多年的夫妻一直正常地同居，而且性生活也很正常，但是一直没有孩子，如果男方的生殖功能正常，这种情况称为女性不孕症。夫妻同居，若性生活正常，不采用任何避孕措施，婚后2年内未受孕，女方从未怀过孕的，叫原发性不孕；曾经有过妊娠但已经2年未能受孕的叫继发性不孕。

中医认为，女性不孕多为先天肾气不足，或七情六欲损伤脏腑气血失调所致，在调理上应以温肾补气、滋阴养血、疏肝解郁、活血化瘀、调补冲任为主。

毓麟珠

　　毓麟珠又名毓麟丹、毓麟丸，最早载于《景岳全书》，经临床研究和实践表明，毓麟珠适用于女性气血俱虚所致的经脉不调、带浊、腹痛、月经不调、瘦弱不孕等。

【名方组成】人参、白术（土炒）、茯苓、芍药（酒炒）各6克，川芎、甘草（炙）各3克，当归、熟地黄（蒸，捣）、菟丝子（制）各12克，杜仲（酒炒）、鹿角霜、川椒各6克。

【名方用法】上述药物研为细末，炼蜜丸，弹子大。每服1~2丸，空腹时用酒或白汤送下。亦可为小丸吞服。

【名方医解】方中人参、白术、茯苓、甘草益气健脾，促进气血生化；芍药、川芎、当归、熟地黄行气活血养血；菟丝子、杜仲、鹿角霜、川椒温补肾阳。诸药合用，可补气养血、温肾补阳。

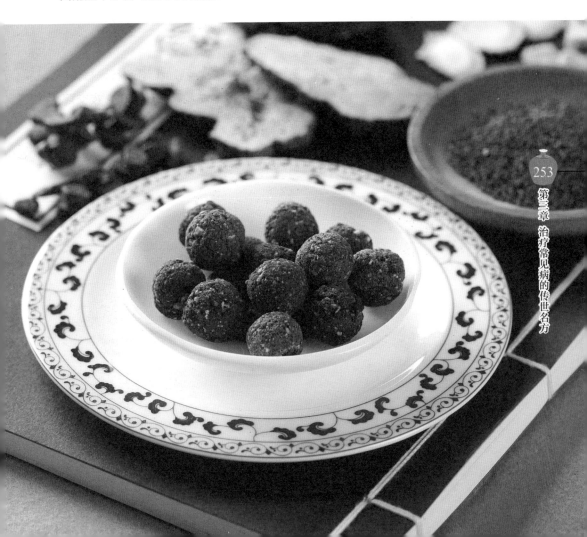

养精种玉汤

　　养精种玉汤来源于《傅青主女科》，由《太平惠民合剂局方》中的四物汤去川芎，加山茱萸而成，具有补肾养血的功效，临床上常用于肾亏血虚、身体瘦弱、久不受孕等的治疗。

【名方组成】熟地黄（酒蒸）30克，当归（酒洗）、白芍（酒炒）、山茱萸（蒸熟）各15克。

【名方用法】水煎服。

【名方医解】方中熟地黄、当归、白芍配伍，养血和血功效显著；山茱萸补益肝肾、收敛固脱，常用于肝肾亏虚所致的头晕目眩、耳聋耳鸣、腰膝酸软、虚汗不止、月经不调、久不受孕等。诸药合用，可补肾养血。

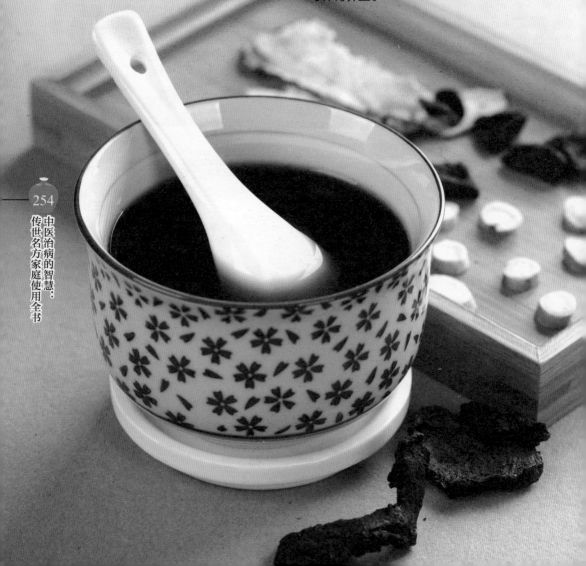

启宫丸

痰瘀是导致不孕的重要原因之一，因此女子不孕不仅要温补肾元、补气养血，还要祛痰。启宫丸来源于《医方集解》，对体肥痰盛导致的不孕有调理作用。

【名方组成】川芎、白术、半夏曲、香附各30克，茯苓、神曲各15克，橘红、甘草各3克。

【名方用法】上述药物研末，以粥为丸。每次用白开水冲服10克。

【名方医解】方中橘红、半夏、白术燥湿以除痰；香附、神曲理气以消滞；川芎行气散郁以活血；茯苓、甘草祛湿和中。诸药合用，可祛痰瘀，消脂肪，养气血，通经络，从而改善子宫脂满、不能孕育的状态。

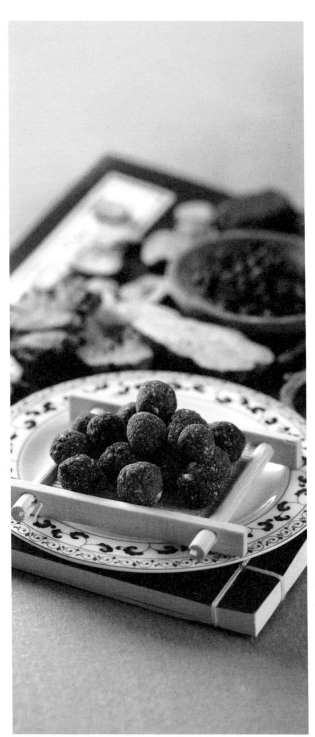

艾附暖宫丸

　　艾附暖宫丸源自《仁斋直指》，具有益气补血、温经散寒、行气止痛的功效，主治女性子宫虚寒，对因宫寒引起的月经不调、痛经、腹部冷痛、久不怀孕等有改善作用。

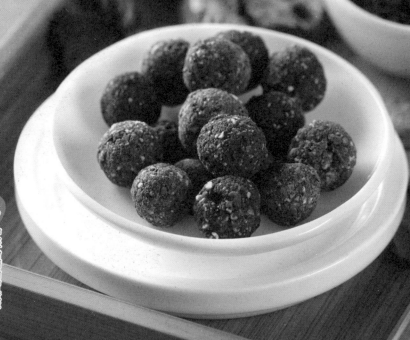

中医治病的智慧：传世名方家庭使用全书

【名方组成】香附（制）18克，续断4.5克，生地黄3克，肉桂1.5克，艾叶、吴茱萸、川芎、白芍、黄芪、当归各9克。

【名方用法】上述药物研为细末，米醋打糊为丸。每次服9克，一日2次。

【名方医解】方中艾叶、香附暖宫温经散寒；吴茱萸、肉桂温经散寒通脉；当归、川芎、白芍皆入肝经，能活血祛瘀，养血调经，黄芪、地黄益气滋阴养血，续断活血通经。上述药物合用，可理气补血、暖宫调经。

补肾种子方

补肾种子方是著名妇科医生罗元恺的经验方，具有滋补脾肾、益气补血的功效。中医认为，脾肾虚弱、气血虚弱日久，可导致不孕。因此调理不孕，补脾肾、旺气血是关键。

【名方组成】金樱子18~30克，菟丝子、党参、熟地黄各24克，桑寄生、何首乌各30克，淫羊藿9克，枸杞子15克，砂仁3克（后下）。

【名方用法】水煎服。

【名方医解】方中金樱子、菟丝子、桑寄生、淫羊藿、枸杞子具有滋补肝、肾、脾的功效；党参、熟地黄、何首乌补血养血；砂仁醒脾益气。诸药合用，使肝、脾、肾强健，肝生血，脾是气血生化之源，肾是先天之本，再加上气血充足，对受孕有利。

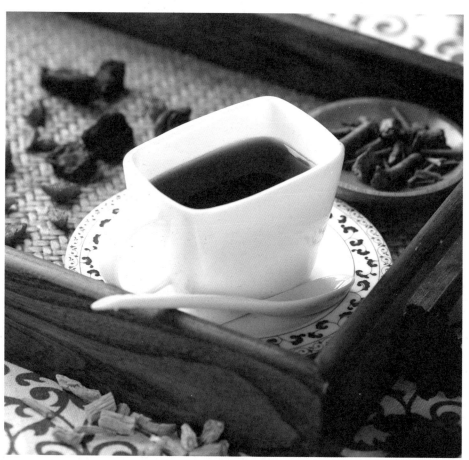

麻疹

麻疹是由麻疹病毒经呼吸道传染而致，是小儿常见的传染病之一，好发于冬春季。5岁以下儿童为易感人群。患过麻疹的人终生不会再感染麻疹。

麻疹发病初期会有发热、流涕、咳嗽、喷嚏等症状，同时伴有两眼发红、畏光、眼泪汪汪等。2~3日后，口腔内两颊出现小白点，周围有红晕，3~5日后皮疹开始从耳后出现，并逐步由脖子蔓延至面部、胸背、四肢、手足心，至此，麻疹即已出透。

麻疹病可分为初热期、出疹期、消退期三个阶段，在不同的阶段，调理的重点也各不相同：初热期应选辛凉透表、清宣肺卫的方药；出疹期应选清凉解毒、佐以透发的方药；消退期应选养阴益气、清解余邪的方药。

升麻葛根汤

升麻葛根汤收录于宋《太平惠民和剂局方》，具有解肌透疹的功效，常用于麻疹初起时疹发不出、身热头痛、咳嗽等。

【名方组成】升麻、芍药、甘草（炙）各3克，葛根4.5克。

【名方用法】上述药物研为粗末。每服9克，用水1盏半，煎取1中盏，去滓，稍热服，不拘时候，一日2~3次。以病气去，身清凉为度。

【名方医解】方中升麻解肌透疹，清热解毒；葛根解肌透疹，生津除热；芍药清热、凉血、活血，解血络热毒；甘草调和诸药。上述药物合用，有助于透疹，缓解头痛、咳嗽等。

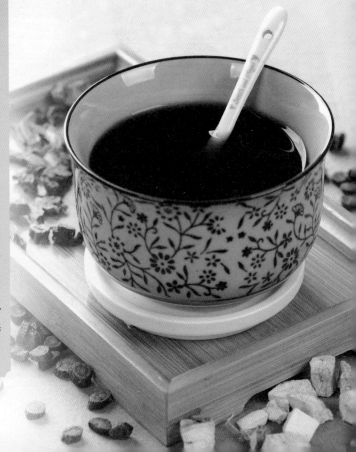

宣毒发表汤

宣毒发表汤来自于《痘疹活幼至宝》，常用于麻疹透发不出、发热咳嗽、烦躁口渴、小便赤黄等。

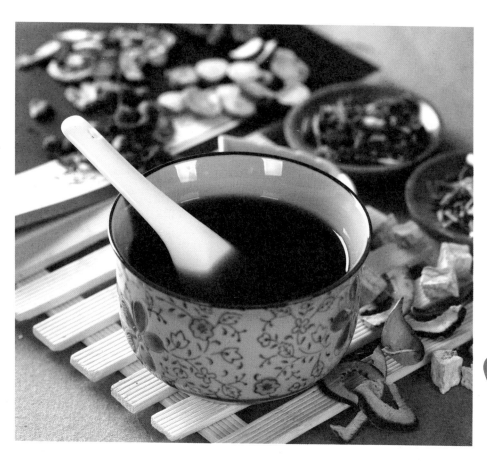

【名方组成】桔梗 0.6 克，荆芥、防风各 1.5 克，薄荷、甘草各 0.6 克，升麻、葛根、前胡、枳壳（麸炒）、木通、连翘、牛蒡子、杏仁、竹叶各 2.5 克。

【名方用法】水煎服。

【名方医解】方中升麻、葛根透疹解毒，荆芥、防风、牛蒡子、薄荷解肌散邪，助升麻、葛根透疹；枳壳、桔梗、前胡、杏仁宣肺祛痰止咳；连翘清泄上焦之热；木通导热下行；竹叶清热除烦；甘草解毒和中，调和诸药。上述药物合用，可透疹解毒、宣肺止咳。

百日咳

百日咳是由百日咳杆菌引起的小儿急性呼吸道传染病。百日咳一年四季都可发生，但以冬末春初多见，一般多发于1~6岁的儿童。

百日咳发病最初2~3周传染性最强，主要通过咳嗽时飞沫传染。临床主要表现为初期喷嚏、流涕，或微热，2~3日后咳嗽加剧。继而发展为阵发性痉咳，日轻夜重，咳后有特殊的吸气性吼声，即鸡鸣样回声；同时伴有涕泪俱下、弯腰曲背、胸腹疼痛、头部出汗、舌头长溃疡、眼脸浮肿等症状。

百日咳的临床治疗一般根据初咳期、痉咳期、恢复期进行辨证论治。初咳期可选用疏风宣肺、止咳化痰的方药；痉咳期可选用清热肃肺、止咳化痰功能的方药；恢复期可用益气养阴、补肺健脾的方药。

麻杏甘石汤

麻杏甘石汤是《伤寒论》中的解表名方，由麻黄、杏仁、甘草、石膏组成，具有镇咳、平喘、化痰、散热的功效，临床上常用于风寒感冒、百日咳初咳期的治疗。

【名方组成】甘草（炙）6克，生石膏24克，麻黄、杏仁各9克。

【名方用法】水煎服。

【名方医解】方中重用生石膏，可清热泻火，除烦止渴；麻黄可发汗解表，与生石膏配伍，一热一寒，具有发散风寒的功效；杏仁宣肺平喘、祛痰止咳；甘草既可助麻黄、石膏散寒，又可助杏仁祛痰止咳，还能调和诸药。

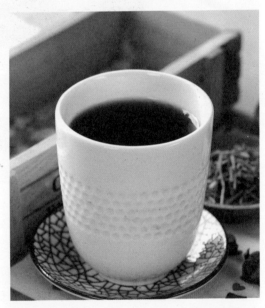

另外，还可选用《伤寒论》中的小青龙汤，其具有解表散寒、温肺化饮的功效，不仅可用于风寒感冒，临床上还常用于支气管炎、哮喘、肺炎、百日咳等外感风寒。（药方内容见101页）

葶苈汤

　　葶苈汤来源于《圣济总录》，具有清热肃肺、化痰止咳的功效，常用于虚劳咳嗽咯血、百日咳痉咳期的调理。

【名方组成】葶苈子（隔纸炒）、杏仁（去皮、尖、双仁，麸炒）、贝母（去心）、百合、麦冬（去心）、生地黄（焙）各等分。

【名方用法】上述 6 味药，粗捣筛。每服 9 克，用水 1 盏，入皂荚子 14 枚，同煎至七分，去滓，空腹时稍热服。

【名方医解】方中葶苈子苦寒，入肺经，具有泻肺平喘、行水消肿的功效，常用于痰涎壅肺、喘咳痰多等；杏仁、贝母止咳化痰平喘；百合、麦冬、生地黄清热滋阴，助葶苈子、杏仁、贝母化痰止咳、清热肃肺。

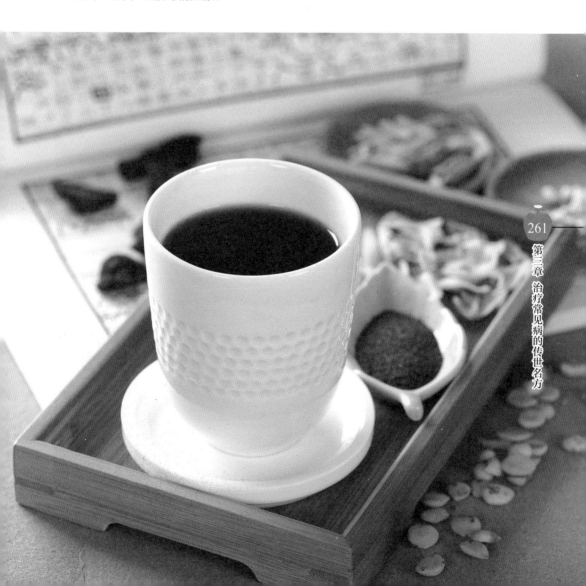

润燥益阴汤

　　润燥益阴汤源自《医方新解》，是陈朴庵用于肺燥咳嗽的经验方。因为润燥益阴汤具有清肺祛痰、润肺止咳、滋养肝肾的功效，故临床上常用于百日咳恢复期以及慢性支气管炎、肺结核等疾病的调理。

【名方组成】 百部9克，甘草6克，南沙参、北沙参各15克，天冬、知母、玄参、生地黄、枸杞子各12克。

【名方用法】 水煎服。

【名方医解】 方中南北沙参养阴清肺，益胃生津，化痰止咳；天冬、知母、生地、玄参清热凉血，滋阴降火；百部温润肺气，止咳化痰；甘草益气和中，调和诸药。

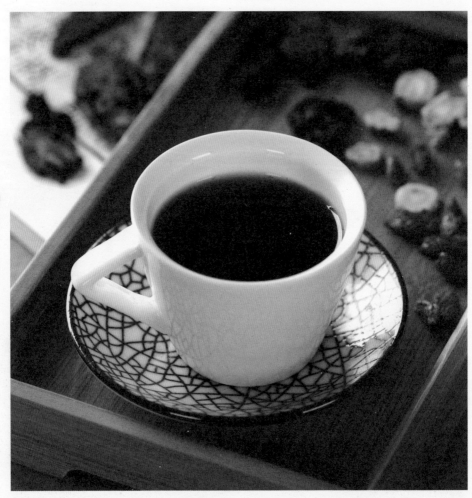

中暑

中暑多发生在夏季。颅脑疾病患者，耐热能力差的老人、小孩及产妇最容易发生中暑。中暑的症状大多数是流鼻涕、打喷嚏、没有汗或不自觉出汗、昏昏欲睡、全身没劲儿、不思饮食，类似于感冒，但服用抗感冒药物没有效果。

根据病情的发展，中暑分为轻症和重症，重症中暑者常会突然晕倒，需要急救，故中医方药里在中暑问题上重在预防，以及出现轻症时尽快治疗。

六和汤

六和汤源自《医方考》，具有和中化湿、升清降浊的功效，临床上常用于治疗夏季感冒、中暑及急性胃肠炎所引起的恶心、呕吐、腹痛泄泻等。六和，中医认为是"和六气"，"六气"即风、寒、暑、湿、燥、火，夏季感受"六气"的机会为最多，所以用药匡正脾胃以拒绝邪气，故得名"六和汤"。

【名方组成】木瓜 4.5 克，砂仁 2.4 克，厚朴、甘草各 3 克，藿香、半夏、杏仁、白术、扁豆、人参（党参）、茯苓各 6 克。

【名方用法】水煎服。

【名方医解】方中藿香、砂仁、杏仁、厚朴辛香，香能舒脾，辛能行气，而砂仁、厚朴兼能化食；木瓜味酸，能平肝舒筋；扁豆、赤茯苓甘淡，能渗湿清热，而扁豆又能散暑和脾；半夏辛温，散逆而止呕；人参、白术甘温，补正以匡邪；甘草补中，协和诸药。

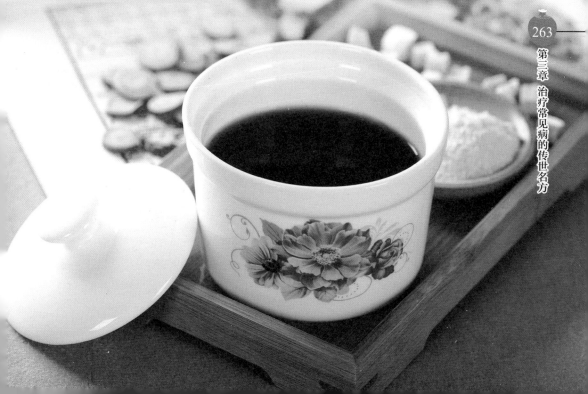

竹叶石膏汤

竹叶石膏汤源自《伤寒论》，具有清热生津、益气和胃的功效，主治伤寒、温病、暑热余热未清等导致的气津两伤证。

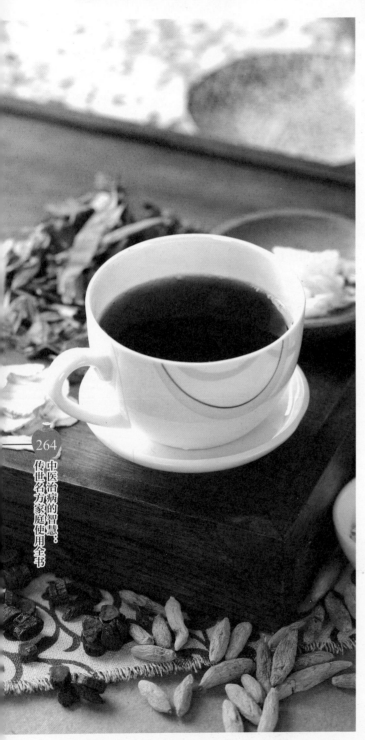

中医治病的智慧·传世名方家庭使用全书

【名方组成】石膏30克，半夏（洗）9克，麦冬（去心）15克，粳米10克，竹叶、人参、甘草（炙）各6克。

【名方用法】上述7味药，以水1斗，煮取6升，去滓，入粳米，煮米熟，汤成去米，温服1升，日3服。

【名方医解】方中竹叶、石膏清透气分余热，除烦止呕；人参配麦冬，补气养阴生津；半夏和胃降逆止呕；甘草、粳米和脾养胃。诸药合用，既消暑热，又补阴生津。

白虎加人参汤

白虎加人参汤是在白虎汤的基础上加人参而配成，也是《伤寒论》中治外感表证的经典名方。白虎加人参汤与白虎汤相比，不仅有白虎汤的清热功效，还有益气生津的作用，对暑热伤津有良好的疗效。

【名方组成】知母18克,石膏（碎,绵裹）30克,甘草（炙）6克,粳米9克,人参10克。

【名方用法】上述5味药,以水1斗,煮米熟汤成,去滓,温服1升,一日3次。

【名方医解】方中石膏大寒，清透暑热；知母苦寒质润，清热滋阴；人参益气，与知母配伍，既能清暑热，又能益气生津；粳米、甘草益胃生津，与人参配伍，补脾效果更强，可使脾胃健运，促进消化。

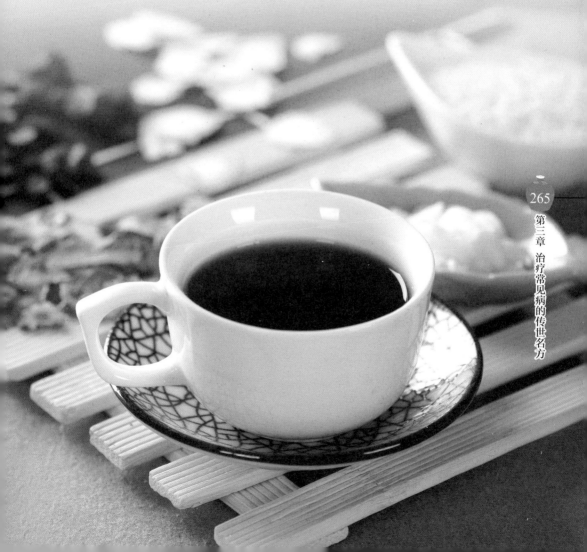

第三章 治疗常见病的传世名方

清暑益气汤

　　清暑益气汤是《温热经纬》中的祛暑良方，具有清暑益气、养阴生津的功效，对暑热气津两伤所引起的中暑症状有显著的效果。

【名方组成】西洋参5克，麦冬9克，西瓜翠衣30克，黄连、甘草各3克，石斛、粳米各15克，竹叶、荷梗、知母各6克。

【名方用法】水煎服。

【名方医解】方中西洋参益气生津，养阴清热；西瓜翠衣清热解暑，与西洋参配伍，清热生津解暑效果显著；荷梗解暑清热，理气宽胸；石斛、麦冬养阴生津；黄连苦寒，清热泄火祛暑；知母苦寒质润，滋阴泻火；竹叶清热除烦；甘草、粳米益胃和中。

中医治病的智慧：
传世名方家庭使用全书

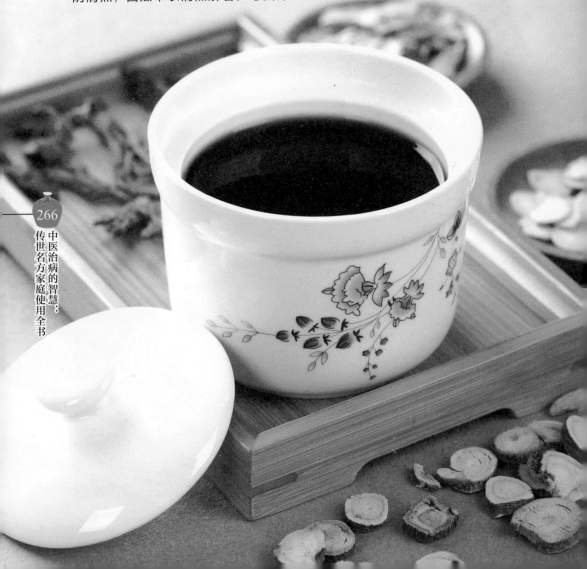

六一散

　　六一散出自《黄帝素问宣明论方》，具有清暑利湿的功效，常用于暑湿证的调理。暑天易感热邪、湿邪，可使人出现身热、心烦、口渴、小便不利或泄泻等症状，用六一散清热利湿，可使小便得解，湿热得除。

【名方组成】滑石18克，甘草3克。

【名方用法】上述药物研为细末，每服9~18克，包煎，或温开水调下，每日2~3服，亦常加入其他方药中煎服。

【名方医解】方中滑石味淡性寒，可清热渗湿，通利小便；甘草和中益气，可缓和滑石之寒性。二药相配，共奏清暑利湿之效。

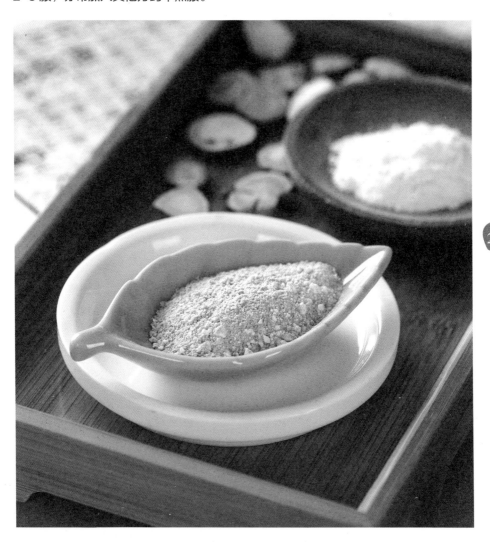

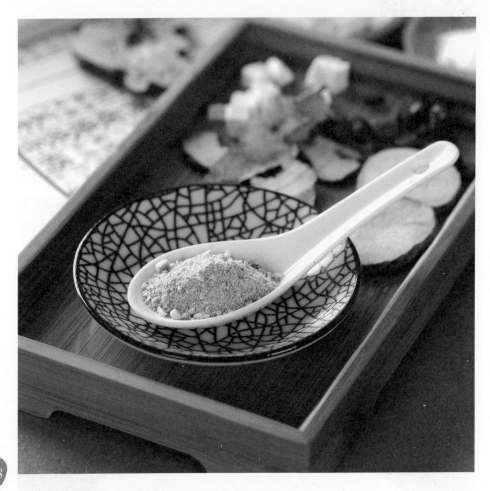

中医治病的智慧：传世名方家庭使用全书

桂苓甘露散

桂苓甘露散出自《黄帝素问宣明论方》，具有清暑解热、化气利湿的功效，用于既受暑热所伤又有水湿内停的病症。

【名方组成】 茯苓（去皮）、泽泻各 3 克，甘草（炙）、石膏、寒水石各 6 克，白术、官桂（去皮）、猪苓各 1.5 克，滑石 12 克。

【名方用法】 上述药物研为细末。每服 9 克，温汤调下，生姜汤最好。小儿每服 3 克。

【名方医解】 方中滑石清解暑热，利水渗湿；石膏、寒水石清暑解热；猪苓、茯苓、泽泻利水祛湿；白术健脾而运化水湿；官桂助下焦气化，使湿从下焦而出；甘草益气调药，清利而不伤正。

水痘

水痘多发于 1~6 岁的儿童，是一种急性疱疹性传染病。水痘全年均可发病，但以春天发病人数最多。患有水痘的儿童常有发热、咳嗽、面红、烦躁等症状，先从身上出现小红点，后变成疱疹，疱疹如珍珠发亮，内含水液，很快遍布前胸、后背及头面四肢。水痘往往一周左右消失，不留痕迹，但却易引起继发感染。

中医认为，水痘的调理需要分证进行：轻证，宜选疏风清热、利湿解毒的方药；重证，应选用清热凉营、解毒渗湿的方药。

清胃解毒汤

清胃解毒汤源自《痘疹传心录》，具有清胃、凉血、解毒的功效，常用于水痘重症，以及治痘后口龈生疮肿痛。

【名方组成】当归、黄连、生地黄、天花粉、连翘、升麻、牡丹皮、赤芍各等分。

【名方用法】水煎服。

【名方医解】方中当归补血活血；黄连、天花粉清热解毒；连翘、升麻清热、解表、透疹；牡丹皮、生地黄、赤芍凉血清热。诸药合用，可清热凉血、解毒散邪。

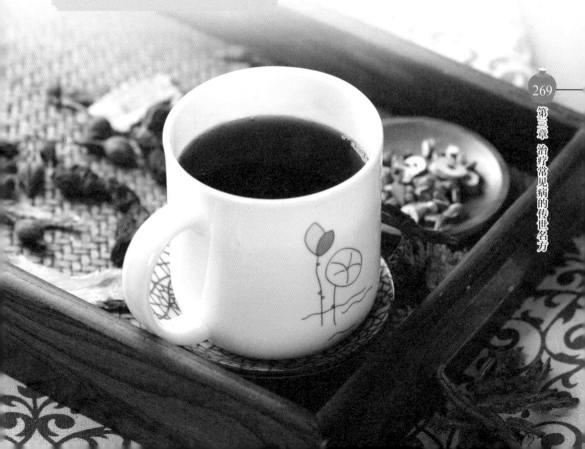

第三章 治疗常见病的传世名方

水肿

水肿是体内水液潴留，出现眼睑、头面、足部、腹部以至全身水肿为特征的一种疾病。水肿严重者还可伴有胸水、腹水等。水肿可以是单纯的水液潴留，也可见于肾小球肾炎、肾病综合征、肝病、充血性心力衰竭、内分泌失调以及营养障碍等疾病中。

中医认为，在调理上，应以健脾祛湿为主。中医方药中，参苓白术散是健脾祛湿的良方。

参苓白术散

参苓白术散源自宋《太平惠民和剂局方》，是在四君子汤的基础上加入山药、莲子、白扁豆、薏苡仁、砂仁、桔梗而成，不仅具有四君子汤益气健脾作用，还多了渗湿止泻的功效。脾虚湿困者若有消化不良、胸闷、腹泻、四肢乏力、身体疲劳消瘦的症状，可选用本方。

【名方组成】 莲子、薏苡仁、砂仁、桔梗（炒）各5克，白扁豆（姜汁浸，去皮，微炒）7.5克，白茯苓、人参、甘草（炒）、白术、山药各10克。

【名方用法】 上述药物研为细末，每次服6克，用大枣煎汤调服。儿童用药根据年龄适当加减。

【名方医解】 方中人参、白术、茯苓益气健脾、渗湿；山药、莲子健脾益气；白扁豆、薏苡仁、白术、茯苓具有健脾利湿的功效；砂仁可醒脾和胃，行气化滞；桔梗通调水道，补脾益肺；甘草健脾和中，调和诸药。

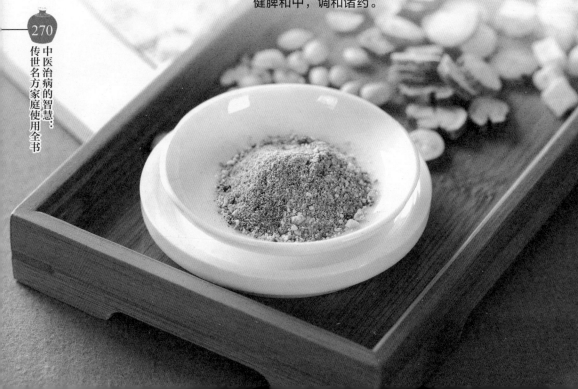

常用中药材推荐用量

分类	药材名称	功效	推荐用量（克）
发散风寒药	麻黄	发汗解表、宣肺平喘、利水消肿	2~10
	桂枝	发汗解表、温经通阳	3~10
	紫苏叶	发表散寒、行气宽中、解鱼蟹毒	5~10
	生姜	发汗解表、温中止呕、宣肺止咳	3~10
	香薷	发汗解表、和中化湿、利水消肿	3~10
	荆芥	祛风解表、止痉、透疹、疗疮	5~10
	防风	祛风解表、胜湿止痛、解痉	5~10
	羌活	解表散寒、祛风胜湿、止痛	3~10
	白芷	解表散寒、祛风止痛、消肿排脓	3~10
	藁本	发表散寒、祛风胜湿、止痛	3~10
	苍耳子	散风湿、通鼻窍、止痛	3~10
	辛夷	散风寒、通鼻窍	3~10
	鹅不食草	发表散寒、通鼻开窍、祛痰止咳	6~9
发散风热药	薄荷	疏散风热、利咽透疹、疏肝解郁	3~6
	牛蒡子	疏风清热、解毒透疹、利咽散肿	6~12
	蝉蜕	疏散风热、透疹止痒、明目退翳	3~6
	淡豆豉	解表、除烦	6~12
	桑叶	疏散风热、清肺润燥、凉血止血	5~10
	菊花	疏风散热、平肝明目、解毒	5~10
	蔓荆子	疏散风热、清利头目	5~10
	葛根	透发麻疹、解热生津、升阳止泻	10~15
	柴胡	和解退热、疏肝解郁、升举阳气	3~10
	升麻	发表透疹、清热解毒、升阳举陷	3~10

中医治病的智慧：
传世名方家庭使用全书

分类	药材名称	功效	推荐用量（克）
清热泻火药	石膏	清热泻火、除烦解渴、敛疮生肌	15~60
	知母	清热泻火、滋阴润燥	6~12
	芦根	清热生津、止呕除烦	15~30
	天花粉	清热生津、消肿排脓	10~15
	栀子	泻火除烦、清热利湿、凉血解毒	6~10
	夏枯草	清肝火、解郁结、降血压	9~15
	淡竹叶	清热除烦、利尿通淋	6~10
	鸭跖草	清热解毒、利尿通淋	15~30
	密蒙花	清肝、明目、退翳	3~9
	青葙子	清肝泻火、明目退翳	9~15
	西瓜	清热解暑、止渴利尿	适量
清热燥湿药	黄芩	清热燥湿、泻火解毒、止血	3~10
	黄连	清热燥湿、泻火解毒	2~5
	黄柏	清热燥湿、泻火解毒、清退虚热	3~12
	金龙胆草	清热化痰、解毒利湿	6~9
	苦参	清热燥湿、祛风杀虫、利尿	4.5~9
清热凉血药	水牛角	凉血化斑、泻火定惊	15~30
	生地黄	清热凉血、养阴生津	10~15
	鲜地黄	清热凉血、生津止渴	12~30
	玄参	清热养阴、解毒散结	9~15
	牡丹皮	清热凉血、活血散瘀	6~12
	赤芍	清热凉血、祛瘀止痛	6~12
	紫草	凉血活血、透疹、解毒疗疮	5~10

273

附录　常用中药材推荐用量

分类	药材名称	功效	推荐用量（克）
清热解毒药	金银花	清热解毒	6~15
	忍冬藤	清热解毒、祛风湿、通经络	9~30
	连翘	清热解毒、消痈散结	6~15
	蒲公英	清热解毒、利湿通淋	10~15
	紫花地丁	清热解毒	15~30
	大青叶	清热解毒、凉血消斑	9~15
	板蓝根	清热解毒、凉血利咽	9~15
	青黛	清热解毒、凉血散肿	1~3
	穿心莲	清热解毒、燥湿止痢	6~9
	牛黄	清热解毒、息风止痉、豁痰开窍	0.15~0.35
	土茯苓	解毒、除湿、利关节	15~60
	鱼腥草	清热解毒、排脓、利尿通淋	15~25
	山豆根	清热解毒、利咽散肿	3~6
	北豆根	清热解毒、利咽散肿	3~9
	马齿苋	清热解毒、凉血止血、通淋	9~15
	白头翁	清热解毒、凉血	9~15
	白鲜皮	清热解毒、除湿止痒	5~10
	漏芦	清热解毒、消痈下乳	5~9
	山慈菇	清热解毒、消痈散结	3~9
	四季青	清热解毒、凉血止血、敛疮	15~60
	金荞麦	清热解毒、化痰利咽、健脾消食	15~45
	天葵子	清热解毒、消肿散结	9~15
	金果榄	清热解毒、利咽消痈	3~9
	野菊花	清热解毒	9~15
	朱砂根	清热解毒、利咽、散瘀止痛	3~9
清虚热药	青蒿	清热截疟、退虚热、凉血、解暑	6~12
	白薇	清热凉血、利尿通淋、解毒疗疮	5~10
	地骨皮	凉血退热、清泻肺热	9~15
	银柴胡	退虚热、清疳热	3~10
	胡黄连	退虚热、除疳热、清湿热	3~10

分类	药材名称	功效	推荐用量（克）
芳香化湿药	苍术	燥湿健脾、祛风湿、明目	3~9
	厚朴	消积、行气燥湿、消痰平喘	3~10
	厚朴花	行气化湿、宽中	3~9
	广藿香	化湿解表、祛暑、止呕、治癣	3~10
	佩兰	化湿祛暑	3~10
	砂仁	行气、化湿、健脾、温中止泻	3~6
	草豆蔻	温中燥湿	3~6
	草果	燥湿温中、截疟	3~6
润下药	火麻仁	润肠通便、润燥、杀虫	10~15
	郁李仁	润肠通便、利水消肿	6~10
峻下逐水药	甘遂	泻下逐水、逐痰	0.5~1.5
	京大戟	泻下逐水、消肿散结	1.5~3
	芫花	泻下逐水、祛痰止咳、杀虫、消痈	1.5~3，散剂0.6~0.9
	牵牛子	泻下利尿、逐痰饮、消积通便	3~6，散剂1.5~3
	商陆	利尿逐水、消肿散结	3~9

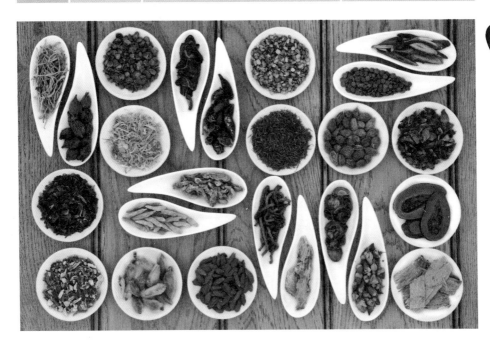

分类	药材名称	功效	推荐用量（克）
祛风湿药	独活	祛风湿、止痛、解表	3~10
	威灵仙	祛风湿、通经络、止痹痛	6~10
	防己	祛风湿、止痛、利水	5~10
	秦艽	祛风湿、舒筋络、清虚热	3~10
	木瓜	舒筋活络、化湿和胃	6~9
	徐长卿	祛风止痛、止痒、解毒	3~12
	桑枝	祛风通络	9~15
	桑寄生	祛风湿、补肝肾、强筋骨	9~15
	五加皮	祛风湿、强筋骨、消水肿	5~10
	海风藤	祛风湿、通经络	6~12
	油松节	祛风燥湿、止痛	9~15
	穿山龙	祛风除湿、活血通络、止咳祛痰	9~15
	伸筋草	祛风除湿、舒筋活络	3~12
	独一味	祛风除湿、化瘀止痛	2~3
	香加皮	祛风湿、强筋骨、利水消肿	3~6
	天山雪莲	祛风湿、强筋骨、温肾壮阳	3~6
	两面针	祛风通络、活血散瘀、行气止痛	5~10

中医治病的智慧：传世名方家庭使用全书

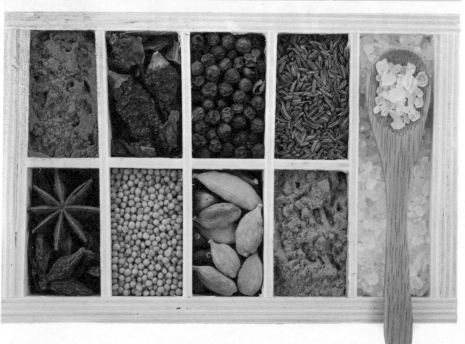

分类	药材名称	功效	推荐用量（克）
攻下药	大黄	泻下攻积、清热解毒、活血祛瘀	3~15
	芒硝	泻下、软坚、清热泻火	6~12
	番泻叶	泻下、清热	2~6
	芦荟	泻下、清肝火、杀虫	2~5
利水渗湿药	茯苓	利水渗湿、健脾、安神	10~15
	泽泻	利水渗湿、清肾火	6~10
	薏苡仁	利湿健脾、除痹、清热排脓	9~30
	车前子	利水、清湿热、渗湿止泻	9~15
	车前草	利水、清热解毒、化痰止咳	9~30
	滑石	清热利湿、清暑湿	10~20
	木通	利水通淋、通血脉、通乳	3~6
	通草	利水渗湿、通乳	3~5
	灯心草	利尿通淋、清心降火	1~3
	金钱草	清热利湿、通淋、清肝胆湿热	15~60
	海金沙	利水通淋、排石、消肿	6~15
	瞿麦	利水通淋、活血通经	9~15
	冬瓜皮	利水消肿	9~30
	赤小豆	利水消肿、利湿退黄、解毒排脓	9~30
驱虫药	使君子	杀虫消积	9~12
	苦楝皮	杀虫、疗癣	3~6
	大腹皮	下气宽中、利水消肿	5~10
	雷丸	杀虫	15~21
	绵马贯众	杀虫、清热解毒、止血	4.5~9

277

分类	药材名称	功效	推荐用量（克）
温里药	附子	回阳救逆、补火助阳、温经散寒	3~15
	肉桂	散寒温脾、止痛、温煦气血	1~5
	干姜	温肺化饮、温经止血	3~10
	吴茱萸	散寒、行气、燥湿、止痛	2~5
	细辛	祛风、散寒止痛、解表	1~3，散剂0.5~1
	花椒	温中止痛、止泻、杀虫	3~6
	高良姜	温脾胃	3~6
	红豆蔻	温中散寒、行气止痛	3~6
	丁香	温中止痛、降逆	1~3
	胡椒	温中止痛	0.6~1.5
	小茴香	散寒、暖肝、温肾、止痛	3~6
	八角茴香	散寒、暖肝、温肾、止痛	3~6
理气药	陈皮	理气调中、燥湿化痰	3~10
	青皮	疏肝破气、散结消滞	3~10
	枳实	破气消积、化痰除痞	3~10
	佛手	疏肝理气、和中化痰	3~10
	香橼	疏肝理气、和中化痰	3~10
	木香	行气调中、止痛	3~6
	香附	疏肝理气、调经止痛	6~10
	乌药	行气止痛、温肾散寒	6~10
	沉香	行气止痛、温中止呕、温肾纳气	1~5
	川楝子	行气止痛、杀虫疗癣	5~10
	荔枝核	理气止痛、祛寒散滞	5~10
	薤白	通阳散结、行气导滞	5~10
	檀香	理气调中、散寒止痛	2~5
	刀豆	降气止呃	6~9
	玫瑰花	行气解郁、和血散淤	3~6
消食药	山楂	消食化积、活血散瘀	9~12
	麦芽	消食和中、回乳	10~15
	莱菔子	消食除胀、降气化痰	5~12
	鸡内金	运脾消食、固精止遗	3~10

分类	药材名称	功效	推荐用量（克）
止血药	大蓟	凉血止血、散瘀消痈	9~15
	小蓟	凉血止血、散瘀消痈	5~12
	地榆	凉血止血、解毒敛疮	9~15
	白茅根	凉血止血、清热利尿、清肺胃热	9~30
	槐花	凉血止血、清肝泻火	5~10
	槐角	清热润肠、止血	6~9
	侧柏叶	凉血止血、祛痰止咳	6~12
	仙鹤草	收敛止血、止痢、杀虫	6~12
	白及	收敛止血、消肿生肌	6~15
	藕节	收敛止血	9~15
	鸡冠花	凉血止血、止带止痢	6~12
	三七	化瘀止血、活血定痛	3~9
	茜草	凉血止血、活血化瘀	6~10
	蒲黄	收敛止血、行血祛瘀、利尿	5~10
	花蕊石	化瘀收敛、止血	4.5~9
	卷柏	化瘀止血、活血通经	5~10
	艾叶	温经止血、散寒止痛、除湿止痒	3~9

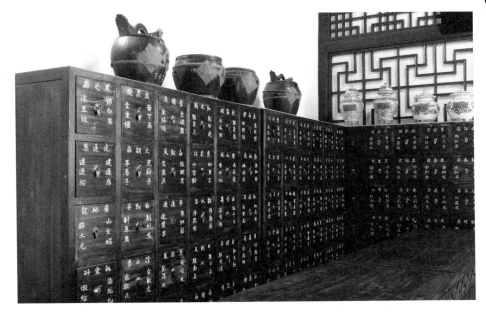

分类	药材名称	功效	推荐用量（克）
	川芎	行气活血、祛风止痛	3~10
	乳香	活血止痛、消肿生肌	3~5
	没药	活血止痛、消肿生肌	3~5
	延胡索	活血行气、止痛	3~10
	郁金	活血止痛、行气解郁、清热凉血	3~10
	姜黄	破血行气、痛经止痛	3~10
	莪术	破血祛瘀、行气止痛	6~9
	三棱	破血祛瘀、行气止痛	5~10
	丹参	活血祛瘀、凉血消痈、养血安神	10~15
	虎杖	活血定痛、清热利湿、化痰止咳	9~15
	益母草	活血祛瘀、利尿消肿、清热解毒	9~30
	茺蔚子	活血调经、清肝明目	5~10
活血祛瘀药	鸡血藤	行血补血、舒筋活络	9~15
	桃仁	活血祛瘀、润肠通便	5~10
	红花	活血通经、祛瘀止痛	3~10
	西红花	活血祛瘀、通经、凉血解毒	1~3
	牛膝	活血祛瘀、补肝肾、强筋骨	5~12
	川牛膝	活血通经、利尿通淋	5~10
	泽兰	活血祛瘀、行水消肿	6~12
	月季花	活血调经、消肿解毒	3~6
	凌霄花	活血祛瘀、凉血祛风	5~9
	王不留行	活血通经、下乳	5~10
	北刘寄奴	破血通经、散瘀止痛、消食化积	6~9
	苏木	活血通经、散瘀止痛	3~9
	马鞭草	活血散瘀、清热解毒、利水消肿	5~10
	水红花子	散瘀软坚、消积止痛	15~30
	枫香脂	活血止痛、止血、解毒生肌	1~3

分类	药材名称	功效	推荐用量（克）
化痰药	半夏	燥湿化痰、降逆止呕、消痞散结	3~9
	白附子	燥湿化痰、祛风止痉、解毒散结	3~6
	桔梗	宣肺祛痰、利咽、排脓	3~10
	旋覆花	消痰行水、降气止呕	3~9
	金沸草	化痰止咳、下气	5~10
	瓜蒌	清肺化痰、利气宽胸、滑肠通便	9~15
	川贝母	清热化痰、润肺止咳、散结消肿	3~10
	浙贝母	清热化痰、散结消肿	5~10
	竹茹	清热化痰、除烦止呕	5~10
	海藻	消痰软坚、利水消肿	6~12
	胖大海	请宣肺气、润肠通便	2~3 枚
止咳平喘药	罗汉果	润肺止咳、生津止渴	9~15
	苦杏仁	止咳平喘、润肠通便	5~10
	百部	润肺止咳、灭虱杀虫	3~9
	紫菀	化痰止咳	5~10
	款冬花	润肺下气、止咳化痰	5~10
	桑白皮	泻肺平喘、利尿消肿	6~12
	葶苈子	泻肺平喘、利水消肿	3~10

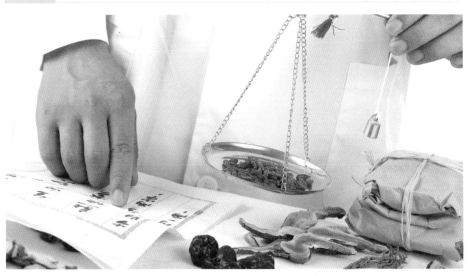

分类	药材名称	功效	推荐用量（克）
止咳平喘药	枇杷叶	化痰止咳、和胃降逆	6~10
	白果	敛肺平喘、止带缩尿	5~10
	银杏叶	敛肺、平喘、止痛	9~12
	洋金花	止咳平喘、祛风止痛、镇痉止搐	0.3~0.6
	华山参	平喘止咳	0.1~0.2
安神药	朱砂	镇心安神、清热解毒	0.1~0.5
	磁石	潜阳安神、聪耳明目、纳气平喘	9~30
	紫石英	镇心定惊、温肺平喘、温肾暖宫	9~15
	酸枣仁	养心安神、敛汗	10~15
	柏子仁	养心安神、润肠通便	10
	远志	宁心安神、祛痰开窍、消痈肿	3~10
	合欢皮	安神解郁、活血消肿	6~12
	合欢花	解郁安神、理气和胃	5~10
	灵芝	养心安神、止咳平喘、补气养血	6~12
平肝息风药	羚羊角	平肝息风、清肝明目、清热解毒	1~3
	蒺藜	平肝潜阳、疏肝解郁、祛风明目	6~10
	决明子	清肝明目、平抑肝阳、润肠通便	9~15
	地龙	清热息风、平喘、通络、利尿	5~10
	全蝎	息风止痛、解毒散结、通络止痛	3~6
	牡蛎	平肝潜阳、软坚散结、收敛固涩	9~30
	石决明	平肝潜阳、清肝明目	6~20
	钩藤	息风止痉、清热平肝	3~12
	蜈蚣	息风止痉、解毒散结、通络止痛	3~5
	天麻	息风止痉、平抑肝阳	3~10
开窍药	麝香	开窍醒神、活血散瘀、止痛	0.03~0.1
	冰片	开窍醒神、清热止痛	0.15~0.3
	苏合香	开窍辟秽、止痛	0.3~1
	石菖蒲	开窍宁神、化湿和胃	3~10
	安息香	开窍醒神、行气活血、止痛	0.6~1.5

中医治病的智慧：
传世名方家庭使用全书

分类	药材名称	功效	推荐用量（克）
补气药	人参	大补元气、补脾益肺、生津止渴	3~9
	西洋参	补气养阴、清火生津	3~6
	党参	补中益气、生津养血	9~30
	太子参	补气生津	9~30
	黄芪	补气升阳、益卫固表、利水退肿	9~30
	白术	补气健脾、燥湿利水、止汗	6~12
	山药	益气养阴、补脾肺肾	15~30
	白扁豆	健脾化湿	9~15
	甘草	补脾益气、清肺止咳、缓急止痛	2~10
	大枣	补中益气、养血安神、缓和药性	6~15
	蜂蜜	补中缓急、润肺止咳、滑肠通便	15~30
	刺五加	补气安神、益肾强腰、活血通络	9~27
	红景天	益气安神、清热润肺、止血活血	3~6
	沙棘	健脾消食、祛痰止咳、活血祛瘀	3~10
补血药	当归	补血、活血止痛、润肠	6~12
	熟地黄	养血滋阴、补精益髓	9~15
	何首乌	补益精血	3~6
	白芍	养血敛阴、平抑肝阳、柔肝止痛	6~15
	阿胶	补血止血、滋阴润肺	3~9
	桂圆肉	补心脾、益气血	9~15

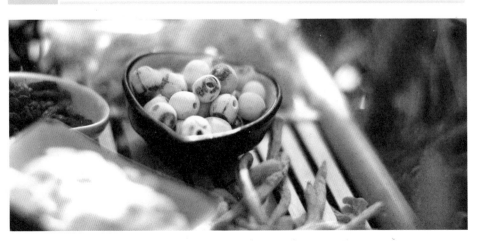

分类	药材名称	功效	推荐用量（克）
补阳药	鹿茸	补肾阳、益精血、强筋健骨	1~2
	鹿角	补肾助阳、活血散瘀、消肿解毒	6~15
	海马	补肾壮阳、活血散结、消肿止痛	3~9
	蛤蚧	补肺气、助肾阳、益精血	3~6
	冬虫夏草	益肾补肺、止血化痰	3~9
	核桃仁	补肾益精、润肺定喘、润肠通便	6~9
	肉苁蓉	补肾阳、益精血、润肠通便	6~10
	锁阳	补肾助阳、润肠通便	5~10
	巴戟天	补肾助阳、祛风除湿	3~10
	淫羊藿	补肾助阳、祛风除湿	6~10
	仙茅	温肾壮阳、祛寒除湿	3~10
	杜仲	补肝肾、强筋骨、安胎	6~10
	续断	补肝肾、活血、续筋骨	9~15
	狗脊	补肝肾、强腰膝、祛风湿	6~12
	骨碎补	补肾强骨、止痛、续筋骨	3~9
	补骨脂	补肾壮阳、固精缩尿、温脾止泻	6~10
	菟丝子	补阳益阴、明目、止泻	6~12
	沙苑子	补肾固精、养肝明目	9~15
	韭菜子	补肝肾、暖腰膝、壮阳固精	3~9
	胡芦巴	温肾阳、逐寒湿	5~10
涌吐药	常山	涌吐痰饮、截疟	5~9

中医治病的智慧：传世名方家庭使用全书

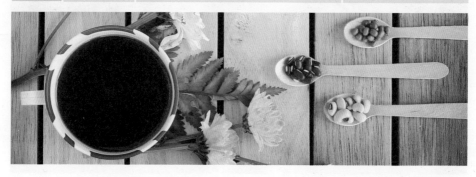

分类	药材名称	功效	推荐用量（克）
补阴药	南沙参	养阴清肺、祛痰、益胃生津	9~15
	北沙参	养阴清肺、生津益胃	5~12
	麦冬	润肺养阴、益胃生津、清心除烦	6~12
	天冬	清肺降火、滋阴润燥	6~12
	石斛	养胃生津、滋阴除热、明目强腰	6~12，鲜品 15~30
	玉竹	滋阴润肺、生津养胃	6~12
	黄精	滋阴润肺、补脾益气	9~15
	百合	润肺止咳、清心安神	6~12
	枸杞子	滋肾补肝、明目、润肺	6~12
	桑椹	滋阴补血、生津、润肠	9~15
	女贞子	补肝益肾、清热明目	6~12
	龟甲	滋阴潜阳、益肾健骨、养心补血	9~24
	鳖甲	滋阴潜阳、软坚散结	9~24
	黑芝麻	补益精血、润燥滑肠	9~15
收涩药	五味子	敛肺滋肾、生津敛汗、涩精止泻	2~6
	乌梅	敛肺、涩肠、生津、安蛔	6~12
	五倍子	敛肺降火、涩肠、固精、敛汗	3~6
	麻黄根	止汗	3~9
	石榴皮	涩肠止泻、杀虫	3~9
	诃子	敛肺下气、利咽、涩肠止泻	3~10
	肉豆蔻	涩肠止泻、温中行气	3~10
	赤石脂	涩肠止泻、止血	9~12
	莲子	补脾止泻、益肾固精、养心安神	6~15
	荷叶	清暑利湿、升阳止血	3~10
	芡实	补脾祛湿、益肾固精	9~15
	山茱萸	补益肝肾、收涩固涩	6~12
	金樱子	固精缩尿、涩肠止泻	6~12
	桑螵蛸	助阳、固精、缩尿	5~10
	覆盆子	助阳、固精、缩尿	6~12

分类	药材名称	功效	推荐用量（克）
外用药及其他	硫黄	杀虫止痒、壮阳通便	1.5~3
	雄黄	攻毒燥湿、杀虫、祛痰截疟、定惊	0.05~0.1
	轻粉	攻毒杀虫、利水通便	0.1~0.2
	炉甘石	解毒、明目退翳、收湿止痒	外用
	白矾	解毒杀虫、燥湿止痒、止血止泻	0.6~1.5
	火硝	攻毒消肿、利水泻下、破坚散积	1.5~3
	大蒜	消肿解毒、杀虫	9~15
	马钱子	消肿散结、通络止痛	0.3~0.6
	木鳖子	消肿散结、攻毒	0.9~1.2
	蛇床子	燥湿杀虫、散寒祛风、温肾壮阳	3~10
	蜂房	攻毒祛风、杀虫止痛	3~5
	木芙蓉叶	凉血解毒、消肿止痛	10~30
	丝瓜络	解毒化痰、通络祛风	5~12
	儿茶	收湿敛疮、生肌止血、清热化痰	1~3
	猫爪草	解毒、化痰散结	15~30

中医治病的智慧：
传世名方家庭使用全书

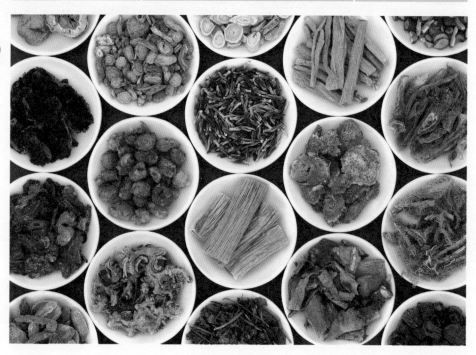

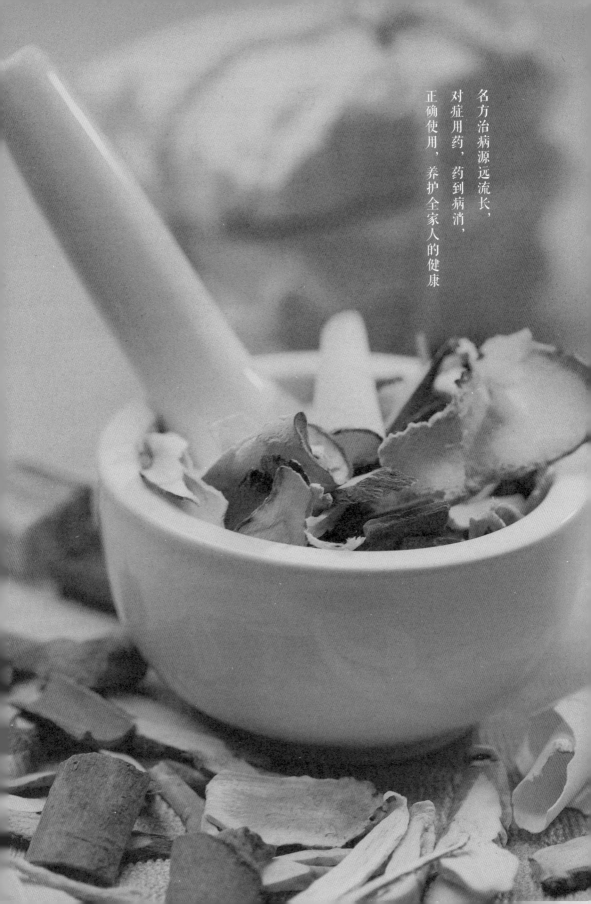

名方治病源远流长，
对症用药，药到病消，
正确使用，养护全家人的健康

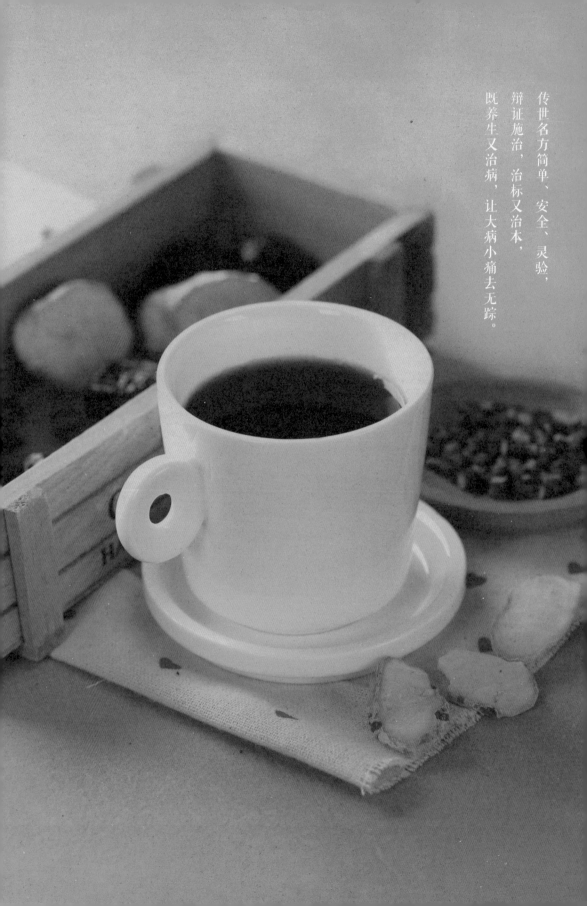

传世名方简单、安全、灵验，辩证施治，治标又治本，既养生又治病，让大病小痛去无踪。